leykam: *seit 1585*

Impressum

Bildnachweis

Die Herausgeber weisen darauf hin, dass die Bildrechte – sofern nicht anders vermerkt – bei den jeweiligen Autor:innen und Mitwirkenden selbst liegen bzw. ersichtlich bei jenen Institutionen, an denen sie tätig sind. Dies betrifft insbesondere die folgenden Einrichtungen:

- Universitätsklinik für Herz- und Thorakale Aortenchirurgie, Medizinische Universität Wien
- Universitätsklinik für Visceral-, Transplantations- und Thoraxchirurgie, Medizinische Universität Innsbruck
- Univ.-Klinik für Herzchirurgie, Medizinische Universität Innsbruck
- Universitätsklinik für Innere Medizin III, Klinische Abteilung für Nephrologie und Dialyse, Medizinische Universität Wien
- Center for Advanced Psychology in Plastic and Transplant Surgery, Univ.-Klinik für Psychiatrie II, Medizinische Universität Innsbruck
- LKH Univ.-Klinikum Graz, Klinische Abteilung für Allgemein-, Viszeral- und Transplantationschirurgie, Medizinische Universität Graz
- LKH Feldkirch, Abteilung für Anästhesie und Intensivmedizin
- Universitätsklinik für Thoraxchirurgie, Medizinische Universität Wien
- Universitätsklinik für Chirurgie, Klinische Abteilung für Transplantationschirurgie, Medizinische Universität Wien
- Klinische Abteilung für Hämatologie, Medizinische Universität Graz
- Anästhesie und Intensivmedizin, LKH Hall in Tirol
- Universitätsklinik für Neurologie, Medizinische Universität Innsbruck

Die Herausgeber haben alle Angaben mit größter Sorgfalt geprüft.

Leykam Universitätsverlag, ein Imprint der Leykam Buchverlagsgesellschaft m.b.H. & Co. KG
Postanschrift: Lichtenauergasse 1/8, A-1020 Wien, Österreich
Dreihackengasse 20, A-8020 Graz, Österreich
office@leykamverlag.at
www.leykamverlag.at · uni.leykamverlag.at
Projektleiter: Erkan Osmanović

Umschlagsgestaltung, Layout und Satz: Gradhammer · Concept & Design, www.gradhammer.at

Coverentwurf und Layout: Nia Grace, Grafik Design, niasbuecher@gmail.com

ISBN: 978-3-7011-0565-6

Wir danken dem Leykam Verlag für die Geduld und die Unterstützung
bei der Umsetzung dieses Buchprojektes.

Für die großzügigen Beiträge zu den Druckkosten danken wir:
dem Land Oberösterreich vertreten durch Frau Landeshauptmannstellvertreterin Mag. Christine Haberlander und der RAITEC GmbH, Goethestr. 80. 4020 Linz. Siehe auch: www.raitec.at

Dieses Buch ist all jenen gewidmet,
die mit ihrer Organspende
anderen Menschen ein
neues Leben geschenkt haben.

VORWORT VON UNIV.-PROF. DR. FERDINAND MÜHLBACHER

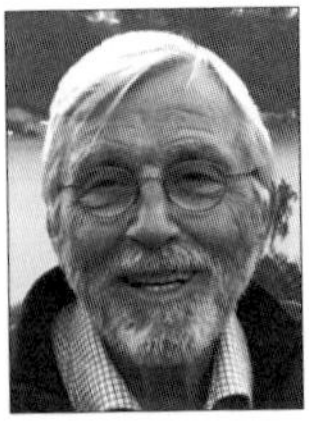

Univ. Prof. Dr. Ferdinand Mühlbacher
ehemaliger Vorstand der Universitätsklinik für Chirurgie in Wien

Transplantationen von Organen und Geweben erreichen heute hohe Erfolgsraten, werden als Routineverfahren wahrgenommen und sind nur noch selten im medialen Interesse. Diese Erfolge haben gegenteilige Auswirkungen auf Ressourcenzuteilung, strukturell und personell an Gesundheitseinrichtungen und Verfügbarkeit an Forschungsmitteln. Mangels realistischer Alternativen ist immer noch der Mensch Spender der Organe und Gewebe und das Spenderaufkommen im Bereich der Organtransplantation erscheint als unverrückbare Beschränkung.

Mehr transplantierbare Organe zu gewinnen ist das Gebot der Stunde: Systematische Erweiterung des Spenderpools auf Spender nach Kreislauftod (DCD) und Verwendung von sogenannten „extended criteria Organen" ohne Risiko für den Empfänger sind die Stoßrichtungen. Österreichweite Anstrengungen im DCD-Programm und großartige Forschungsprogramme in der Organkonservierung und -rekonstituierung zeigen einen zukunftsorientierten Weg. Nicht zu vergessen die verbesserte Nachsorge und die kontinuierlichen Schritte in Richtung Immuntoleranz.

Das vorliegende Kompendium über den Stand der Transplantationsmedizin in Österreich gibt den Organ-/Gewebespezialisten Überblick über Nachbarbereiche und Einblick in die „Patientenwelt“ und den Betroffenen Hoffnung, dass der Fortschritt auch für sie erreichbar sein wird. Auch medizinische Laien können sich im faszinierenden Gebiet der Transplantation orientieren.

Ich wünsche den Lesern dieses Buches neue Impulse für ihren Enthusiasmus und ihre Motivation für ihre verantwortungsvolle Arbeit.

VORWORT DER HERAUSGEBER

Werte Leserin, werter Leser,

das Buch, das Sie in Händen halten, wurde herausgegeben, um unter dem Titel „Wenn Tote Leben retten" ein ebenso sensibles wie lebenswichtiges Thema zu beleuchten: Organspende und Transplantation in Österreich.

Jede Organspende rettet Leben oder stellt die Gesundheit eines chronisch kranken Menschen wieder her. Während die meisten Organe von verstorbenen Personen stammen, leisten auch Lebendspenden – etwa im Bereich der Nieren- oder Leberteilspende sowie bei Stammzelltransplantationen – einen unverzichtbaren Beitrag zur Versorgung der Patienten.

Trotz ihrer immensen Bedeutung bleibt die Thematik von vielen unbeachtet. Mit diesem Buch möchten wir, Stephan Eschertzhuber, Transplantationsmediziner aus Tirol, und Wolfgang Stelzhammer, der selbst durch eine Lebertransplantation gerettet wurde, ein breiteres Verständnis für das Thema schaffen. Es ist uns ein Anliegen, die oft unzureichende gesellschaftliche Diskussion zu bereichern und persönliche wie medizinische Perspektiven zu beleuchten.

In diesem Buch teilen österreichische Expertinnen und Experten aus verschiedenen Bereichen der Transplantationsmedizin, Psychologie und Theologie ihr fundiertes Wissen und ihre Erfahrungen. Sie erläutern die medizinischen, rechtlichen und ethischen Aspekte der Organspende in Österreich – von den Grundlagen bis hin zu innovativen Ansätzen wie der Rekonditionierung von Spenderorganen. Dabei werden die Grundlagen der immunsuppressiven Langzeitbehandlung, die Diagnostik von Abstoßungsreaktionen sowie einzelne Organtransplantationen wie Niere, Leber, Herz und Lunge detailliert beschrieben.

Besonders berührend sind die Erfahrungsberichte von Organempfängerinnen und Organempfängern und deren Angehörigen, die persönliche Einblicke in das Leben vor und nach einer Transplantation gewähren. Diese Geschichten ergänzen die fachlichen Beiträge und verdeutlichen die menschliche Dimension eines hochkomplexen medizinischen Prozesses.

Neben den klassischen Organtransplantationen widmen wir uns auch rekonstruktiven Eingriffen wie Hand-, Gesichts- und Uterustransplantationen, die neue Wege für Funktionalität und Lebensqualität eröffnen. Ein Überblick über die Unterstützungsangebote, sportlichen Aktivitäten für Transplantierte sowie psychologische Begleitung findet ebenfalls Raum, um Betroffenen wertvolle Orientierung und Hilfe zu bieten.

Die rechtlichen Rahmenbedingungen der Transplantationsmedizin, wie z.B. die in Österreich geltende Widerspruchslösung, werden ebenso beleuchtet wie die ethischen Fragen rund um Tod und Organspende. Dabei wird auch die Perspektive von Angehörigen berücksichtigt, deren Mitwirken oft entscheidend ist.

Dieses Buch wäre ohne die großen und uneigennützigen Anstrengungen der vielen beteiligten Personen nicht realisierbar gewesen. Dafür möchten wir uns herzlich bedanken.

Ausdrücklich danken wir den Expertinnen und Experten aus der Transplantationsmedizin, Psychologie und Theologie, die ihr Wissen mit uns geteilt haben und damit eine fundierte und verständliche Darstellung der vielfältigen Aspekte der Organspende und Transplantation in Österreich ermöglichten.

Wir danken auch besonders den Organempfängerinnen und Organempfängern sowie den Angehörigen, die den Mut hatten, ihre ganz persönlichen Geschichten mit uns zu teilen. Ihre Erfahrungsberichte schenken dem Buch eine eindrucksvolle, menschliche Tiefe und verdeutlichen, welche Hoffnung und Lebensqualität eine Transplantation bedeuten kann.

Unser Ziel mit der ersten Ausgabe dieses Buches ist es, das Bewusstsein für Organspende und Transplantation zu schärfen, das Thema zu entmystifizieren und die Leserinnen und Leser für die große Bedeutung von Organspenden und Transplantationsmedizin zu sensibilisieren. Wir wissen, dass dieses Buch nicht alle Facetten dieses Themenkreises abdecken kann, doch hoffen wir, einen Beitrag zu einer informierten Diskussion leisten zu können.

Denn Organspende betrifft uns alle – als mögliche Empfänger oder als potenzielle Spender.

Stephan Eschertzhuber & Wolfgang Stelzhammer
Innsbruck und Salzburg im Frühjahr 2025

INHALTSVERZEICHNIS

Die in der vorliegenden Arbeit verwendeten Personenbezeichnungen beziehen sich gleichermaßen auf weibliche, männliche und diverse Personen. Auf eine Doppelnennung und gegenderte Bezeichnungen wird zugunsten einer besseren Lesbarkeit verzichtet.

1

TRANSPLANTATIONS-MEDIZIN IN ÖSTERREICH

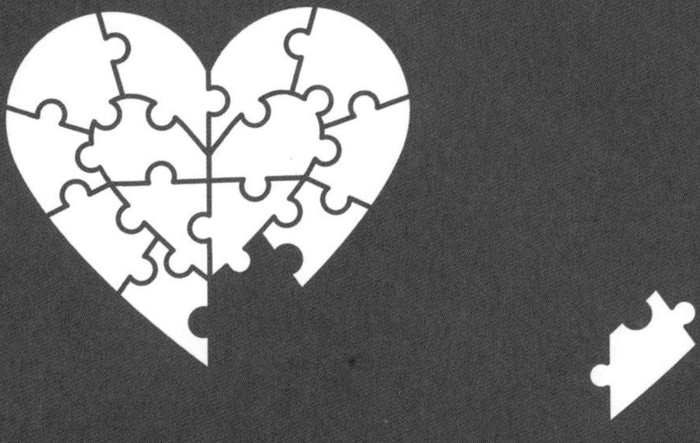

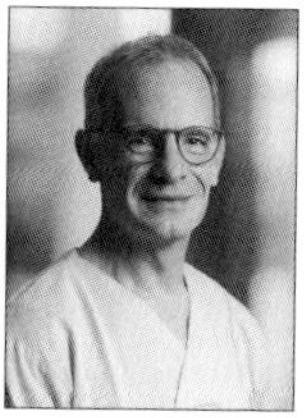

Stephan Eschertzhuber

1.1

TRANSPLANTATIONSGESCHEHEN IN ÖSTERREICH

In der Transplantationsmedizin unterscheidet man prinzipiell zwischen der Transplantation von Zellen (Stammzelltransplantation, Inselzell-Transplantation) und der Transplantation von ganzen Organen (Herz, Lunge, Niere, Leber, Pankreas, Dünndarm). Letzteres bezeichnet man auch als die Transplantation von soliden Organen oder vereinfacht als „Organtransplantation". Sonderformen der Transplantation umfassen die Verpflanzung von Geweben wie zum Beispiel Händen, Unterarme, Gesichtsanteile oder auch die Transplantation des Penis oder des Uterus. Diese Sonderformen der Transplantation werden als sogenannte „Vascularized Composite Allotransplantation" (VCA) zusammengefasst.

Am 7. März 1902 wurde in Wien weltweit zum ersten Mal eine Niere von Emerich Ullmann einem Hund transplantiert. Die erste längerfristig erfolgreiche Organtransplantation am Menschen wurden 1954 in den USA durchgeführt. Es handelte sich um eine Nierentransplantation in Form einer Lebendspende zwischen eineiigen Zwillingen (Hartwell Harrison, Joseph E. Murray). Ronald Herrick spendete damals seinem Bruder Richard eine Niere, die ihm ein Überleben von 8 Jahren ermöglichte (1). Erst 1962 wurde die erste erfolgreiche Nierentransplantation zwischen immunologisch unterschiedlichen Spendern und Empfängern mittels der Verwendung von Immunsuppressiva durchgeführt.

Nachdem im Jahre 1958 das „coma dépassé" als Zustand des irreversiblen Funktionsausfalls des Gehirns beschrieben wurde, kam es ab den 1960er Jahren zur Verwendung von Organen von „hirntoten" Spendern für Organtransplantationen. Erst 1968 wurde der „Hirntod" in dem von der Harvard Medical School publizierten Artikel „A definition of irreversible coma" beschrieben (2). Dies war ein grundlegender Schritt zur Etablierung von funktionierenden Organspendesystemen und somit eine der Grundlagen der modernen Transplantationsmedizin.

Die erste humane Nierentransplantation in Österreich wurde am 17. Juni 1964 von Franz Piza an der Medizinischen Universität Wien durchgeführt. Ebenso wurde in Wien 1972 von Hans Jörg Böhmig die erste Leber transplantiert. In Innsbruck wurde 1979 zum ersten Mal eine kombinierte Nieren-Pankreas-Transplantation, 1983 die erste Herztransplantation sowie die weltweit erste kombinierte Leber-Nieren-Transplantation und 1985 die erste kombinierte Herz-Lungen-Transplantation in Österreich realisiert. Alle diese in Innsbruck realisierten Transplantationen wurden durch Raimund Margreiter selbst durchgeführt oder ermöglicht. Nachdem 1987 und 1989 in Innsbruck und Wien die ersten isolierten Lungentransplantationen erfolgten wurde 1989 in Innsbruck zum ersten Mal weltweit eine erfolgreiche Multivisceraltransplantation (Leber, Bauspeicheldrüse, Magen und Dünndarm) durchgeführt.

Durchgeführte Transplantationen im Jahr 2024

TX-Zentrum	Herz	Lunge	Leber	Niere	Pankreas	Summe
Graz	9		33	62	2	106
Innsbruck	13	5	68	105	11	202
Linz				55		55
Wien	37	101	39	97		274
Summe	**59**	**106**	**140**	**319**	**13**	**637**

Organtransplantationen Österreich 2024
(Stiftung Eurotransplant / Gesundheit Österreich GmbH, 2025)

Heute gibt es an vier Standorten in Österreich Organtransplantationsprogramme. Diese sind an den medizinischen Universitäten von Wien, Innsbruck und Graz sowie am Klinikum der Elisabethinnen in Linz beheimatet.

Am Transplantationszentrum Wien werden Nieren, Lungen, Lebern und Herzen transplantiert. Hier ist auch ein Programm für pädiatrische Herztransplantationen etabliert. Das Lungentransplantationsprogramm der Medizinischen Universität Wien zählt zu den größten und erfolgreichsten Programmen der Welt.

Das Transplantationsprogramm am Standort Innsbruck umfasst derzeit das größte Spektrum in Österreich. Hier werden neben Nieren, Lebern, Herzen, Bauchspeicheldrüsen und Lungen auch VCA-Transplantationen in begrenztem Ausmaß durchgeführt.

Patienten auf den Wartelisten für eine Transplantation

Zentrum	Herz	Lunge	Leber	Niere	Pankreas	Summe
Graz	10		17	100	3	130
Innsbruck	12	7	14	244	16	293
Linz				114		114
Wien	47	37	25	202		311
Summe	**69**	**44**	**56**	**660**	**19**	**848**

Warteliste in Österreich zum 31.12.2024
(Stiftung Eurotransplant / Gesundheit Österreich GmbH, 2025)

Derzeit ist das vor allem für pädiatrische Patienten wichtige Leberlebendspende-Transplantationsprogramm der Medizinischen Universität Innsbruck ein Alleinstellungsmerkmal in Österreich.

Die Medizinische Universität Graz bietet Transplantationen von Nieren, Lebern, Bauchspeicheldrüsen und Herzen an und am Standort Linz werden Nierentransplantationen durchgeführt.

An allen vier Transplantationszentren gibt es die Möglichkeit eine Nierentransplantation mittels Nierenlebendspende durchzuführen.

Im Jahr 2024 wurden in Österreich insgesamt 637 Organtransplantationen durchgeführt (3). Hiervon wurden 58 Transplantationen durch Organe von Lebendspendern ermöglicht.

Mit 319 durchgeführten Transplantationen war die Nierentransplantation naturgemäß die am häufigsten durchgeführte Organverpflanzung im Jahr 2024.

Gleichzeitig warteten am Jahresende 2024 insgesamt 848 Menschen in Österreich auf ein rettendes Organ. Auch auf der Warteliste nimmt die Zahl der Patienten, die auf eine Nierentransplantation hoffen den größten Umfang ein. Die durchschnittlichen Wartezeiten auf eine Transplantation betragen je nach Organ 2 bis 38 Monate. Diese Wartezeiten sind zwar im internationalen Vergleich durchaus als kurz zu bewerten, trotzdem sind sie für einzelne Patienten inakzeptabel lange und führen zum Tod der Patienten, bevor diese transplantiert werden können.

1.2

ORGANSPENDE IN ÖSTERREICH

Eine unabdingbare Voraussetzung für die Durchführung von Organtransplantationen ist ein funktionierendes Organspendesystem. In Österreich wurde 1971 die erste Organspende von einem verstorbenen Patienten durchgeführt. In weiterer Folge kam es in den frühen achtziger Jahren zu einem Anstieg der Organspendefrequenzen in Österreich. Unter Berücksichtigung der in Österreich vorhandenen Krankenanstaltenstruktur, den betriebenen Intensivbetten sowie den dokumentierten Diagnosen, die zum Versterben von Patienten in öffentlichen Krankenanstalten führen, ist davon auszugehen, dass eine Organspenderate von 30 Organspendern pro 1 Million Einwohner (PMP) in Österreich möglich wäre. Obwohl in manchen Bundesländern immer wieder Organspenderaten von deutlich mehr als 30 PMP dokumentiert werden, wurde noch zu keinem Zeitpunkt eine Organspenderate von 30 PMP für ganz Österreich erzielt. Seit dem Jahr 2000 schwanken die Organspenderaten in Österreich zwischen 16,6 und 23,6 Spendern PMP.

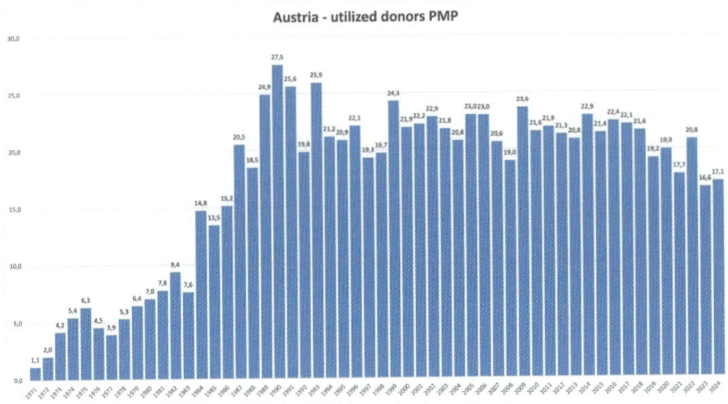

Organspenderraten in Österreich

Die Voraussetzungen zur postmortalen Organspende sind in Österreich in mehrerlei Hinsicht gut. Zunächst ist die postmortale Organspende im Organtransplantationsgesetzt (OTBG, 2012) geregelt. Des Weiteren kommt in Österreich wie auch in den meisten anderen europäischen Ländern die Widerspruchsregelung zur Anwendung und schließlich hat Österreich eine lange medizinische Tradition in Bezug auf Organspende und Transplantation. So war Österreich immer wieder das Land, das die höchsten Transplantationsfrequenzen in Bezug auf die Einwohnerzahl vorweisen konnte. Trotzdem gelingt es nach wie vor nicht die Organspendezahlen auf das potenziell mögliche Maß zu steigern.

Die Ausweitung der Lebendspendeprogramme für Niere und Leber, die Etablierung von DCD (Donation after Circulatory Determination of Death) – Programmen sowie die Ausweitung von Spenderkriterien sind mögliche Ansatzpunkte, um die Organspenderraten weiter zu steigern.

1.3

EUROTRANSPLANT INTERNATIONAL FOUNDATION

Österreich ist Mitglied des Verbundes Eurotransplant International Foundation (ET), dem derzeit 8 europäische Länder angehöhren, die im Bereich der Organspende und Transplantation zusammenarbeiten. Ziel dieses Verbundes ist es grenzübergreifend Spenderorgane zu vermitteln, um eine möglichst hohe Vermittlungsrate zu erzielen, gleichzeitig den größten medizinischen Nutzen zu gewährleisten und darüber hinaus die Notfallversorgung mit Organen für hochdringliche Transplantationen sicherzustellen.

Die Eurotransplant International Foundation (ET) ist eine nicht gewinnorientierte Organisation, die 1967 von Prof. Jon J. van Rood gegründet wurde und ihren Sitz in Leiden in den Niederlanden hat. Derzeit sind folgende Länder Mitglieder von ET: Belgien, Deutschland, Kroatien, Luxemburg, die Niederlande, Österreich, Slowenien und Ungarn. Damit umfasst die Gesamtbevölkerung des ET-Raums nahezu 140 Millionen Menschen. Bis heute wurden von ET seit deren Gründung an mehr als 200.000 Patienten Organe vermittelt. Dadurch wurden über 130.000 Nierentransplantationen, 48.000 Lebertransplantationen, 24.000 Herztransplantationen 19.000 Lungentransplantationen und 7.000 Pankreastransplantationen ermöglicht (4). Viele dieser durch ET vermittelten Organe wurden auch in Kombination in einen Empfänger transplantiert.

ET verwaltet die Wartelisten für alle Organe, registriert jede Organspendemeldung und führt anhand komplexer Algorithmen IT-gestützt die Zuteilung der verfügbaren Organe durch. Gleichzeitig unterstützt ET die Organspendenrealisierung, die virtuellen

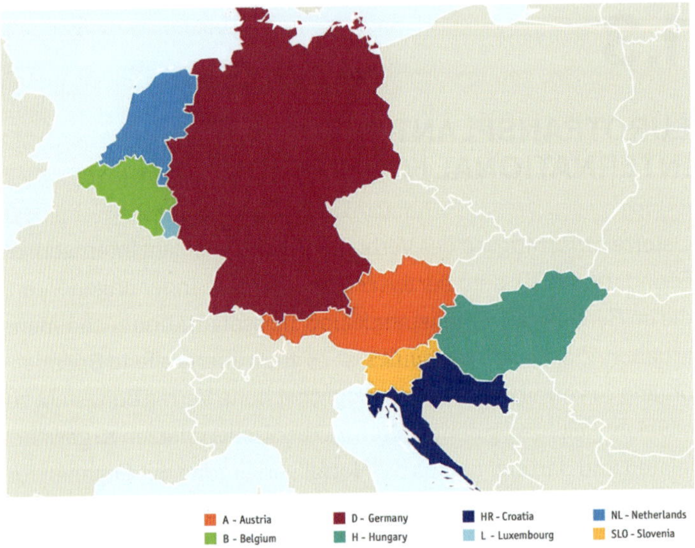

Eurotransplant Mitgliedsstaaten 2024.
Courtesy by Eurotransplant International Foundation, 2024

immunologischen Übereinstimmungstests zwischen Spender und Empfänger sowie wissenschaftliche Bearbeitungen verschiedener transplantationsmedizinischer Fragestellungen. Um dies alles zu gewährleisten, wird von ET an 365 Tagen im Jahr ein rund um die Uhr erreichbares Serviceteam vorgehalten.

Ausnahmslos alle durchgeführten Transplantationen wie auch alle Organentnahmen, sowohl postmortal wie auch von Lebendspendern, werden von ET registriert und dokumentiert. Dies ermöglicht neben den statistischen Auswertungen auch die Nachvollziehbarkeit jeder Allokationsentscheidung und die lückenlose Rückverfolgung jedes einzelnen Spenderorgans. Dies gewährleistet nicht nur maximale Transparenz, sondern hilft in bestimmten Situationen auch medizinisch wichtige Daten schnell und treffsicher auszutauschen.

Wenn auch durch ET ein einheitlicher Vermittlungsprozess gewährleistet wird, so gelten doch in allen Mitgliedsstaaten eigene rechtliche Rahmenbedingungen, die zu beachten sind. Die für Österreich geltenden Regeln werden im Kapitel 2 beschrieben.

Selbstverständlich gibt es in Europa auch weitere Organspende- und Transplantations-Organisationen mit denen ET auch routinemäßig zusammenarbeitet und sich austauscht. So sind beispielsweise einige skandinavische Länder Mitglied der Organisation „Scandiatransplant", Italien ist über das „Centro nazionale trapianti (CNT)" organisiert und Spanien unterhält die „Organización Nacional de Trasplantes (ONT)". Auch wenn alle diese Organisationen sehr erfolgreich agieren, so ist ET auf Grund der großen Zahl an Einwohnern der Mitgliedsstaaten doch einzigartig in Europa.

Literatur

1 Primc D., Rački S., Arnol M., Marinović M., Fućak-Primc A., Muzur A., Hawlina S., Markić D. (2020) The beginning of kidney transplantation in south-east Europe. Acta Clin Croat. 59(1):135-140. doi: 10.20471/acc.2020.59.01.16.

2 A definition of irreversible coma. Report of the Ad Hoc Committee of the Harvard Medical School to Examine the Definition of Brain Death. (1968). *JAMA, 205*(6), 337-340.

3 Preliminary data Gesundheit Österreich GmbH (GÖG), 2025

4 Eurotransplant International Foundation, Annual Report, 2023

2

RECHTLICHE UND ORGANISATORISCHE RAHMEN-BEDINGUNGEN DER ORGAN-TRANSPLANTATION IN ÖSTERREICH

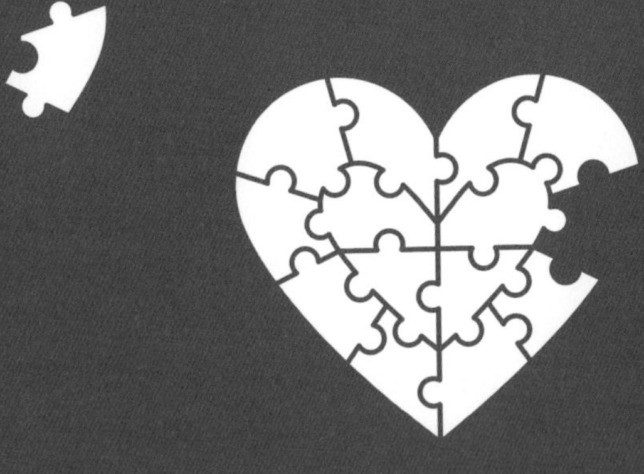

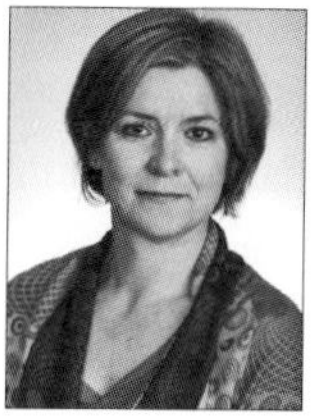

Theresia Unger

2.1

ORGANSPENDE UND -TRANSPLANTATION IN ÖSTERREICH: EINE GEMEINSAME AUFGABE MIT VIELEN HERAUSFORDERUNGEN

Die ersten Organtransplantationen in Österreich fanden bereits in den 1960er Jahren statt. Bis in die 1980er Jahre erfolgten lediglich abdominelle Transplantationen (Niere, Leber, Pankreas). Danach wurde mit der Transplantation von Herzen und Lungen begonnen. Seither hat sich die Organtransplantation von einer Pionierleistung zum regelmäßig durchgeführten Eingriff im Bereich der Spitzenmedizin entwickelt.

Im Bereich der Lebendspende sind die ersten Transplantationen (Niere) in den 1970er Jahren dokumentiert, die erste Herz-Domino-Transplantation fand in den 1980er Jahren statt und die ersten Transplantationen von Teilen einer Leber bzw. einer Lunge in den späten 1990er Jahren.

1994 ist als weitere Innovation die erste Transplantation einer Niere nach einer sogenannten DCD-Spende dokumentiert. Unter

DCD (Donation after Circulatory Determination of Death) versteht man die Organspende nach Hirntod infolge eines permanenten Kreislaufstillstandes. Diese Art der Organspende wird international immer häufiger. In Österreich wurde sie über viele Jahre nur vereinzelt vorgekommen und hat erst in den letzten Jahren an Bedeutung gewonnen. Im Jahr 2024 lag der Anteil der DCD-Spenden an allen Organspenden bei 18 Prozent. Weit häufiger ist die sogenannte DBD-Spende, d. h. die Organspende nach Hirntod bei erhaltenem Kreislauf. Mittlerweile gibt es aber für alle gängigen Organtransplantationen (Niere, Leber, Pankreas, Herz und Lunge) Erfahrungen sowohl mit DBD- als auch mit DCD-Spenden.

Organtransplantationen sind in vielerlei Hinsicht sehr spezielle medizinische Eingriffe. Sie sind aufwändig in der Durchführung, involvieren viele unterschiedliche Disziplinen und werden meist unter großem Zeitdruck durchgeführt. Zudem sind die Fallzahlen im Vergleich zu anderen Operationen gering: Pro Jahr werden rund 700 Organtransplantationen an den vier Transplantationszentren in Wien, Innsbruck, Graz und Linz durchgeführt. Die Zahl der Organspenden ist noch geringer und lag 2024 bei 166 verstorbenen und 58 Lebendspendern. Während die Zahl der verstorbenen Organspender in den letzten Jahren rückläufig war, hat die Zahl der Lebendspender – mit Ausnahme der COVID-Jahre – zugenommen, wovon insbesondere Patienten profitieren, die auf eine Niere warten.

Postmortale Organspenden können prinzipiell in jeder Krankenanstalt mit Intensiveinheit durchgeführt werden. Die geringen Fallzahlen haben jedoch zur Folge, dass sie an den meisten Standorten nur sehr selten vorkommen und für das diensthabende medizinische Personal außerhalb der Routine liegen und dadurch herausfordernd sind. Am Beginn jeder postmortalen Organspende steht das für Angehörige und medizinisches Personal belastende Ereignis des Todes eines Patienten. Parallel zur Betreuung der Angehörigen ist nach der Todesfeststellung die Fortsetzung der Therapie bis zur Durchführung der Organentnahme erforderlich, um eine Transplantation zu ermöglichen. Die Vorbereitung auf die Organentnahme erfordert eine engmaschige Abstimmung mit dem Transplantationszentrum, das oft zusätzliche Untersuchungen benötigt, um zu entscheiden, ob die Organe des Verstorbenen für eine Transplantation infrage kommen. Im Zuge der Organentnahme kommen ein oder mehrere externe chirurgische Teams in die jeweilige Krankenanstalt, die OP-Ressourcen für die meist mehrstündige Entnahme benötigen, was wiederum die Verschiebung von anderen geplanten Operationen zur Folge haben kann.

Die Betreuung von Organspendern erfordert auch insofern eine hohe Motivation des intensivmedizinischen Personals, als die gesetzten Maßnahmen nicht den eigenen Patienten zugutekommen, sondern unbekannten Personen auf der Warteliste. Auf eine Feedbackschleife zwischen Transplantationszentrum und spendermeldender Krankenanstalt nach der Transplantation wird daher großer Wert gelegt.

Um in dieser herausfordernden Situation besser zusammenzuarbeiten, sind Vertreter der Transplantationszentren, des für Gesundheit zuständigen Ministeriums, der Länder, der Sozialversicherung sowie von Patientenverbänden bereits Anfang der 1990er Jahr übereingekommen, an der Gesundheit Österreich GmbH (GÖG; damals ÖBIG - Österreichisches Bundesinstitut für Gesundheitswesen) einen Transplantationsbeirat einzurichten, der zweimal jährlich tagt, um gemeinsame Anliegen abzustimmen und das Organspende- und -transplantationswesen weiterzuentwickeln. Die frühzeitige und bis heute bestehende Einbindung von Patientenvertretern hat Vorbildcharakter für andere medizinische Bereiche.

Wesentliche Meilensteine, die im Rahmen dieser Zusammenarbeit gelungen sind, betreffen u. a. die Einrichtung des Widerspruchsregisters gegen Organ- und Gewebespende im Jahr 1995, die Ausarbeitung der ersten Empfehlungen zur Durchführung der Hirntoddiagnostik mit einem interdisziplinären Expertengremium im Jahr 1997, die 2001 erstmals getroffene Vereinbarung zwischen Bund und Ländern, jährliche Mittel zur Förderung der Organspende zur Verfügung zu stellen, die noch immer Bestand hat, und die Verabschiedung des Organtransplantationsgesetzes im Dezember 2012.

Wesentliche Erfolgsfaktoren für das Funktionieren des Transplantationswesens sind darüber hinaus die kontinuierliche Zusammenarbeit mit der 1967 gegründeten Eurotransplant International Foundation (ET) mit Sitz in Leiden, Niederlande, die für die Allokation der Organe zuständig ist, sowie das laufende Datenmonitoring durch Eurotransplant und die GÖG in Kooperation mit den österreichischen Transplantationszentren. Letzteres ermöglicht einen vollständigen Überblick über sämtliche Organspenden und -transplantationen in Österreich, stellt sicher, dass jede Spende von der Meldung bis zur Transplantation nachvollziehbar ist und erlaubt Auswertungen, die seit 1992 jährlich im Transplant-Bericht der GÖG veröffentlicht werden.

Das Organtransplantationsgesetz (OTPG) wurde in Umsetzung der Richtlinie 2010/53/EU des Europäischen Parlaments und des Rates vom 7. Juli 2010 über Qualitäts- und Sicherheitsstandards für zur Transplantation bestimmte menschliche Organe verabschiedet. Es wurden dabei sämtliche Regelungen aus den davor gültigen Bestimmungen des Krankenanstalten- und Kuranstaltengesetzes übernommen bzw. (im Fall der Strafbestimmungen) angepasst (§ 62a - c KAKuG), zusätzlich die umfangreichen Vereinbarungen auf EU-Ebene in österreichisches Recht transponiert und um weitere nationale Vorgaben ergänzt. Bereits im KAKuG vorgesehen war die sogenannte „Widerspruchslösung“, die im EU-Kontext nicht harmonisiert wurde. Somit steht es weiterhin jedem Mitgliedstaat frei, bezüglich der Zustimmung/Ablehnung von Organspenden eine eigene rechtliche Vorgehensweise zu wählen. Die Widerspruchslösung, die bereits 1978 vom Europarat als Regelung über die Organentnahme bei Verstorbenen empfohlen wurde und in der Mehrzahl der europäischen Länder praktiziert wird, wurde 1982 im KAKuG festgeschrieben und 2012 im OTPG übernommen. Sie besagt, dass es zulässig ist, Verstorbenen einzelne Organe oder Organteile zu entnehmen, um durch deren Transplantation das Leben eines anderen Menschen zu retten oder dessen Gesundheit wiederherzustellen. Die Organentnahme ist jedoch nicht zulässig, wenn den Ärzten eine Erklärung vorliegt, mit der der Verstorbene oder, vor dessen Tod, seine gesetzliche Vertretung eine Organspende ausdrücklich abgelehnt hat (§5 OTPG).

Im OTPG wurde ergänzt, dass eine solche Erklärung auch vorliegt, wenn sie in dem bei der GÖG geführten Widerspruchsregister eingetragen ist; die Abfrage im Widerspruchsregister wurde durch § 7 OTPG verpflichtend vorgeschrieben. Aus der im OTPG gewählten Formulierung geht hervor, dass der Eintrag im Widerspruchsregister nur ein möglicher Weg ist, einen Widerspruch zu dokumentieren. In der ergänzend erstellten (empfohlenen) Verfahrensanweisung zur Überprüfung des Widerspruchs wurde definiert, dass auch andere schriftliche Dokumente, z. B. Schriftstücke, die in Zusammenhang mit der Identitätsfeststellung des Patienten aufgefunden werden, sowie mündliche Widersprüche, die über Angehörige bekannt werden, zu beachten sind. Mit dieser Festlegung, auch mündliche Widersprüche zu beachten, wurde formalisiert, was bereits davor in den österreichischen Krankenanstalten praktiziert wurde, nämlich Angehörige über die geplante Organspende zu informieren und zu hinterfragen, ob seitens des Verstorbenen zu Lebzeiten ein Widerspruch artikuliert wurde bzw. andere Informationen vorliegen, wodurch auf die Haltung des Verstorbenen zur Organspende geschlossen werden kann.

Die Schwierigkeit besteht darin, dass in vielen Familien nicht über das Thema Organspende gesprochen wird und es im Angehörigengespräch nur schwer zu trennen ist, ob der Widerspruch von dem Verstorbenen oder den Angehörigen ausgeht. Es hat sich zur üblichen Praxis entwickelt, dass Organentnahmen nur im Einvernehmen mit den Angehörigen durchgeführt werden. Während weniger als ein Prozent der österreichischen Wohnbevölkerung im Widerspruchsregister eingetragen sind und auch andere Formen des schriftlichen Widerspruchs selten sind, wird bei 10 und 30 Prozent der potenziellen Organspenden im Angehörigengespräch ein Widerspruch geltend gemacht. Im Zuge der Öffentlichkeitsarbeit wird daher immer wieder betont, dass in Familien über Organspende gesprochen werden sollte, damit die Angehörigen in der schwierigen Situation des Todes eines Familienmitglieds Kenntnis über die Wünsche des Verstorbenen haben und nicht „sicherheitshalber" einen Widerspruch geltend machen, der gar nicht im Sinne des Verstorbenen war.

Zur Förderung der Organspende wird seit 2001 ein Förderprogramm für das Transplantationswesen durchgeführt, das zwischen Bund und Ländern im Zuge einer Vereinbarung nach Art. 15aB-VG beschlossen wird und üblicherweise vier bis fünf Jahre gilt. Im aktuellen Programm (01. 01. 2024 - 31. 12. 2028) stehen jährlich 4,432 Mio. Euro für die Förderung der Organspende und -transplantation zur Verfügung. Die Zielsetzung lautet Organspenden, wann immer sie rechtlich und medizinisch möglich sind, auch durchzuführen. Erstmals wird explizit erwähnt, dass sowohl die Durchführung von DBD- als auch von DCD-Organspenden gefördert werden soll. Für folgende Maßnahmen sind Fördermittel vorgesehen:

- für die Betreuung von Organspendern und die Durchführung der Todesfeststellung in spendermeldenden Krankenanstalten, da diese Leistungen nicht über das LKF-System (1) abgerechnet werden können

- für die Tätigkeit von mobilen Hirntoddiagnostik-Teams

- für die Tätigkeit von regionalen Transplantationsreferenten, die Krankenanstalten bei der Durchführung von Organspenden unterstützen

- für die Tätigkeit von lokalen Transplantationsbeauftragten, die in ihrer Krankenanstalt die Durchführung von Organspenden unterstützen

- für die Tätigkeit von Transplantationskoordinatoren in den vier Transplantationszentren

- für Transporte, die in Zusammenhang mit Organentnahmen anfallen

- für die Durchführung von Kommunikationsseminaren, in denen medizinisches Personal das schwierige Gespräch mit den Angehörigen trainieren kann

- für Schulungen für Transplantationskoordinatoren

- für Schulungen durch sogenannte „Pflegereferenten“ in Ausbildungseinrichtungen der Pflege

- für die internationale Zusammenarbeit mit Eurotransplant, der EU und dem Europarat

- für die Tätigkeiten der GÖG in Zusammenhang mit der Durchführung des Förderprogramms

Neu hinzugekommen ist die Entwicklung eines Aktionsplans, der notwendig erscheint, weil die Zahlen im Bereich der postmortalen Organspende und folglich auch bei Organtransplantationen rückläufig sind.

Im internationalen Vergleich zeichnet sich für Österreich ein differenziertes Bild. Bei der Zahl der Organspenden wurde im Jahr 2023 mit 16,6 Organspendern pro Million Einwohnern (pro Mio. EW) ein besonders niedriger Wert verzeichnet. Im Förderprogramm wird ein Wert von 30 Organspendern pro Mio. EW angestrebt, der bislang aber nur in Kärnten als einzigem Bundesland nachhaltig erreicht werden kann. Die Berechnung pro Mio. EW hat sich international etabliert, um Länder unterschiedlicher (Bevölkerungs-)Größe miteinander vergleichen zu können, lässt aber keine Rückschlüsse auf das tatsächliche Potenzial für Organspenden in einem Land zu, das je nach demographischen Merkmalen und medizinischer Versorgung große Unterschiede aufweisen kann. Im internationalen Vergleich lag Österreich 2023 auf dem elften Platz in der IRODaT-Statistik (2) hinter Spanien, den USA, Portugal, Belgien, Slowenien, Kroatien, Tschechien, Belarus, Estland und der Schweiz.

Eine Spitzenposition wies Österreich 2023 wie auch in vergangenen Jahren im Bereich der Lungentransplantation auf: so wurden mit 13,78 Transplantationen pro Mio. EW in Österreich die weltweit meisten Transplantationen gerechnet auf die Bevölkerungsgröße durchgeführt.

In den kommenden Jahren werden jene, die im medizinischen, administrativen und politischen Bereich mit Organspende und Organtransplantation befasst sind, einen Fokus darauflegen müssen, bei der Zahl der Organspenden eine Trendwende einzuleiten, um die Zahl der Organtransplantationen hochzuhalten. Entscheidend wird dabei sein, das Krankenhauspersonal kontinuierlich zu sensibilisieren und zu schulen, damit potenzielle DBD- und DCD-Organspenden erkannt und gemeldet werden, die notwendigen personellen und infrastrukturellen Ressourcen für die Betreuung von Organspendern sowie die Durchführung von Organtransplantationen zur Verfügung zu stellen und durch Maßnahmen der Öffentlichkeitsarbeit und eine qualitätsgesicherte Angehörigenkommunikation jene Widersprüche zu verhindern, die nicht auf den Willen des Verstorbenen rückführbar sind.

Endnoten

1 LKF = Leistungsorientierte Krankenanstaltenfinanzierung

2 IRODaT (International Registry in Organ Donation and Transplantation) vergleicht sogenannte „actual donors", d. h. Organspenden, bei denen mit der Explantation begonnen wurde, unabhängig davon, ob ein Organ transplantiert wurde oder nicht. Auch diesbezüglich gibt es Unterschiede zwischen den verglichenen Ländern, da die Differenz zwischen „actual" und „utilized donors" (= Organspenden mit nachfolgender Transplantation) größer oder kleiner ausfallen kann. In Österreich liegen diese Werte üblicherweise nahe beieinander. Im Bereich der Herz-Transplantation lag Österreich mit 7,11 Transplantationen pro Mio. EW immerhin auf Platz fünf, bei Leber-Transplantationen mit 13 Transplantationen pro Mio. EW auf Platz neun, bei Pankreas-Transplantationen mit 1,11 Transplantationen pro Mio. EW auf Platz elf und bei Nieren-Transplantationen mit 28,22 auf Platz sechzehn. Diese Zahlen beziehen sich jeweils auf postmortale Organspenden, bei Lebendspenden weist Österreich niedrigere Werte auf.

3

ORGAN- UND STAMMZELL-TRANSPLANTATION

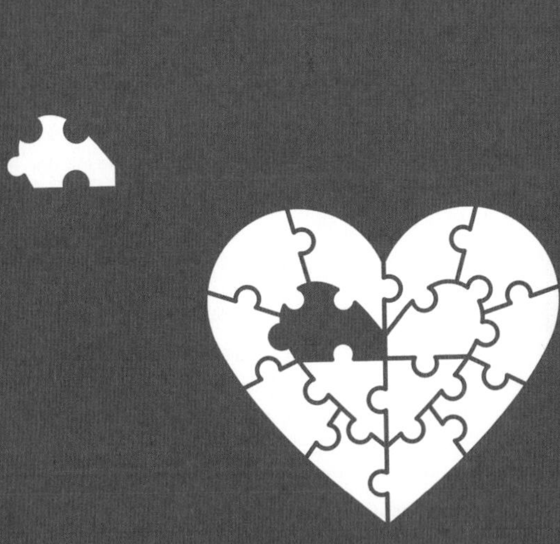

3.1

IMMUNSUPPRESSION BEI ORGANTRANSPLANTIERTEN

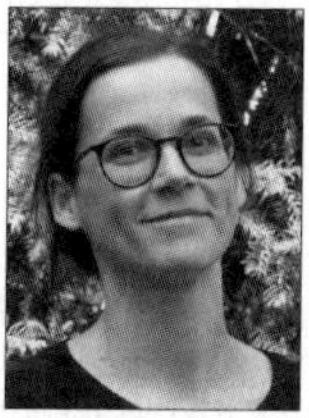
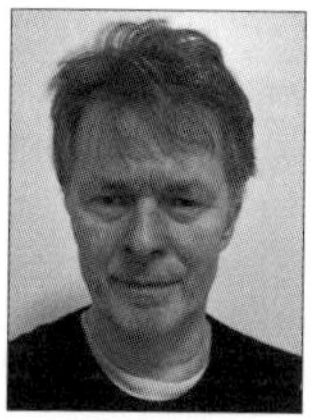

Katharina Mayer, Georg Böhmig

3.1.1 Immunsuppressiva im klinischen Alltag

Die immunsuppressive Langzeitbehandlung nach Organtransplantation dient dazu, immunologischen Abstoßungsreaktionen vorzubeugen, um ein möglichst langes Transplantatüberleben erreichen zu können. Die immunsuppressive Therapie wird aktuell im Regelfall als Kombinationstherapie (meist eine Dreifach- oder seltener Zweifach-Kombination) eingesetzt. Das jeweilige immunsuppressive Schema wird vom betreuenden Transplantationszentrum vorgegeben und ist abhängig von der Art des transplantierten Organes (z.B. Lunge, Herz, Niere, etc.), vom immunologischen Risiko der Patienten (z.B. immunologische Vorsensibilisierung mit Vorliegen von spenderspezifischen Antikörpern oder blutgruppeninkompatible Transplantation) sowie von den lokalen Standards und der Expertise des Transplantationszentrums. Aus Sicht der Patienten ist bei der immunsuppressiven Langzeitbehandlung vor allem die

Medikamentenadhärenz entscheidend. Neuere Studienergebnisse haben gezeigt, dass das Auftreten von Immunantworten gegen das transplantierte Organ, z.B. der Nachweis von spenderspezifischen Antikörpern nach der Transplantation, eng mit der Adhärenz der Patienten assoziiert ist (1). Eine eingeschränkte Adhärenz inkludiert etwa die unregelmäßige Einnahme der Medikation (z.B.: das wiederholte Vergessen oder Weglassen einzelner Dosen der Medikation) oder auch eine selbstständige Dosisreduktion. Hervorzuheben ist zudem, dass die immunsuppressive Medikation eine Dauertherapie ist und zumindest bis zum Verlust des Transplantats (und oft sogar darüber hinaus) eingenommen werden muss.

Neben den erwünschten Wirkungen der immunsuppressiven Therapeutika, nämlich der nachhaltigen Hemmung der Immunantwort gegen das Transplantat, sind auch mögliche Nebenwirkungen der Medikamente im klinischen Alltag bedeutsam. Denn auch die normale Immunantwort gegen Fremd-Antigene (z.B.: gegen Bakterien und Viren) und gegen körpereigene Tumorzellen wird durch immunsuppressive Medikamente geschwächt. Durch diese unerwünschten Wirkungen sind organtransplantierte Patienten anfälliger gegenüber Infektionen und zeigen ein herabgesetztes Impfansprechen (z.B.: reduzierte oder fehlende Immunantwort nach Impfungen gegen Influenza (2) oder SARS-CoV2 (3)). Im Falle von Nebenwirkungen oder Toxizitäten der Medikation muss eine individuelle Anpassung der Therapie erfolgen (z.B. Wechsel des Präparates, Versuch einer anderen Galenik, individuelles Festsetzen der Dosis bzw. des Zielspiegels). Die individuelle Konstellation aus immunologischem Risiko, Infektionsrisiko und Nebenwirkungsprofil illustriert, weshalb die Auswahl der Präparate und die Festlegung der Dosis stets an die Erfordernisse einzelner Patienten angepasst werden sollte und weshalb solchermaßen angepasste immunsuppressive Schemata und deren Dosierungen auch innerhalb eines Zentrums heterogen sein können. Anhand der Nierentransplantation sollen im Folgenden konkrete Beispiele für immunsuppressive Therapiestrategien veranschaulicht werden.

3.1.2 Geschichte der Immunsuppression

In den Anfängen der Organtransplantation standen den Pionieren der Organtransplantation bereits in den 1960er Jahren wirksame immunsuppressive Optionen zur Verfügung, in erster Linie Glukokortikoide und Azathioprin (4). Die Entdeckung von Cyclosporin A in den späten 1970er Jahren und dessen klinische Zulassung im Jahr 1983 markieren weitere Meilensteine, da durch Cyclosporin A eine signifikante Verlängerung des Patienten- und Transplantatüberlebens erreicht werden konnte (5). Wenige Jahre später wurde Tacrolimus entdeckt, welches neben Cyclosporin A den zweiten Vertreter in der Klasse der „Calcineurin-Inhibitoren" darstellt. Tacrolimus bildet bis zum heutigen Tage die Basis der allermeisten immunsuppressiven Schemata in der Transplantationsmedizin. Die heutige klinische Anwendung von Tacrolimus basiert auf den Ergebnissen einer großen Multicenter-Studie („ELITE-Symphony"), die für eine Tacrolimus-basierte Immunsuppression klinische Vorteile im Vergleich zu anderen Schemata gezeigt hat (6). Mit der Erforschung weiterer immunsuppressiver Medikamente, insbesondere der Erweiterung der Wirkstoffklasse der Anti-Metaboliten durch Mycophenolat-Mofetil (MMF) bzw. Enteric-Coated Mycophenolsäure (EC-MPA) (7) sowie durch die Entdeckung der mTOR-Inhibitoren (8) konnten sukzessive weitere Fortschritte erreicht werden.

3.1.3 Induktionstherapie

Die Induktionstherapie bei solider Organtransplantation wird je nach Art des transplantieren Organs und Sensibilisierungsstatus (Vorliegen von Spender-spezifischen Antikörpern) verabreicht. Sie ist notwendig, um das Transplantat direkt nach der Operation vor einer akuten Abstoßungsreaktion zu schützen. Im Regelfall inkludiert die Induktionstherapie – neben einem präoperativen Beginn der immunsuppressiven Erhaltungstherapie – die kurzfristige Gabe von hochdosierten Glukokortikoiden sowie die Infusion von monoklonalen oder polyklonalen Antikörperpräparaten (9).

CD25-Antikörper (Basiliximab)

Bei Patienten mit niedrigem immunologischem Risiko (sog. „Standardrisiko") wird in der Regel zur Induktionstherapie ein CD25-Antikörper verabreicht. Der CD25-Antikörper blockiert die Interaktion des Rezeptors CD25, einer Subeinheit des Interleukin-2-Rezeptors, mit Interleukin-2 (IL-2) und entzieht somit proliferierenden Immunzellen mit IL-2 einen wichtigen Wachstums- und Proliferationsfaktor. Die Verabreichung von Basiliximab erfolgt in der Regel direkt vor der Transplantation sowie am vierten postoperativen Tag. Bei nierentransplantierten Patienten mit niedrigem immunologischem Risiko hat sich Basiliximab in einer großen Studie im Vergleich zu Antithymozytenglobulin im Wesentlichen als gleich wirksam erwiesen (10).

Antithymozytenglobulin (ATG)

Im Falle einer Nierentransplantation bei Patienten mit erhöhtem immunologischem Risiko (z.B. beim Vorliegen von Spender-spezifischen Antikörpern) oder bei der Transplantation von anderen soliden Organen (z.B. Lunge) kommt ein depletierender Antikörper zum Einsatz. ATG wird durch Immunisierung von Kaninchen oder Pferden mit humanen Thymozyten oder einer humanen T-Zell-Line hergestellt. Es handelt sich um ein Antikörpergemisch (polyklonaler Antikörper), das aus einer Vielzahl von Antikörpern unterschiedlichster Reaktivitäten gegen unzählige von Oberflächenmolekülen von Immunzellen zusammengesetzt ist. Eine Bindung der

Antikörper an die Zielzellen führt neben einer Zelldepletion zu einer Vielfalt von Effekten in verschiedenen Komponenten des Immunsystems (11). Durch diese Effekte wird eine potente Reduktion des Abstoßungsrisikos ermöglicht, bei allerdings gleichzeitig erhöhtem Infektions- und Malignom-Risiko (Posttransplant-Lymphom) (12).

Extrakorporale Entfernung von Alloantikörpern

Bei Vorliegen von präformierten Antikörpern gegen das Spenderorgan (Spender-spezifische Antikörper) kann eine Plasmapherese oder Immunadsorptions-Behandlung erfolgen (13). Hierbei werden Antikörper aus dem Plasma der Patienten über ein extrakorporales Verfahren eliminiert.

Andere Induktionstherapien

Es existieren noch andere Varianten an Induktionstherapien, zum Beispiel der CD52-Antikörper Alemtuzumab, der an manchen Zentren eingesetzt wird, sowie Antikörper gegen andere Immunzell-Oberflächenmoleküle (z.B.: CD2, CD40 oder CD40-Ligand), deren Überlegenheit in der klinischen Transplantation allerdings noch bewiesen werden muss. In Spezialfällen, zum Beispiel bei einer blutgruppeninkompatiblen Transplantation oder beim Vorliegen von spenderspezifischen Antikörpern kann je nach Zentrumsstandard der CD20-Antikörper Rituximab verabreicht werden (14). Bei Vorliegen von sehr hohen Konzentrationen spenderspezifischer Antikörper (breite und hohe Sensibilisierung) steht seit einigen Jahren mit dem Medikament Imlifidase ein neuer Therapieansatz zur Verfügung. Imlifidase ist ein Enzym, das aus dem Bakterium Streptococcus pyogenes stammt, humane Antikörper spaltet und damit inaktiviert (15). Auf diese Weise kann binnen Minuten nahezu der gesamte Immunglobulin G Pool im Plasma degradiert werden und somit ein „Fenster der Gelegenheit" geschaffen werden, um

Hochrisiko-Transplantationen gegen hohe spenderspezifische Antikörpertiter zu ermöglichen.

3.1.4 Erhaltungstherapie

Nach der Organtransplantation wird die Immunsuppression im Sinne einer immunsuppressiven Langzeitbehandlung fortgeführt. In der letzten Dekade konnte durch subtile Anpassungen der immunsuppressiven Strategien sowie des klinischen Managements im Allgemeinen eine sukzessive Verbesserung der Transplantatüberlebenszeiten erreicht werden (16). Wie bereits angemerkt, besteht die Erhaltungstherapie in der Regel aus einer Dreifachkombination (meist: Calcineurin-Inhibitor, Antimetabolit, Glukokortikoid; z.B. Tacrolimus, Mycophenolat Mofetil, Prednisolon) (9). Die Charakteristika der häufigsten Immunsuppressiva, welche zur Erhaltungstherapie eingesetzt werden, sollen im Folgenden beschrieben werden.

Calcineurin-Inhibitoren (Tacrolimus und Cyclosporin A)

Wirkmechanismus
Cyclosporin A und Tacrolimus binden an intrazelluläre Proteine, welche die enzymatische Aktivität der Kinase Calcineurin hemmen und dadurch zu einer Reduktion der pro-inflammatorischen Zytokinproduktion (insbesondere von IL-2) führen.

Dosierung
Calcineurin-Inhibitoren müssen nach Talspiegel dosiert werden. Der Ziel-Talspiegel wird nach Art des transplantierten Organes und je nach immunologischem Risiko festgelegt. Bei Nierentransplantation wird – basierend auf Studienergebnissen der ELITE-Symphony Studie (6) – primär Tacrolimus angewendet. Der Ziel-Talspiegel von Tacrolimus soll im ersten Jahr bei circa 6-7 ng/ml

liegen (bei Talspiegelwerten darunter kann es, vor allem bei hohem Gewebsmismatch, längerfristig zur Bildung von spenderspezifischen Antikörpern und Abstoßungsreaktionen kommen). Die Überwachung der Plasmakonzentration der Calcineurin-Inhibitoren ist im klinischen Alltag von großer Bedeutung. Zudem kann es zu Interaktionen zwischen Calcineurin-Inhibitoren und anderen Medikamentenklassen kommen, die in einer drastischen Erhöhung oder Erniedrigung der Plasmakonzentration resultieren können (z.B. bei gleichzeitiger Einnahme von Azol-Antimykotika).

Nebenwirkungen

Nephrotoxizität, Bluthochdruck, neurologische Nebenwirkungen (z.B. Zittern), Verschlechterung des Zuckerstoffwechsels und des Lipidstoffwechsels. Bezüglich des Nebenwirkungsprofils der Calcineurin-Inhibitoren gibt es geringe Unterschiede zwischen Cyclosporin A und Tacrolimus. Während Zahnfleischwucherung bei Cyclosporin A eine bekannte Nebenwirkung ist, ist die Neurotoxizität sowie die Verschlechterung des Zuckerstoffwechsels meist bei Tacrolimus etwas stärker ausgeprägt. Bei signifikanter Toxizität kann ein Wechsel des Präparats versucht werden oder der Ziel-Talspiegel gesenkt werden.

Antimetabolite, Proliferationshemmer

Mycophenolat Mofetil (MMF) und Enteric-Coated Mycophenolsäure (EC-MPA)

Mycophenolat Mofetil (MMF) ist ein sog. „Prodrug" und wird im Körper zum aktiven Metabolit Mycophenolsäure umgewandelt. Ein alternatives Präparat stellt Enteric-Coated Mycophenolsäure (EC-MPA) dar, wobei hier der aktive Metabolit mit einer magensaftresistenten Beschichtung überzogen ist.

Wirkmechanismus
Mycophenolsäure ist ein reversibler Hemmer des Enzyms Inosinmonophosphat-Dehydrogenase, wodurch die DNA-Synthese vor allem in Lymphozyten gehemmt wird.

Dosierung
Die Standarddosierung von MMF beträgt 1000 mg zweimal täglich; die Standarddosierung von EC-MPA beträgt 720 mg zweimal täglich. Im Einzelfall ist je nach Verträglichkeit eine schrittweise Reduktion auf bis zu 250 mg (MMF) bzw. 180 mg (EC-MPA) zweimal täglich möglich.

Nebenwirkungen
Blutbildveränderungen (insbesondere Abfall weißer und roter Blutkörperchen), Verdauungsproblemen (Durchfall, Übelkeit, Magenbeschwerden).

Azathioprin

Azathioprin ist eines der ältesten Immunsuppressiva und wurde in der Transplantationsmedizin weitgehend von MMF/EC-MPA abgelöst. Anwendung findet es aktuell nur mehr in Einzelfällen bei Unverträglichkeit von MMF/EC-MPA.

Wirkmechanismus
Azathioprin hemmt ähnlich der Präparate MMF/EC-MPA die DNA-Synthese in den Lymphozyten.

Dosierung
Die Dosierung ist abhängig vom Körpergewicht des Patienten (meist 50 mg oder 100 mg einmal täglich).

Nebenwirkungen

Blutbildveränderungen (insbesondere Abfall weißer und roter Blutkörperchen), Haarausfall, Anstieg der Leber- bzw. Gallenwerte. Im klinischen Alltag ist besonders die Interaktion zwischen Azathioprin und Allopurinol bedeutsam, da durch eine Allopurinol-Einnahme der aktive Metabolit von Azathioprin nicht mehr abgebaut werden kann und es zu einer enormen Zunahme der Azathioprin-Wirkspiegel mit Toxizität kommen kann.

Glukokortikoide

Glukokortikoide kommen sowohl in der Induktionstherapie als auch in der Langzeittherapie nach solider Organtransplantation zum Einsatz. Aufgrund des Nebenwirkungsprofil gibt es jedoch Bestrebungen nach Glukokortikoid-freier Immunsuppression, wobei es hierzu positive Studienergebnisse gibt (10, 17).

Wirkmechanismus

Glukokortikoide haben viele pleiotrope Effekte. In T Lymphozyten führen sie vor allem über eine Hemmung der pro-inflammatorischen NF-κB-vermittelten Signalwege zu einer deutlichen Reduktion der Zytokinproduktion, insbesondere von IL-2.

Dosierung

Im klinischen Alltag werden, nach anfänglich hoher Dosierung, im Langzeitverlauf meist 5 mg Prednisolon einmal täglich (alternativ 4 mg Methylprednisolon) eingesetzt.

Nebenwirkungen

Störung des Zuckerstoffwechsels (inklusive Auftreten von Diabetes mellitus bzw. Verschlechterung der Stoffwechsellage bei bereits bestehendem Diabetes mellitus), Bluthochdruck, Erhöhung des

Cholesterinspiegels, Erhöhung des kardiovaskulären Risikos, Abbau von Knochensubstanz.

Ko-stimulations-Blockade (Belatacept)

Wirkmechanismus

Belatacept ist eines der neueren Immunsuppressiva (Zulassung in Europa 2011 in Kombination mit MMF und Glukokortikoiden) und stellt erstmals eine valide Alternative zu Calcineurin-Inhibitoren im Sinne einer Calcineurin-Inhibitor-freien Immunsuppression dar (18-20). Belatacept ist ein Fusionsprotein aus einem Fc-Fragment des Immunglobulin G1 und der extrazellulären Domäne des ko-inhibitorischen Rezeptorproteins CTLA4. Die immunsuppressive Wirkung entfaltet die Substanz mechanistisch über eine Hemmung der Ko-Stimulation von T Zellen.

Dosierung

Als Erhaltungstherapie wird Belatacept alle vier Wochen intravenös verabreicht. Bei manchen Patienten kann das Intervall auf 8 Wochen gestreckt werden.

Nebenwirkungen

Bei Patienten, die zum Zeitpunkt der Transplantation seronegativ für Epstein -Barr-Virus sind, erhöht Belatacept das Risiko für eine Post-Transplantations-Lymphoproliferationsstörung. Deshalb sollte das Medikament bei dieser Patientengruppe nicht angewendet werden.

Weitere Immunsuppressive: mTOR-Inhibitoren (Everolimus und Sirolimus)

Wirkmechanismus

mTOR-Inhibitoren entfalten ihr immunsuppressives Potential über eine Hemmung der Kinase mTOR, die neben einer

Stimulation der Zellproliferation auch die proinflammatorische Zytokinproduktion vermittelt.

Dosierung

mTOR-Inhibitoren werden ähnlich zu Calcineurin-Inhibitoren nach Talspiegel dosiert. In der TRANSFORM Studie lagen die Zielspiegel von mTOR-Inhibitoren bei Nierentransplantation im ersten Jahr zwischen 3–8 ng/ml. Im Falle einer Kombination von Calcineurin-Inhibitoren mit mTOR-Inhibitoren kann aufgrund der potenten immunsuppressiven Kombination der Zielspiegel der Calcineurin-Inhibitoren gesenkt werden (21), wobei dies im Einzelfall klinisch von Vorteil sein kann.

Nebenwirkungen

Blutbildveränderungen (insbesondere Abfall weißer und roter Blutkörperchen sowie der Blutplättchen), Wundheilungsstörungen, Verschlechterung des Zuckerstoffwechsels und des Lipidstoffwechsels.

3.1.5 Abstoßungstherapie

T-Zell-mediierte Abstoßung: Glukokortikoide (mit oder ohne Antithymozytenglobulin)

Bei T-Zell-mediierten Transplantatabstoßungen wird ein Glukokortikoid-Bolus meist über 3 Tage verabreicht. Je nach Schweregrad der T-Zell-mediierten Abstoßung wird die Glukokortikoid-Gabe um Antithymozytenglobulin erweitert (22).

Antikörper-mediierte Abstoßung

Ähnlich der Induktionstherapie kann bei einer antikörper-vermittelten Abstoßung eine extrakorporale Elimination der Antikörper über eine Plasmapherese oder Immunadsorption versucht werden

(23). Je nach Schweregrad der Abstoßung kann diese extrakorporale Therapie um Antithymozytenglobulin erweitert werden. An vielen Transplantationszentren werden alternativ oder zusätzlich Rituximab und intravenöse Immunglobuline verabreicht. Die akute Form der Antikörper-mediierten Abstoßung spricht meist auf diese multimodalen Verfahren an, während diese Therapien bei der chronischen Antikörper-mediierten Abstoßung, die in der Spätphase nach Organtransplantation auftritt, nicht wirksam sind (24). Eine neue Therapieoption der chronischen Antikörper-mediierten Abstoßung bei Patienten nach Nierentransplantation ist der CD38-Antikörper Felzartamab. Felzartamab hat zuletzt in einer Phase 2 Studie vielversprechende Ergebnisse gezeigt (25), eine größere Phase 3 Studie und die Zulassung der Arznei sind jedoch noch ausständig.

Literatur

1 Wiebe C, Nevins TE, Robiner WN, Thomas W, Matas AJ, Nickerson PW. (2015) The Synergistic Effect of Class II HLA Epitope-Mismatch and Nonadherence on Acute Rejection and Graft Survival. Am J Transplant. 15(8):2197-202.

2 Cowan M, Chon WJ, Desai A, Andrews S, Bai Y, Veguilla V, et al. (2014) Impact of immunosuppression on recall immune responses to influenza vaccination in stable renal transplant recipients. Transplantation. 97(8):846-53.

3 Reindl-Schwaighofer R, Heinzel A, Mayrdorfer M, Jabbour R, Hofbauer TM, Merrelaar A, et al. (2022) Comparison of SARS-CoV-2 Antibody Response 4 Weeks After Homologous vs Heterologous Third Vaccine Dose in Kidney Transplant Recipients: A Randomized Clinical Trial. JAMA Intern Med.182(2):165-71.

4 Calne RY, Loughridge LW, Pryse-Davies J, Brown FL. (1963) Renal Transplantation in Man: A Report of Five Cases, Using Cadaveric Donors. Br Med J. 2(5358):645-51.

5 Calne RY, Rolles K, White DJ, Thiru S, Evans DB, McMaster P, et al. (1979) Cyclosporin A initially as the only immunosuppressant in 34 recipients of cadaveric organs: 32 kidneys, 2 pancreases, and 2 livers. Lancet. 2(8151):1033-6.

6 Ekberg H, Tedesco-Silva H, Demirbas A, Vítko S, Nashan B, Gürkan A, et al. (2007) Reduced exposure to calcineurin inhibitors in renal transplantation. N Engl J Med. 357(25):2562-75.

7 Halloran P, Mathew T, Tomlanovich S, Groth C, Hooftman L, Barker C. (1997) Mycophenolate mofetil in renal allograft recipients: a pooled efficacy analysis of three randomized, double-blind, clinical studies in prevention of rejection. The International Mycophenolate Mofetil Renal Transplant Study Groups. Transplantation. 63(1):39-47.

8 Kreis H, Oberbauer R, Campistol JM, Mathew T, Daloze P, Schena FP, et al. (2004) Long-term benefits with sirolimus-based therapy after early cyclosporine withdrawal. J Am Soc Nephrol. 15(3):809-17.

9 Halloran PF. Immunosuppressive drugs for kidney transplantation. (2004) N Engl J Med. 351(26):2715-29.

10 Thomusch O, Wiesener M, Opgenoorth M, Pascher A, Woitas RP, Witzke O, et al. (2016) Rabbit-ATG or basiliximab induction for rapid steroid withdrawal after renal transplantation (Harmony): an open-label, multicentre, randomised controlled trial. Lancet. 388(10063):3006-16.

11 Popow I, Leitner J, Grabmeier-Pfistershammer K, Majdic O, Zlabinger GJ, Kundi M, et al. (2013) A comprehensive and quantitative analysis of the major specificities in rabbit antithymocyte globulin preparations. Am J Transplant. 13(12):3103-13.

12 Attieh RM, Wadei HM, Mao MA, Mao SA, Pungpapong S, Taner CB, et al. (2024) The impact of induction therapy on the risk of posttransplant lymphoproliferative disorder in adult kidney transplant recipients with donor-recipient serological Epstein-Barr virus mismatch. Am J Transplant. online ahead of print.

13 Schwaiger E, Eskandary F, Kozakowski N, Bond G, Kikić Ž, Yoo D, et al. (2016) Deceased donor kidney transplantation across donor-specific antibody barriers: predictors of antibody-mediated rejection. Nephrol Dial Transplant. 31(8):1342-51.

14 Tydén G, Donauer J, Wadström J, Kumlien G, Wilpert J, Nilsson T, et al. (2007) Implementation of a Protocol for ABO-incompatible kidney transplantation--a three-center experience with 60 consecutive transplantations. Transplantation. 83(9):1153-5.

15 Jordan SC, Lorant T, Choi J, Kjellman C, Winstedt L, Bengtsson M, et al. (2017) IgG Endopeptidase in Highly Sensitized Patients Undergoing Transplantation. N Engl J Med. 377(5):442-53.

16 Hariharan S, Israni AK, Danovitch G. (2022) Long-Term Survival after Kidney Transplantation. Reply. N Engl J Med. 386(5):499-500.

17 Woodle ES, First MR, Pirsch J, Shihab F, Gaber AO, Van Veldhuisen P. (2008) A prospective, randomized, double-blind, placebo-controlled multicenter trial comparing early (7 day) corticosteroid cessation versus long-term, low-dose corticosteroid therapy. Ann Surg. 248(4):564-77.

18 Vincenti F, Charpentier B, Vanrenterghem Y, Rostaing L, Bresnahan B, Darji P, et al. (2010) A phase III study of belatacept-based immunosuppression regimens versus cyclosporine in renal transplant recipients (BENEFIT study). Am J Transplant. 10(3):535-46.

19 Florman S, Becker T, Bresnahan B, Chevaile-Ramos A, Carvalho D, Grannas G, et al. (2017) Efficacy and Safety Outcomes of Extended Criteria Donor Kidneys by Subtype: Subgroup Analysis of BENEFIT-EXT at 7 Years After Transplant. Am J Transplant. 17(1):180-90.

20 Vincenti F, Larsen C, Durrbach A, Wekerle T, Nashan B, Blancho G, et al. (2005) Costimulation blockade with belatacept in renal transplantation. N Engl J Med. 353(8):770-81.

21 Pascual J, Berger SP, Witzke O, Tedesco H, Mulgaonkar S, Qazi Y, et al. (2018) Everolimus with Reduced Calcineurin Inhibitor Exposure in Renal Transplantation. J Am Soc Nephrol. 29(7):1979-91.

22 Koshy P, Furian L, Nickerson P, Zaza G, Haller M, de Vries APJ, et al. (2024) European Survey on Clinical Practice of Detecting and Treating T-Cell Mediated Kidney Transplant Rejection. Transpl Int. 37:12283.

23 Böhmig GA, Wahrmann M, Regele H, Exner M, Robl B, Derfler K, et al. (2007) Immunoadsorption in severe C4d-positive acute kidney allograft rejection: a randomized controlled trial. Am J Transplant. 7(1):117-21.

24 Schinstock CA, Mannon RB, Budde K, Chong AS, Haas M, Knechtle S, et al. (2020) Recommended Treatment for Antibody-mediated Rejection After Kidney Transplantation: The 2019 Expert Consensus From the Transplantion Society Working Group. Transplantation.104(5):911-22.

25 Mayer KA, Schrezenmeier E, Diebold M, Halloran PF, Schatzl M, Schranz S, et al. (2024) A Randomized Phase 2 Trial of Felzartamab in Antibody-Mediated Rejection. N Engl J Med. online ahead of print.

3.2

DIE ENTWICKLUNG DER NIERENTRANSPLANTATION: EINE SCHLÜSSELROLLE ÖSTERREICHS

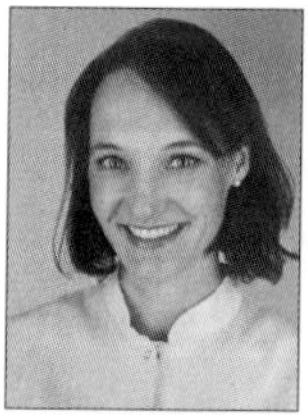

Annemarie Weißenbacher

Im 20. Jahrhundert erlebte die Nierentransplantation entscheidende Fortschritte, wobei Österreich eine zentrale Rolle spielte. Der Chirurg Emerich Ullmann (1861–1937) führte 1902 in Wien die erste heterotope Nierentransplantation (d. h. an einem anderen Ort als der natürlichen anatomischen Position) bei Hunden durch. Diese Niere funktionierte für fünf Tage (1). Gleichzeitig entwickelte Alexis Carrel in Lyon die Triangulationstechnik für Gefäßanastomosen, die noch heute in der Organtransplantation genutzt wird (2). Im selben Jahrzehnt führte Mathieu Jaboulay in Frankreich die erste Xenotransplantation durch, bei der eine Schweineniere einer Frau mit nephrotischem Syndrom transplantiert wurde. Aufgrund einer Thrombose funktionierte die Niere jedoch nicht, und die Patientin verstarb nach drei Tagen (3). Die erste technisch erfolgreiche Nierentransplantation zwischen Menschen fand in den 1930er Jahren statt, allerdings ohne Langzeiterfolg (4).

3.2.1 Fortschritte in der Transplantationsimmunologie

In den 1940er Jahren erkannte Sir Peter Medawar, dass die Abstoßung von Transplantaten eine immunologische Reaktion ist. Mit Brent und Billingham entschlüsselte er zentrale Aspekte der Gewebsimmunologie und legte den Grundstein für die moderne Transplantationsmedizin. Die bedeutendste Publikation zur Immuntoleranz erschien 1951, und 1960 erhielt Medawar den Medizin-Nobelpreis (5-7). In den Folgejahren erzielten Europa und die USA erste klinisch und technisch erfolgreiche Nierentransplantationen. Die Franzosen Küss, Dubost und Servell etablierten den extraperitonealen Zugang zur Organimplantation, der heute Standard ist (8-14). Ein entscheidender Meilenstein war 1954 die erste erfolgreiche Nierentransplantation zwischen eineiigen Zwillingen durch Harrison und Murray in Boston, die das Prinzip der genetischen Identität bei Transplantationen bewies. Joseph E. Murray wurde dafür 1990 mit dem Nobelpreis ausgezeichnet (15, 16).

3.2.2 Die Ära der Immunsuppression

Mit Beginn der 1960er Jahre begann die Ära der Immunsuppression. Erstmals wurden in Großbritannien 6-Mercaptopurin und Prednisolon eingesetzt, gefolgt von Azathioprin durch Sir Roy Calne. Thomas Starzl führte eine Kombinationstherapie mit Azathioprin und Kortikosteroiden ein (14, 17, 18). Die Einführung von Cyclosporin durch Sir Roy Calne in den späten 1970er Jahren revolutionierte die solide Organtransplantation, insbesondere die Nierentransplantation (19). Innsbruck spielte unter Raimund Margreiter eine Vorreiterrolle. 1983 führte Margreiter die erste kombinierte Nieren-Lebertransplantation durch, die eine heute international etablierte Methode darstellt (20).

3.2.3 Verbesserte Überlebensraten bei Transplantationen

Die Überlebensraten nach Nierentransplantationen haben sich zwar verbessert, jedoch weniger dramatisch als erwartet. Joseph E. Murray berichtete, dass die Ein-Jahres-Überlebensrate 1965 bei 80 % für Lebendspender und 65 % für postmortale Spenden lag. Heutige Überlebensraten liegen bei 95 % für Lebendspenden und 85–90 % für postmortale Spenden (14, 16).

3.2.4 Indikation zur Nierentransplantation

Die Nierentransplantation gilt als bevorzugte Therapie für Patienten mit terminalem Nierenversagen (ESRD). Alternativen sind Hämo- oder Peritonealdialyse (21). Hauptursachen für chronisches Nierenversagen sind Diabetes mellitus, arterielle Hypertonie, Glomerulonephritis und polyzystische Nierenerkrankungen. Laut der Global Burden of Disease-Studie stieg die Zahl der Menschen mit chronischem Nierenversagen zwischen 2005 und 2015 um über 30 %, mit jährlich 1,2 Millionen Todesfällen (22).

Chronische Nierenerkrankungen werden definiert durch eine länger als drei Monate bestehende Einschränkung der Nierenfunktion, die die Gesundheit beeinträchtigt. Die Klassifikation erfolgt anhand der Grunderkrankung, der glomerulären Filtrationsrate (GFR) und der Albuminurie (21).

Die Bedeutung der Nierentransplantation im Vergleich zur Dialyse wird durch den Jahresbericht der European Renal Association – European Dialysis and Transplant Association (ERA-EDTA) verdeutlicht. Das Register enthält auch Daten aus Österreich (23).

3.2.5 Präservierung der Niere und Ischämie-Reperfusionsschaden

Organe von postmortalen Spendern, sei es nach Hirntod (DBD, Donation after Brain Death) oder nach Kreislaufstillstand (DCD, Donation after Circulatory Determination of Death), durchlaufen mehrere Phasen, die potenziellen Schaden verursachen können:

1. Warme Ischämiezeit vor der Organentnahme (bei DCD-Spendern).

2. Kalte Ischämiezeit während der Präservierung.

3. Warme Ischämiezeit bei der chirurgischen Implantation (Anastomosenzeit).

4. Reperfusion des Organs beim Empfänger (24).

Diese Prozesse summieren sich zu einem kumulativen zellulären Schaden, der die Regeneration und Funktion der Niere nach der Transplantation beeinträchtigen kann.

3.2.6 Herausforderungen bei DCD-Nieren

DCD-Nieren sind besonders anfällig, da die warme Ischämiezeit vor der Entnahme zu einem schnellen Abbau von ATP (der zellulären Energiequelle) führt. Der Standardprozess zur Organentnahme umfasst das Spülen und Kühlen des Organs mit speziellen Präservierungslösungen. In Österreich werden häufig die University of Wisconsin-Lösung (UW) und Custodiol (HTK) verwendet. Pro Niere werden 5–10 Liter dieser Lösungen genutzt, sowohl in situ im Spender als auch zur Verpackung der Niere für den Transport in einer Eisbox.

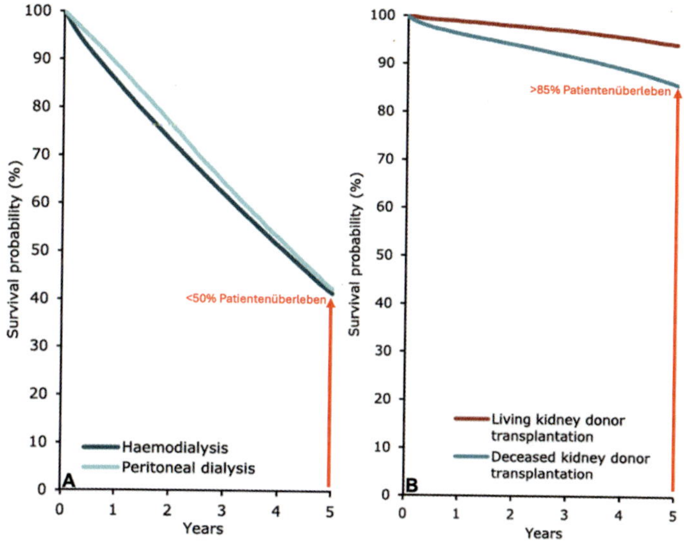

links: Patientenüberleben an der Dialyse aus dem ERA-EDTA Jahresbericht 2021 illustriert das 5- bis 10-Jahresüberleben von Patienten an der Hämo- oder Peritonealdialyse in den Jahren 2012-2016; modifizierte Figure 20 aus The ERA Registry Annual Report 2021: a summary. Clin Kidney J. 2024. rechts: Patientenüberleben nach Nierentransplantation aus dem ERA-EDTA Jahresbericht 2021 stellt das 5- bis 10-Jahresüberleben von Patienten nach Erhalt einer ersten Nierentransplantation in den Jahren 2012-2016 dar; modifizierte Figure 21 aus The ERA Registry Annual Report 2021: a summary. Clin Kidney J. 2024.

Diese Lösungen verhindern Zellschäden, die durch Flüssigkeits- und Elektrolytverschiebungen entstehen, welche wiederum durch die gestörte Funktion der Ionenaustauschpumpen in der Zellmembran verursacht werden. Trotz der Verlangsamung des Stoffwechsels bei 4°C bleibt eine gewisse metabolische Aktivität erhalten, die zur Anhäufung von Stoffwechselprodukten führt. Bei der Reperfusion des Organs im Empfänger werden diese Stoffe schnell verstoffwechselt, was die Bildung von Sauerstoffradikalen und akuten Entzündungen auslöst, die den Ischämie-Reperfusionsschaden verursachen (25, 26).

3.2.7 Mitochondriale Rolle bei Ischämie-Reperfusionsschaden

Mitochondrien, die „Energiewerke" der Zellen, spielen hierbei eine Schlüsselrolle. Unter Sauerstoffmangel produzieren sie vermehrt Succinat, während die Funktion der Elektronentransportketten stoppt. Bei der Reperfusion wird das angereicherte Succinat rasch oxidiert, was zur Bildung reaktiver Sauerstoffspezies (ROS) führt. Diese Moleküle schädigen das Gewebe, fördern Entzündungen und verstärken den Ischämieschaden (27, 28).

3.2.8 Delayed Graft Function (DGF)

Die Delayed Graft Function (DGF) - eine verzögerte Funktion des transplantierten Organs - ist eine Hauptfolge des Ischämie-Reperfusionsschadens und beeinflusst den langfristigen Verlauf der Niere. Endothel- und Tubuluszellen sind besonders anfällig für den Sauerstoffmangel, der zu einem sauren Milieu, Superoxidbildung und einer Dysfunktion der Natrium-Kalium-ATPase führt. Diese Dysfunktion fördert Entzündungen/Inflammation und die Produktion von Sauerstoffradikalen (29–31).

Bereits vor über 20 Jahren wurde die Bedeutung von DGF für den Langzeitverlauf dokumentiert. DGF ist ein unabhängiger Prädiktor für den Organverlust innerhalb von fünf Jahren. Außerdem tritt in betroffenen Nieren häufiger eine akute Abstoßung auf, was die Prognose zusätzlich verschlechtert (33). Auch heute bleibt die DGF ein Risikofaktor für Abstoßungsreaktionen (34). Während der Einfluss von DGF auf DBD-Nieren gut belegt ist, sind die Langzeiteffekte auf DCD-Nieren noch Gegenstand der Forschung. Trotz höherer DGF-Raten bei DCD-Nieren ist die langfristige Überlebensrate vergleichbar mit der von DBD-Nieren (35–37).

Fakten zur Nierentransplantation

Warteliste am 31. Dezember 2024:
Anzahl der Personen auf der Warteliste für eine Nierentransplantation

Zentrum	Patienten
Graz	100
Innsbruck	244
Linz	114
Wien	202
Summe	**660**

Mittlere Wartelistenverweildauer in Monaten für Nierentransplantationen bis zur Transplantation oder bis zum Tod für den Zeitraum 1. 1. 2018 bis 31. 12. 2023

Mittlere Verweildauer[1] (Median)	ab erster Dialyse	ab Auf-WL-Setzen
Bis zur Transplantation	38,4	14,9
Bis zum Versterben vor Auffinden eines geeigneten Transplantats	52,8	27,3

Nierentransplantationen 2024 in Österreich, gegliedert nach Transplantationszentren

TX-Zentrum	Transplantationen (TS) inkl. NPTX	Transplantationen (LS)	Transplantationen gesamt
Graz	55	7	62
Innsbruck	92	13	105
Linz	37	18	55
Wien	80	17	97
Summe	**264**	**55**	**319**

Legende: TS =Todspende, LS = Lebendspende, WL = Warteliste

Quelle: Stiftung Eurotransplant/Gesundheit Österreich GmbH, 2025

3.2.9 Fazit

Die Nierentransplantation, sei es durch postmortale Spender (DBD und DCD) oder durch Lebendspenden, ist das effektivste Verfahren der Nierenersatztherapie. Sie verlängert nicht nur das Leben, sondern verbessert auch die Lebensqualität von Patienten mit terminalem Nierenversagen erheblich.

Literatur

1 Druml W, Druml C. Emerich Ullmann (1861-1937): not only a pioneer of kidney transplantation. J Nephrol. 2004 Jun;17(3):461–6.

2 Alexis Carrel - Nobel Lecture: Suture of Blood-Vessels and Transplantation of Organs [Internet]. [cited 2018 Aug 15]. Available from: https://www.nobelprize.org/nobel_prizes/medicine/laureates/1912/carrel-lecture.html

3 Reemtsma K. Xenotransplantation: A Historical Perspective. ILAR J [Internet]. 1995 Jan 1 [cited 2018 Aug 15];37(1):9–12. Available from: https://academic.oup.com/ilarjournal/article/37/1/9/760596

4 Matevossian E, Kern H, Hüser N, Doll D, Snopok Y, Nährig J, et al. Surgeon Yurii Voronoy (1895–1961) – a pioneer in the history of clinical transplantation: in Memoriam at the 75th Anniversary of the First Human Kidney Transplantation. Transpl Int [Internet]. 2009 Dec 1;22(12):1132–9. Available from: https://onlinelibrary.wiley.com/doi/abs/10.1111/j.1432-2277.2009.00986.x

5 Billingham RE, Medawar PB. The Technique of Free Skin Grafting in Mammals. J Exp Biol [Internet]. 1951 Sep 1 [cited 2018 Aug 15];28(3):385–402. Available from: http://jeb.biologists.org/content/28/3/385

6 Billingham RE, Brent L, Medawar PB. Actively Acquired Tolerance of Foreign Cells. Nature [Internet]. 1953 [cited 2018 Aug 15];172:603–6. Available from: https://www.cabdirect.org/cabdirect/abstract/19542702801

7 Ono SJ. The Birth of Transplantation Immunology: The Billingham—Medawar Experiments at Birmingham University and University College London. J Exp Biol [Internet]. 2004 Nov 1 [cited 2018 Aug 15];207(23):4013–4. Available from: http://jeb.biologists.org/content/207/23/4013

8 Starzl TE. The Early Days of Transplantation. JAMA J Am Med Assoc [Internet]. 1994 Dec 7;272(21):1705. Available from: https://www.ncbi.nlm.nih.gov/pmc/articles/PMC3005765/

9 Hume DM, Merrill JP, Miller BF, Thorn GW. Experiences with renal homotransplantation in the human: report of nine cases. J Clin Invest. 1955 Feb;34(2):327–82.

10 Lawler RH, West JW, McNULTY PH, Clancy EJ, Murphy RP. Homotransplantation of the kidney in the human. J Am Med Assoc. 1950 Nov 4;144(10):844–5.

11 Kuss R, Teinturier J, Milliez P. [Some attempts at kidney transplantation in man]. Memoires Acad Chir Fr. 1951 Jul 4;77(22-24):755–64.

12 Cooper DK. The forgotten French: The 'heroic' era of kidney transplantation. J Med Biogr [Internet]. 2017 Nov 1;25(4):234–9. Available from: https://doi.org/10.1177/0967772015608056

13 Murray G, Holden R. Transplantation of kidneys, experimentally and in human cases. Am J Surg [Internet]. 1954 Apr 1;87(4):508–15. Available from: http://www.sciencedirect.com/science/article/pii/0002961054904110

14 Renal Medicine: History Of [Internet]. [cited 2018 Aug 15]. Available from: http://www.renalmed.co.uk/history-of/renal-transplant

15 Murray JE, Merrill JP, Harrison JH. Kidney transplantation between seven pairs of identical twins. Ann Surg. 1958 Sep;148(3):343–59.

16 Joseph E. Murray - Nobel Lecture: The First Successful Organ Transplants in Man [Internet]. NobelPrize.org. [cited 2018 Aug 15]. Available from: https://www.nobelprize.org/prizes/medicine/1990/murray/25012-joseph-e-murray-nobel-lecture-1990/

17 Calne RY, Alexandre GP, Murray JE. A study of the effects of drugs in prolonging survival of homologous renal transplants in dogs. Ann N Y Acad Sci. 1962 Oct 24;99:743–61.

18 Starzl TE, Marchioro TL, Waddell WR. The reversal of rejection in human renal homografts with subsequent development of homograft tolerance. Surg gynecol obstet [Internet]. 1963 Oct;117:385–95. Available from: https://www.ncbi.nlm.nih.gov/pmc/articles/PMC2581919/

19 Calne RY, Thiru S, McMaster P, Craddock GN, White DJ, Evans DJ, et al. Cyclosporin A in patients receiving renal allografts from cadaver donors. 1978. J Am Soc Nephrol [Internet]. 1998 Sep 1 [cited 2018 Aug 15];9(9):1751–6. Available from: http://jasn.asnjournals.org/content/9/9/1751

20 Margreiter R, Kramar R, Huber C, Steiner E, Niederwieser D, Judmaier G, et al. Combined liver and kidney transplantation. Lancet Lond Engl. 1984 May 12;1(8385):1077–8.

21 Guidelines [Internet]. KDIGO. Available from: https://kdigo.org/guidelines/

22 GBD 2015 Disease and Injury Incidence and Prevalence Collaborators. Global, regional, and national incidence, prevalence, and years lived with disability for 310 diseases and injuries, 1990-2015: a systematic analysis for the Global Burden of Disease Study 2015. Lancet Lond Engl. 2016 08;388(10053):1545–602.

23 Available from: https://www.era-edta-reg.org/files/annualreports/pdf/AR2016%20Summary%20paper.pdf

24 Boerstra BA, Boenink R, Astley ME, Bonthuis M, Abd ElHafeez S, Arribas Monzón F, et al. The ERA Registry Annual Report 2021: a summary. Clin Kidney J. 2024 Feb;17(2):sfad281.

25 St Peter SD, Imber CJ, Lopez I, Hughes D, Friend PJ. Extended preservation of non-heart-beating donor livers with normothermic machine perfusion. Br J Surg. 2002 May;89(5):609–16.

26 Guibert EE, Petrenko AY, Balaban CL, Somov AY, Rodriguez JV, Fuller BJ. Organ Preservation: Current Concepts and New Strategies for the Next Decade. Transfus Med Hemotherapy Off Organ Dtsch Ges Transfusionsmedizin Immunhamatologie. 2011;38(2):125–42.

27 Ponticelli C. Ischaemia-reperfusion injury: a major protagonist in kidney transplantation. Nephrol Dial Transplant Off Publ Eur Dial Transpl Assoc - Eur Ren Assoc. 2014 Jun;29(6):1134–40.

28 Chouchani ET, Pell VR, Gaude E, Aksentijević D, Sundier SY, Robb EL, et al. Ischaemic accumulation of succinate controls reperfusion injury through mitochondrial ROS. Nature. 2014 Nov 20;515(7527):431–5.

29 Martin JL, Gruszczyk AV, Beach TE, Murphy MP, Saeb-Parsy K. Mitochondrial mechanisms and therapeutics in ischaemia reperfusion injury. Pediatr Nephrol Berl Ger. 2018 Jun 2;

30 Collard CD, Gelman S. Pathophysiology, clinical manifestations, and prevention of ischemia-reperfusion injury. Anesthesiology. 2001 Jun;94(6):1133–8.

31 Maenpaa CJ, Shames BD, Van Why SK, Johnson CP, Nilakantan V. Oxidant-mediated apoptosis in proximal tubular epithelial cells following ATP depletion and recovery. Free Radic Biol Med. 2008 Feb 15;44(4):518–26.

32 Halloran PF, Hunsicker LG. Delayed graft function: state of the art, November 10-11, 2000. Summit meeting, Scottsdale, Arizona, USA. Am J Transplant Off J Am Soc Transplant Am Soc Transpl Surg. 2001 Jul;1(2):115–20.

33 Legendre C, Canaud G, Martinez F. Factors influencing long-term outcome after kidney transplantation. Transpl Int Off J Eur Soc Organ Transplant. 2014 Jan;27(1):19–27.

34 Ojo AO, Wolfe RA, Held PJ, Port FK, Schmouder RL. Delayed graft function: risk factors and implications for renal allograft survival. Transplantation. 1997 Apr 15;63(7):968–74.

35 Wu WK, Famure O, Li Y, Kim SJ. Delayed graft function and the risk of acute rejection in the modern era of kidney transplantation. Kidney Int. 2015 Oct;88(4):851–8.

36 Weber M, Dindo D, Demartines N, Ambühl PM, Clavien P-A. Kidney transplantation from donors without a heartbeat. N Engl J Med. 2002 Jul 25;347(4):248–55.

37 Lee J, Song SH, Lee JY, Kim DG, Lee JG, Kim BS, et al. The recovery status from delayed graft function can predict long-term outcome after deceased donor kidney transplantation. Sci Rep. 2017 Oct 20;7(1):13725.

3.3

MEIN UNSCHLAGBARES „DUO“

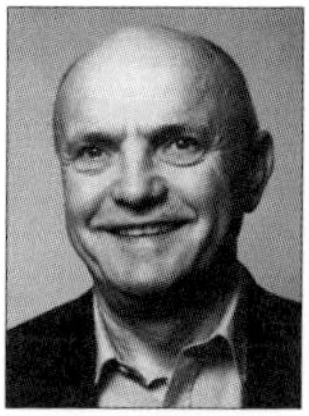

Rudolf Brettbacher
65 Jahre, Nieren- und Pankreastransplantation in Innsbruck 2000

Es begann am Dreikönigstag 1967 im Alter von 7 Jahren mit einem Sturz beim Schifahren in der Nähe meines Elternhauses. Als ich aufstehen wollte, hatte ich im linken Bein knapp unterhalb des Knies ein Gefühl, als ob Watte dazwischen wäre. Ich fiel wieder um und weinte. Mir wurde sofort bewusst, ich hatte mir den linken Unterschenkel gebrochen. Meine Mutter holte mich mit einem Schlitten. Als sie mich von ihm hob, drehte sich der Unterschenkel und der Fuß zeigte nach hinten - die Schmerzen waren dementsprechend. Unser inzwischen gerufener Hausarzt schiente mein Bein und brachte mich im Privat-PKW in seine Ordination. Dort machte er Röntgenbilder und legte mir einen Spaltgips an. Die Diagnose war ein doppelter Schienbein- und ein Wadenbeinbruch. Er kam fast jeden Tag zuhause vorbei und vergewisserte sich, dass die Durchblutung und die Beweglichkeit der Zehen in Ordnung waren. Der Heilungsprozess des Bruchs verlief komplikationslos. Anfang Juni desselben Jahres vermutete ich einen grippalen Infekt mit Übelkeit,

Müdigkeit und einem unendlichen Durstgefühl erwischt zu haben. Bei der Visite unseres Arztes stellte er mit einem Harn-Teststreifen die „Zuckerkrankheit“ fest, welche seitdem mein und auch das Leben meiner Eltern veränderte.

Für das Zuckereinstellen waren damals mehrwöchige Aufenthalte im Krankenhaus Vöcklabruck notwendig, dort wurden ein bis zwei Einheiten Insulin mehr oder weniger injiziert und danach weitere zwei Tage der Zuckerspiegel beobachtet. Das Insulinspritzen war auch so ein Thema. Die Metall-Glas-Spritze und die Nadel Größe 16 wurden jedes Mal in einem kleinen Emaille-Gefäß auf einem kochfesten Tuch mit destilliertem Wasser gekocht. Die Nadel wurde sowohl zum Aufziehen des Insulins als auch zum Injizieren verwendet. Gewechselt durfte die Nadel nur werden, wenn sie stumpf und damit schon schwer durch die Haut zu stechen war. Auch Zuckermessen war viele Jahre ebenso eine „sadistische“ Angelegenheit. Entweder wurde, ähnlich einem „V“, in die Fingerkuppe gestanzt oder mit einer Lanzette ein kleiner Schnitt gesetzt. Nach den Aufenthalten im Krankenhaus konnte ich mit den Fingerspitzen kaum mehr etwas fühlen und hatte einige Zeit Schmerzen. Ein nicht so prickelndes Thema war auch die Ernährung. Ich durfte nur zu bestimmten Zeiten eine genau vorgeschriebene Menge an Broteinheiten essen, und die Speisen wurden alle nach einem vorgegebenen Plan gewogen. Als Kind ist es nicht so einfach, wenn man nicht essen darf, wenn man Hunger hat oder andere essen, bzw. nicht das essen dürfen, was man gerade gerne möchte. Es gab viele Verbote, die mir als „Todsünden“ vermittelt wurden. Heute weiß man, dass so eine gute Diabetes-Therapie nicht möglich ist.

Die Jahre vergingen mit Kontrollen, Krankenhausaufenthalten, Hypos und Hypers (hypo- und hyperglykämischen Ereignissen) sowie dem ständigen Druck, drohende Spätfolgen vermeiden zu müssen. Entbehrungen wie keine Süßspeisen essen, an gewissen Sportveranstaltungen oder dem Schulschikurs nicht teilnehmen zu dürfen usw. prägten auf jeden Fall meine Kindheit, obwohl meine Eltern mir sehr viel ermöglicht hatten. Die Pubertät war ein auf und ab, immer wieder mal Diätfehlern, und ich habe auch probiert, mehr Insulin zu spritzen, wenn es mir nicht gut gegangen ist. Im Alter von gut 20 Jahren bekam ich das erste Zucker-Messgerät. Ab diesem Zeitpunkt waren die normalen Zuckerwerte zwischen 80 und 120 mg/dL leichter erreichbar.

In dieser Zeit lernte ich auch meine Frau Sissy kennen. Ich war von Anfang an ehrlich und habe ihr über meinen Typ I Diabetes alles erzählt. Sissy stand und steht zu mir. Wir haben uns verliebt, verlobt und 1981 geheiratet. Unsere drei Kinder, Mario ist der Erstgeborene und arbeitet in einer großen Bank, Evelyn ist Gesundheits- und Krankenpflegerin und Mutter unserer zwei Enkel Valentin und Helena und Verena, unsere Jüngste arbeitet im Marketing in einem Linzer Unternehmen. Wir sind eine glückliche Familie und genau diese Familie war neben meinen Eltern und Geschwistern die große Stütze in meinem Leben. Zu wissen, dass wir alle immer füreinander da sind, ist unbezahlbar. Ein Beispiel dazu ist meine Situation mit den Augen. Aufgrund der diabetischen Retinopathie durfte ich seit April 1984 kein Kraftfahrzeug mehr lenken. Ich musste den Führerschein abgeben. Für mich war es anfangs ein sehr tiefes Loch, in das ich fiel, doch ich kam überall hin. Irgendwer aus der Familie, von meinen Berufskollegen oder den Freunden hatte stets für mich Zeit und hat mich überall hingebracht und abgeholt. Ich bin allen von Herzen dankbar. Mein Leben als Diabetiker und als Transplantierter hat uns, die ganze Familie, geprägt. Zufriedenheit, Wertschätzung, soziale Einstellung und Zusammenhalt sind ein Markenzeichen unserer Familie. Für mich, neben der Gesundheit, der wahre Reichtum im Leben.

Mit 25 Jahren kam die nächste große Wende durch den Wechsel der Kontrollen ins Wiener „Lainzer" Krankenhaus mit der Umstellung auf das Basis-Bolus-System. Mit dem „Clix", um einen Tropfen Blut für die Zuckermessung zu bekommen sowie dem Wegfall von Verboten beim Essen, wurde vieles leichter. Dies alles klang für mich gut machbar und sehr positiv, wenn nicht schleichende Verschlechterungen bei den diversen Befunden zu sehen gewesen wären. Das Licht am Ende des Tunnels wurde trotz der wesentlich verbesserten Therapie immer kleiner. Mit 30 Jahren erhielt ich meine erste externe Insulinpumpe, mit der sich nochmals eine merkbare Verbesserung einstellte. Die Pumpe, die ich auf einem Gurt unter der Kleidung um den Bauch trug, wurde mit einem kleinen, kurzen Katheder, den man sehr leicht selbst setzen konnte, mit dem Körper verbunden. Sie pumpte rund um die Uhr das Basisinsulin in den Körper. Sobald ich etwas aß oder einen zu hohen Zuckerspiegel hatte, konnte ich das notwendige Insulin mit einem Druckknopf, der zuerst entsichert werden musste, abrufen und in das Gewebe bringen. Aber auch die Pumpe konnte die fortschreitenden Schädigungen durch die Krankheit nicht mehr ganz aufhalten. Eine schon seit dem 25. Lebensjahr schwere diabetische Retinopathie, messbare Neuropathie, Bluthochdruck und beginnende diabetische Nephropathie machten mir immer mehr Probleme. Ab dem 30. Lebensjahr waren nun auch die Nieren voll im Fokus der betreuenden Ärzte. Durch die gute medizinische Versorgung und einem guten eigenen Zucker-Management konnte die im Raum stehende Nierenersatztherapie lange hinausgeschoben werden. Acht Jahre später, so ab Anfang 1998, waren nicht nur die klinischen Werte entsprechend schlecht, ich merkte schon, dass mein Körper immer mehr leidet. Ich fühlte mich energieloser, müder und hatte ständig das beklemmende Gefühl, dass sich mein Körper selbst vergiftet. Durch bewusst viele Termine im Beruf sowie in der Freizeit versuchte ich mich trotzdem so gut es ging fit zu halten. Ich zwang mich selbst die zugesagten Aufgaben zu erledigen und Termine einzuhalten. Es wurde auch immer schwieriger, den Zuckerspiegel stabil zu halten. So schwankten die Zuckerwerte ohne ersichtlichen Grund von zu tief auf viel zu hoch. Die vermehrt auftretenden Hypos (zu wenig Zucker im Blut) belasteten meinen Körper zusätzlich. Zu dieser Zeit musste ich zu dem bereits täglich 8 Blutdrucktabletten (3 Präparate) schlucken, um einen Wert von 150/100 mmHg zu erreichen. Da mein Gesundheitszustand immer schlechter wurde und die Kontrollen in der Fachabteilung immer engmaschiger durchgeführt werden mussten, hat man mich ins damalige AKH (heute Kepler Universitätsklinikum) nach Linz überstellt, um die Wegzeiten kurz zu halten. Ich konnte nach den laufenden Kontrollen am selben Tag auch arbeiten gehen. Bei meinem ersten Gespräch mit dem Primarius der Abteilung Innere Medizin 2 sprach ich auch meinen Wunsch an, als Nieren-Ersatztherapie die Transplantation zu wählen und dabei auch das Pankreas mit transplantieren zu lassen. In diesem Gespräch wurde ich auch gleich über alle anderen Therapiemöglichkeiten aufgeklärt. Obwohl es mir schon sehr schlecht ging, war eine Transplantation zu diesem Zeitpunkt noch nicht indiziert. Mein Leben wurde immer mehr zu einem täglichen Kampf zwischen aufgeben und liegen bleiben oder doch aufstehen und weitermachen. Mit 40 Jahren, im Herbst 1999, hat dann die Nierenfunktion einen Tiefpunkt erreicht und auch mein Gesamtzustand war sehr grenzwertig geworden, sodass die Voruntersuchungen für die Aufnahme auf die Warteliste für eine mögliche Transplantation fixiert wurden. Ich konnte dankenswerterweise alle Untersuchungen innerhalb 14 Tage stationär im AKH Linz machen. Gott sei Dank bekam ich, mit Ausnahme einer notwendigen Zahnwurzelresektion, von allen Fachrichtungen das OK für eine Doppeltransplantation. Ich war richtig erleichtert über diese erfreuliche Information. Die Behandlung musste aber trotzdem nach und nach um einiges intensiviert werden. Darunter waren Spezialmedikamente und

Eisen-Infusionen, damit durch das Injizieren von Erythropoetin (Epo) die Bildung von roten Blutkörperchen angeregt wurde. Ich fühlte mich dadurch etwas besser.

Die Kontrollen und Therapietermine wurden immer engmaschiger, und trotz schleichender und spürbarer Verschlechterung half mir meine positive Einstellung und die persönliche Überzeugung, dass ich noch vor der ersten Dialyse zur Transplantation gerufen werde. Im Nachhinein gesehen weiß ich, dass ich mit diesem Glauben, ausgenommen meine Familie, ziemlich allein war.

Am 12. Dezember 1999 fuhr ich mit all meinen Befunden zur Vorstellung in die Universitätsklinik Innsbruck. Ich kann mich noch sehr gut an die freundliche Betreuung durch die Transplantkoordination, die Pflege und den betreuenden Oberarzt erinnern. Ab diesem Tag wurde ich auf der Warteliste für eine Nieren- Pankreastransplantation gesetzt. Das offizielle Warten begann. Ich habe gebetet und mehrmals den Wunsch „Organe zu erhalten“ in den Himmel geschickt. Während einer beruflichen Sitzung am 10. April 2000 schlug mein Postpager an. Ich wusste sofort, jetzt kommt die so ersehnte Nachricht aus Innsbruck. Ich verabschiedete mich und telefonierte sofort mit der Transplantkoordination, die mir mitteilte, dass Organe zur Verfügung stehen, ich aber im Ranking auf Platz Nr. 2 stehe. Falls etwas beim Erstgereihten nicht passen sollte, komme ich dran. Aber schon 5 Minuten nach der Organisation des möglichen Transportes kam die Absage. Für den Erstgereihten waren die Organe passend. Es ist sicher verständlich, dass ich danach in ein tiefes Loch gefallen bin. Am nächsten Tag war ich aber dann schon wieder auf der positiven Spur und meinte, jetzt kann es trotzdem nicht mehr lange dauern und hielt mich an diesem Faden fest. In der Ambulanz wurde mir immer öfter gesagt: „Wir müssen jetzt bald mit der Dialyse anfangen“. Das stand aber meiner Einstellung entgegen, und nach dem Motto „der

Glaube kann Berge versetzen“ bekam ich am 20. April 2000 (ein Gründonnerstag) um 23.15 Uhr den zweiten Anruf, dass Organe für mich in Frage kommen, ich aber wieder Zweitgereihter bin. Das Hoffen und die Anspannung stiegen rasant. Nach langem Warten läutete um 06:15 Uhr in der Früh das Telefon und der so ersehnte Anruf und die Bestätigung waren da. Die notwendigen Bluttests und Prüfungen waren abgeschlossen und es stand fest, dass ich zur Transplantation kommen soll. Von da an ging es sehr schnell. Bevor ich mich von meiner Frau und den beiden Töchtern, unser Sohn war schon zur Arbeit unterwegs, verabschiedete, musste ich noch 18 Tabletten und 2 Ampullen einer klaren medizinischen Flüssigkeit zur Vorbereitung der Operation einnehmen. Durch die Erwartung eines positiven Verlaufs der OP und damit eines wesentlich besseren Lebens ging es mir emotional wesentlich besser als meiner Frau und unseren Töchtern. Beim Transport mit einem Kollegen des Roten Kreuzes in die Klinik drückten die guten Wünsche, welche über den Funk kamen, nochmals ziemlich auf die Gefühle. Die Aufnahme und Untersuchungen in der Transplantchirurgie in Innsbruck erfolgten sehr rasch. Nach dem Duschen erfolgte die Vorbereitung auf die entscheidende OP. Da spürte ich die Nervosität in der Magengegend aufsteigen. Es war mittlerweile 12:10 Uhr am Karfreitag, als ich in den OP gebracht wurde.

Es war kurz nach 01:00 Uhr nachts, als ich zum ersten Mal bewusst auf die Uhr blickte und sah, dass ich auf der Intensivstation lag. Noch mit dem Tubus in der Luftröhre versuchte ich mir einen Überblick über meine Situation zu verschaffen und war überrascht über die Anzahl der Kabel und Schläuche, da ich viel mehr erwartet hätte. Ich schlief aber bald wieder ein und durfte am Morgen nach den notwendigen Versorgungen und der Pflege kurz mit meiner Frau telefonieren und ihr sagen, dass es mir nach dem geglückten Eingriff, gefühlt richtig gut geht. Der Genesungsprozess und die Akklimatisierung meiner neuen Organe schritten sehr gut voran.

Nur ein Herpes- und ein CMV-Virus machten mal etwas Fieber und Probleme, konnten aber gut und rasch durch Antiinfektiva ausgeschaltet werden. Nach vorbildlicher Betreuung konnte ich nach 26 Tagen die Klinik wieder verlassen. Leider hatten sich *E. coli* Bakterien durch die OP in einem Bauchmuskel eingenistet und drei Abszesse ausgelöst, die fast vier Wochen ziemliche Schmerzen, Bewegungseinschränkungen und Fieber verursachten. Durch eine Drainage konnte dieses Problem beseitigt werden und ich kann mit Freude sagen, dass es mir seither wirklich gut geht und nur ganz selten mal eine Infektion auftritt. Ich hoffe es bleibt so.

Wenn ich rückblickend die psychische Herausforderung betrachte, muss ich vorausschicken, dass ich Gott sei Dank von Grund auf, ein positiv eingestellter Mensch bin. Die Zeit mit dem Diabetes waren sehr geprägt von Verboten, Einschränkungen und Entbehrungen. Auch die langen Krankenhausaufenthalte zum Zuckereinstellen haben mir nicht gefallen. Ich bin da vor allem meinen Eltern sehr dankbar, weil sie mich immer sehr unterstützt und mir vieles ermöglicht haben. Ein absolutes Glück hatte ich auch mit meinen Freunden und den Lehrerinnen und Lehrern. Trotz meiner gesundheitlichen Situation war ich doch ein Glückskind, und das merkte und merke ich immer wieder. Als das Licht am Ende des Tunnels immer kleiner wurde und eine Ersatztherapie für meine Nieren immer näher rückte, lernte ich meinen inzwischen besten Freund Alex kennen. Bald erfuhr ich, dass er auch Niere-Pankreas transplantiert ist. Wir hatten viele Gespräche und für mich war ohne irgendwelche Zweifel klar, dass eine Transplantation funktioniert oder besser gesagt, funktionieren kann. Ich habe mich bei offenen Fragen nur mehr an mein betreuendes Ärzteteam und meinen Freund gewandt, kein Google oder andere Quellen. Ich bin überzeugt, das hat mir die gesamte Zeit neben der Medizin und meiner Familie am besten geholfen. Auch beruflich hatte ich das große Glück bei einem Arbeitgeber (RAITEC GmbH früher GRZ IT Center GmbH) angestellt zu sein, der auch in solchen Situationen hinter seinen Beschäftigten steht. Als ich nach der OP noch auf der Intensivstation lag, bekam ich ein Telefax mit folgendem Inhalt: „Lieber Herr Brettbacher! Machen Sie sich über Ihren Arbeitsplatz keine Sorgen, wir brauchen Sie. Wir wünschen Ihnen alles Gute zur Genesung." Dieses Fax war von allen Geschäftsführern unterschrieben. Mit feuchten Augen fiel mir ein großer Stein vom Herzen. Meine Frau war immer für mich da und stand mir in jeder Lebenslage zur Seite. Mir ist aber erst im Laufe der Zeit und nach vielen Gesprächen in der Familie bewusst geworden, wie sehr alle - aber vor allem meine Frau mitgelitten haben, Ängste und Sorgen hatten, mit denen sie oft alleine fertig werden mussten. Als mir meine Frau das erste Mal erzählte, wie es ihr am Tag der Transplantation ging, habe ich gemerkt, dass ich dabei zu sehr von meiner eigenen Einstellung dazu ausgegangen bin.

Leider hat dies bei mir nicht gleich „klick" gemacht, sonst wäre ich damals schon dem Nieren Selbsthilfeverein in OÖ beigetreten.

Erst durch einen Kollegen im Umfeld meiner Arbeit, der selbst vor einer Nieren- Pankreastransplantation stand und ich ihm einige Male für Fragen zur Verfügung stand, kam ich zur Selbsthilfe, dem heutigen Verein Niere Oberösterreich. Erst da wurde mir klar, welchen Schatz an Wissen als Betroffene wir haben und wie wertvoll diese Erfahrungen für andere Menschen sein können. Aber nicht nur das Wissen der Betroffenen, sondern auch der Angehörigen, deren Fragen und Vernetzung stehen mit an oberster Stelle. Das sind die Hauptaufgaben und die Expertisen der Selbsthilfe. Seit dieser Zeit bin ich überzeugter Selbsthilfe Funktionär, Ansprechpartner und Mutmacher für Menschen mit Nierenerkrankungen, egal in welchem Stadium und auch immer wieder mal für Diabetiker. Ein wichtiges Thema sind die unschätzbar wertvollen und lebenswichtigen Spenderorgane, welche leider nicht ausreichend zur Verfügung stehen. Das Transplantforum OÖ, eine kleine Gruppe

Betroffener mit verschiedenen transplantierten Organen, macht seit 2011 Aufklärung über Organspende und Transplantation in den Oberstufen der Mittelschulen, berufsbildenden Ausbildungsstätten und Gesundheits- und Krankenpflegeschulen sowie mit ärztlicher und pflegerischer Leitung auch in Fachhochschulen. Wichtig ist, dass die Menschen über das Thema reden und für sich selbst eine Entscheidung treffen.

Diese wunderbare Hilfe durch Gespräche, wie ich sie selbst mit meinem Freund erlebt habe, möchte ich so vielen Nierenkranken und Angehörigen als möglich weitergeben, aus Überzeugung und aus Dankbarkeit.

3.4

LEBERTRANSPLANTATION - INDIKATIONEN, OPERATIVE TECHNIK, OUTCOME

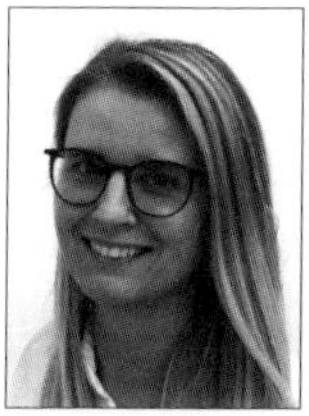
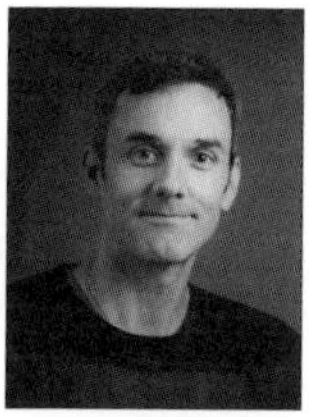

Franka Messner-Rooprai, Rupert Oberhuber

3.4.1 Einleitung

Die Lebertransplantation hat sich zu einer essenziellen Therapieoption für Patienten mit fortgeschrittenen Lebererkrankungen entwickelt. Diese Erkrankungen können eine Vielzahl von Ursachen haben, angefangen bei akutem oder chronischem Leberversagen bis hin zu verschiedenen Krebsarten sowie angeborenen strukturellen Veränderungen oder Stoffwechselerkrankungen. Seit der Pionierarbeit der ersten Lebertransplantation im Jahr 1963 haben bedeutende Fortschritte in der chirurgischen Technik, der Intensivmedizin und den verfügbaren medikamentösen Therapien die Ergebnisse nach einer Lebertransplantation signifikant verbessert. Trotz dieser Erfolge besteht jedoch weiterhin eine herausfordernde Diskrepanz zwischen der Anzahl verfügbarer Spenderorgane und der Zahl der Patienten auf der Warteliste für eine Lebertransplantation. Diese Ungleichheit führt dazu, dass nicht alle Patienten, die potenziell von einer Transplantation profitieren könnten, auch tatsächlich transplantiert werden können.

3.4.2 Indikationen zur Lebertransplantation

Um für eine Lebertransplantation als Therapieoption in Betracht zu kommen, müssen drei grundlegende Voraussetzungen erfüllt sein. Erstens sollte der Patient an einer akuten oder chronischen, irreversiblen Lebererkrankung leiden, die ohne eine Transplantation zum Tod führen würde. Zweitens sollte der Patient über ausreichende Reserven verfügen, um den anspruchsvollen chirurgischen Eingriff der Lebertransplantation zu überstehen. Und schließlich sollte die Transplantation einen deutlichen Überlebensvorteil oder eine signifikante Verbesserung der Lebensqualität für den Patienten bedeuten.

Das Spektrum der Lebererkrankungen, die durch eine Lebertransplantation behandelt werden können, ist äußerst vielfältig. Es umfasst akute Lebererkrankungen, die zu einem Versagen oder Ausfall der Leber führen und eine schnelle Transplantation erfordern, sowie chronische Lebererkrankungen, die auf Problemen im Leberparenchym, den Gallenwegen oder Stoffwechselstörungen beruhen. In den letzten Jahren wurden auch immer mehr Patienten aufgrund von Krebserkrankungen transplantiert. Bei Leberzellkrebs (Hepatozelluläres Karzinom [HCC]), der auf die Leber beschränkt ist, kann eine Heilung der Krebserkrankung erreicht werden. In bestimmten Fällen kann auch bei Gallengangskrebs (Cholangiozelluläres Karzinom [CCC]) eine Lebertransplantation in Erwägung gezogen werden, jedoch ist dies derzeit nur nach intensiver Vorbehandlung bei ausgewählten Patienten im Rahmen von Studien möglich. Auch bei bestimmten Arten von Lebermetastasen kann eine Lebertransplantation erwogen werden, wobei ein günstiges biologisches Verhalten des Primärtumors eine wesentliche Voraussetzung dafür ist, dass die Transplantation einen tatsächlichen Überlebensvorteil bietet.

Häufige Indikationen und absolute sowie relative Kontraindikationen zur Lebertransplantation

Indikationen	Kontraindikationen
Akutes Leberversagen: • Fulminante Virushepatitis (Hepatitis A,B,C,D,E) • Amanita phalloides (Knollenblätterpilz) • Paracetamol (Acetaminophen) • Halothan • Tetrachlorkohlenstoff • Drogen (z.B. Ecstasy) • Akute Schwangerschaftsfettleber • HELLP-Syndrom • Budd Chiari Syndrom	Absolute: • Aktive extrahepatische Malignome • Unkontrollierte systemische Infektion • Unkontrollierte psychische Erkrankung • Fehlende Adhärenz • Starke Kachexie/Sarkopenie
Leberparenchymerkrankungen: • Zirrhose durch Hepatitis B oder C • Zirrhose durch Autoimmunhepatitis • Alkohol-assoziierte Lebererkrankung • Metabolische Fettleberzirrhose	
Cholestatische Lebererkrankungen: • Primär biliäre Zirrhose (PBC) • Sekundär biliäre Zirrhose • Primär sklerosierende Cholangitis (PSC) • Sekundär sklerosierende Cholangitis (SSC) • Extrahepatische Gallengangsatresie • Progressive familiäre intrahepatsiche Cholestase • Aalagille-Syndrom • Caroli-Syndrom	Relative: • Fortgeschrittene kardiopulmonale Erkrankung • Fehlende vaskuläre Anschlussmöglichkeit (z.B. bei Pfortaderthrombose) • Patienten Alter (relevant: biologisches Alter) • Komorbidität die Lebenserwartung signifikant reduziert
Primäre Stoffwechselerkrankungen • a1-Antitrypsinmangel • Morbus Wilson • Hämochromatose • Speicherkrankheiten • Mukoviszidose	
Maligne Erkrankungen • Hepatozelluläres Karzinom • Hepatoblastom Strenge Indikation +/- nur im Rahmen von Studien bei: • Lebermetastasen neuroendokriner Tumore • Cholangiozelluläres Karzinom • Kolorektale Lebermetastasen	Andere Ursachen: • Leberzysten • Lebertrauma

Das akute Leberversagen ist klar definiert, z.B. mittels der King's College Kriterien, und endet es in 80% der Fälle ohne eine Lebertransplantation tödlich. Daher ist hier die Transplantation immer die Therapie der Wahl, sofern die Kriterien erfüllt sind und keine Kontraindikationen vorliegen.

Bei chronischen Lebererkrankungen treten im Verlauf der Zeit oft zunehmende Funktionseinschränkungen auf, begleitet von schwerwiegenden Komplikationen wie Aszites, Enzephalopathie, Koagulopathie, Varizenblutungen und Pruritus. Wenn solche Komplikationen auftreten, sollte in enger Abstimmung mit den behandelnden Ärzten an eine Lebertransplantation gedacht werden.

Um das Risiko des Todes bei einer chronischen Lebererkrankung abzuschätzen, werden verschiedene Risikoscores verwendet. Der MELD-Score (Model of Endstage Liver Disease - Score) ist hierbei besonders verbreitet. Ab einem Score von 15, der einem Sterberisiko von 5% in den nächsten drei Monaten entspricht, wird angenommen, dass das Risiko des operativen Eingriffs geringer ist als das Risiko der Lebererkrankung selbst. Zu diesem Zeitpunkt sollten die Abklärungen, gegebenenfalls nötige Interventionen und die Freigabe für die Transplantation bereits abgeschlossen sein.

Die Abklärung vor der Listung dient dem Ausschluss von Kontraindikationen gegen eine Lebertransplantation, wie etwa das Vorliegen einer anderen Tumorerkrankung außerhalb der Leber. Es muss auch sichergestellt werden, dass der Patient den operativen Eingriff und die notwendigen intensivmedizinischen Maßnahmen gut übersteht und bereit ist, lebenslang Medikamente zur Vermeidung einer Organabstoßung einzunehmen.

Nach einer Lebertransplantation ist der Patient lebenslang transplantiert, ein Rückgängigmachen des Eingriffs ist nicht möglich.

Daher ist eine enge Zusammenarbeit mit den behandelnden Ärzten und die regelmäßige Einnahme von Medikamenten essenziell für den Erfolg der Transplantation.

Nachdem Kontraindikationen für eine Organspende ausgeschlossen wurden, werden die Patienten nach zusätzlicher Freigabe durch den Anästhesisten und den Transplantationschirurgen auf eine Warteliste bei Eurotransplant gesetzt. Eurotransplant ist die Dachorganisation, die in Zentraleuropa die Organzuteilung und das Wartelistenmanagement verwaltet. Die Organisation hat ihren Sitz in den Niederlanden und besteht aus acht Mitgliedsstaaten: Österreich, Deutschland, den Niederlanden, Belgien, Luxemburg, Ungarn, Slowenien und Kroatien. Alle wartenden Patienten werden bei Eurotransplant registriert, und die verfügbaren Organe werden dann bestmöglich verteilt. Dabei ist es wichtig, dass Organe nach Möglichkeit zunächst regional, dann national und erst zuletzt international zugeteilt werden. Ausnahmen gibt es für Patienten mit höchster Dringlichkeit (sogenannte „high urgency" [HU] Empfänger), für immunisierte Patienten, bei denen es schwer ist, ein passendes Organ zu finden, und für Kinder. Die Bevölkerung der Eurotransplant-Ländern beträgt mehr als 139 Millionen, sodass vor bei HU-Patienten meist innerhalb von 48-72 Stunden eine passende Spenderleber gefunden werden kann.

Verfügbare Spenderlebern werden primär nach dem MELD-Score (ein objektiver Indikator für den Schweregrad der Lebererkrankung) zugeteilt, wobei auch die Größe der Spenderleber berücksichtigt werden muss. Ein zu großes oder zu kleines Organ kann zu Funktionsstörungen im Empfänger führen - im schlimmsten Fall zum Organverlust oder Tod.

Unmittelbar vor der Transplantation wird der potenzielle Organempfänger auch immer auf das Vorhandensein von Infektionen untersucht. Im Allgemeinen wird bei aktiven Infektionen (wie dem Nachweis von Viren wie COVID-19 oder Influenza, respiratorischen Infekten, erhöhten Infektionsparametern oder Fieber) von einer Transplantation abgesehen. Dies liegt daran, dass während der Transplantation hochdosiert immunsuppressive Substanzen verabreicht werden, um eine Abstoßung des Spenderorgans zu verhindern. Diese Medikamente unterdrücken das Immunsystem des Körpers, insbesondere die weißen Blutkörperchen, und können dazu führen, dass auch einfache Infektionen lebensbedrohlich verlaufen können. Da die Dosis zu Beginn der Immunsuppression und unmittelbar nach der Transplantation am höchsten ist, ist auch das Risiko für Infektionen zu diesem Zeitpunkt am höchsten.

3.4.3 Operative Techniken

Die Lebertransplantation zählt zu den größten operativen Eingriffen im Bauchraum. Dabei wird die gesamte erkrankte oder funktionslose Leber, die sich unter dem rechten Rippenbogenrand befindet, entfernt und durch eine gesunde Spenderleber ersetzt. Im Gegensatz zur Nierentransplantation wird die Spenderleber an genau derselben Stelle verpflanzt, an der sich zuvor die eigene Leber im Körper befand.

Die Leber, als zentrales Stoffwechselorgan des Körpers, ist mit einem Gewicht von 1,6 bis 1,8 kg eines der größten Organe. Daher erfordert die Durchführung einer Lebertransplantation einen relativ großen Schnitt im Oberbauch. Zwei Schnittführungen sind dabei typisch: der sogenannte Mercedes- oder L-Schnitt (siehe Abbildung 1). Nach Eröffnung der Bauchhöhle werden eventuelle Verwachsungen, beispielsweise aus früheren Operationen, gelöst und Spreizer eingesetzt, um eine bessere Sicht auf die Leber zu ermöglichen.

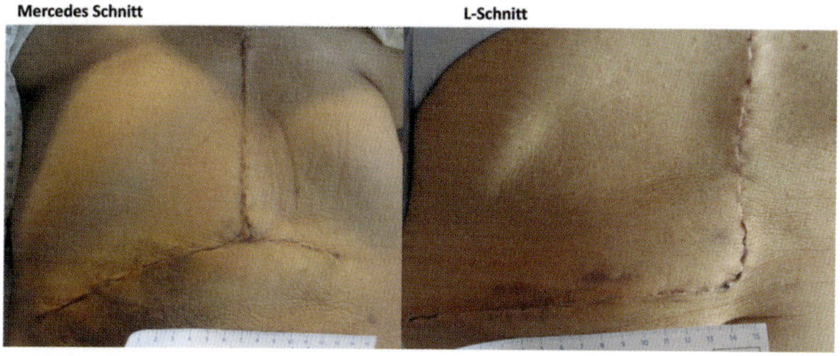

Abbildung 1: Schnittführung bei der Lebertransplantation

Der erste Schritt besteht darin, die Bandaufhängungen der Leber zum Zwerchfell und den umgebenden Weichteilen zu lösen, da Organe im Körper durch Bindegewebe und Stränge in ihrer Position verankert sind. Anschließend wird die Leberpforte von Bindegewebe befreit. In dieser bandähnlichen Struktur befinden sich die zuführenden Gefäße zur Leber sowie der Gallengang. Die Leberarterie und der Gallengang werden bereits während dieser Präparation mit Fäden ligiert und durchtrennt (Abbildung 2).

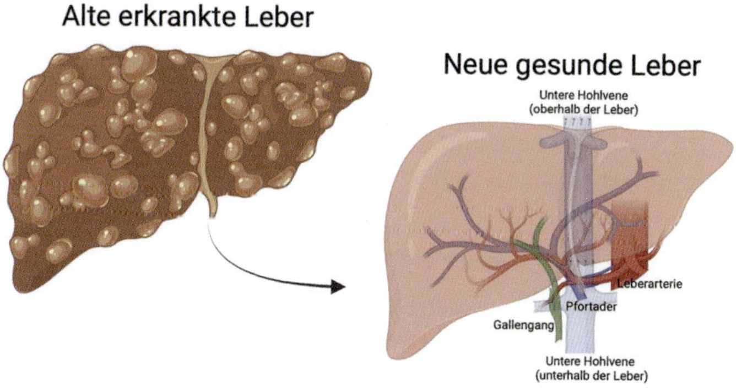

Abbildung 2: Schematische Darstellung der Lebertransplantation (die Abbildung wurde mit Biorender erstellt)

Die Pfortader, die das nährstoffreiche Blut vom Magen-Darmtrakt zur Leber fördert, wird als letzte Struktur in der Leberpforte freigelegt und zunächst noch intakt gelassen, da ein Großteil der Blutzufuhr der Leber über dieses Gefäß verläuft und es sonst zum übermäßigen Aufstau von Blut in den Darm kommen könnte. Schlussendlich wird auch noch die untere Hohlvene freigelegt. Sie ist das Hauptgefäß, das das Blut von der unteren Körperhälfte zum Herzen transportiert. Ein kurzes Stück dieser Vene verläuft dabei sogar durch die Leber. Bei diesem Schritt gibt es zwei unterschiedliche Arten der Freilegung.

Zum einen kann die untere Hohlvene vom dahinter gelegenen Bindegewebe gelöst werden und ein kurzes Stück mit der Leber entfernt werden (Cava-Ersatztechnik; Abbildung 3). Andererseits kann man auch die Leber von der unteren Hohlvene abpräparieren und das Gefäß somit erhalten (Rucksacktechnik; Abbildung 3). Unabhängig von der Technik wird nach vollständiger Freilegung der Leber die Blutzufuhr über die Pfortader geklemmt, dann ebenfalls die Hohlvene ausgeklemmt und schlussendlich die erkrankte Leber entnommen. Nach ausführlicher Blutstillung wird mit der Einpflanzung der neuen, gesunden Leber begonnen. Bei der Entfernung eines Teils der unteren Hohlvene wird der entfernte Teil einfach mit einem Stück untere Hohlvene der Spenderleber überbrückt. Es wird zunächst die untere Hohlvene oberhalb der Leber wieder mit einer fortlaufenden Naht verbunden. Im Anschluss erfolgt die Naht der unteren Hohlvene unterhalb der Leber. Alternativ kann die untere Hohlvene der Spenderleber gerade oder seitlich an die untere Hohlvene des Empfängers genäht werden. Letztere Technik kommt ohne komplettes Ausklemmen der unteren Hohlvene aus und muss bei manchen Patienten aufgrund der Kreislaufverhältnisse durchgeführt werden. Abschließend wird die Pfortader wieder mittels fortlaufender Naht verbunden. Wenn diese drei Gefäßzusammenschlüsse fertig genäht sind, kann die neue Leber auch schon wieder durchblutet werden.

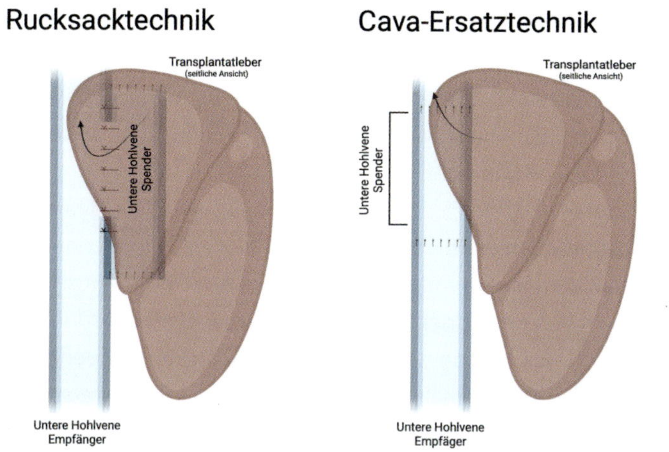

Abbildung 3: Cava Techniken im Überblick: Rucksack-Technik (= piggyback Technik) oder Cava-Ersatztechnik (die Abbildung wurde mit Biorender erstellt)

Da sich im Spenderorgan oft noch Rückstände von der zur Aufbewahrung notwendigen Konservierungslösung befinden, wird vor der Freigabe des Blutflusses zum Herzen über eine noch belassene Nahtlücke im Bereich der unteren Hohlvenennaht unterhalb der Leber die Spenderleber mit ca. 500 ml Blut, welches durch Eröffnung der Pfortaderklemme durch die Leber strömt, gespült. Dieses Blut wird mit einem speziellen Sauger aufgefangen und kann dem Patienten im Anschluss wieder zurückgegeben werden. Nach Verschließen der Nahtlücke können alle Klemmen nacheinander entfernt werden und die Leber ist wieder durchblutet. Als nächstes wird die Spenderleberarterie wieder mit der Empfängerleberarterie vereinigt. Abschließend muss noch der Spendergallengang mit dem Empfängergallengang gerade zueinander vernäht werden. In manchen Fällen bzw. Zentren wird hier zur Schienung bereits bei der Operation eine Drainage (= Plastikschlauch) eingebracht, die im späteren Verlauf wieder entfernt werden kann. Vor Beendigung der Operation müssen noch einmal alle neuen Gefäßzusammenschlüsse auf ihre Dichtigkeit geprüft werden und es bedarf einer ausführlichen Blutstillung bei doch großer innerer Wundfläche. Im Regelfall wird bei diesem Eingriff auch immer zumindest eine Drainage zur Wundfläche im rechten Oberbauch eingebracht.

Schlussendlich muss die Bauchdecke wieder mit Nähten verschlossen werden, gefolgt von der Adaptierung des Unterhautgewebes und dem Verschluss der Haut. Eine Kontrolle der Leberdurchblutung noch während der Operation ist Standard. Nach Beendigung des Eingriffs, der normalerweise zwischen 4 und 6 Stunden dauert, wird der Patient noch meist im künstlichen Tiefschlaf auf die Intensivstation gebracht. Nach Stabilisierung der Organfunktion wird man wieder aus dem Tiefschlaf aufgeweckt und kann bei gutem Verlauf bereits nach wenigen Tagen wieder auf die Normalstation. Neben der Überwachung von möglichen Komplikationen steht in dieser Zeit die Einstellung der Medikamente gegen die Abstoßung im Vordergrund.

Aufgrund der Größe des Eingriffs sind postoperative Komplikationen, die weitere Operationen oder Interventionen erfordern, häufig. Zu erwähnen sind Nachblutungen oder große Blutergüsse, die operativ entfernt werden müssen. Auch Undichtigkeiten des Gallengangs treten manchmal auf und müssen, wenn sie in den ersten Tagen nach der Operation auftreten, operativ versorgt werden. Für spätere Undichtigkeiten kann je nach Ausprägung auch eine Gallenwegspiegelung durchgeführt werden, gefolgt von der nachträglichen Einbringung einer Plastikschiene zur Unterstützung der Heilung. Ähnliches gilt auch für Engstellen der Gallenwege, die standardmäßig behandelt werden.

Eine gefürchtete Komplikation ist der Verschluss eines Gefäßes. Insbesondere die oft zarte Leberarterie kann sich in den ersten

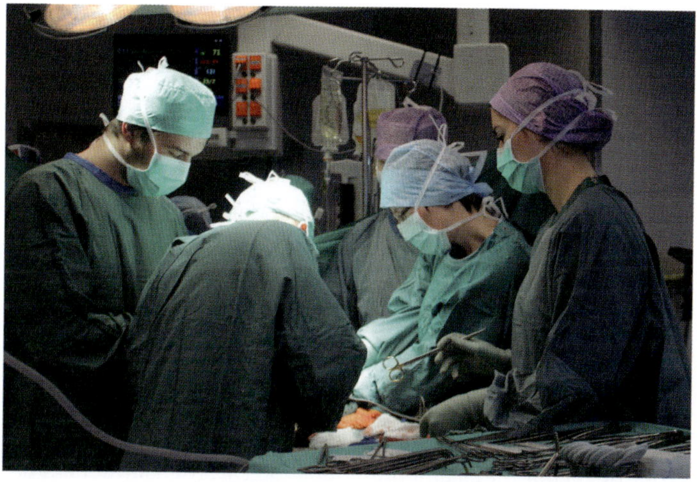

Abbildung 4: Operatives Team während einer Lebertransplantation

Wochen nach einer Transplantation verschließen. Wenn dies nicht sofort erkannt und eine operative Wiedereröffnung versucht wird, bestehen nur geringe Chancen, diesen Zustand zu beheben. Leider ist bei dieser Komplikation häufig eine erneute Transplantation erforderlich, da sich nach Wochen bis zu Monaten schwere Schädigungen der Gallenwege zeigen können. Die Leberarterie ist nämlich vor allem für die Blutversorgung der Gallenwege wichtig.

Zusätzlich kann die Niere durch das Ausklemmen der unteren Hohlvene in Mitleidenschaft gezogen werden, und vorübergehende Dialysebehandlungen sind keine Seltenheit. Weniger dramatische Komplikationen umfassen Wasseransammlungen im Lungenspalt und Nebenwirkungen der neuen Medikamente. Diese betreffen häufig den Stoffwechsel (Blutdruck, Blutzucker, Blutfette, Knochenschwund), das Nervensystem (Zittern), den Magen-Darm-Trakt (Geschwüre, Durchfälle) und können langfristig auch die Nierenfunktion negativ beeinflussen.

Der Krankenhausaufenthalt bei einer Lebertransplantation beträgt im Normalfall zwei bis drei Wochen.

Nach der Entlassung aus dem Krankenhaus müssen weiterhin regelmäßige Kontrollen der Blutwerte und der Medikamentendosis erfolgen. Insbesondere zu Beginn sind diese Kontrollen häufig, können jedoch bei stabilem Verlauf allmählich ausgedehnt werden. Da man nach einer Lebertransplantation lebenslang auf das transplantierte Organ angewiesen ist, müssen diese Kontrollen lebenslang durchgeführt und die Medikamente ebenfalls lebenslang eingenommen werden, um eine Abstoßung des neuen Organs zu verhindern. Sollte dennoch eine Abstoßung auftreten, kann diese in der Regel mit Medikamenten behandelt werden. Im schlimmsten Fall kann eine Abstoßungsreaktion jedoch zum Verlust des Spenderorgans führen. Daher ist es äußerst wichtig, die Medikamente genau und regelmäßig einzunehmen, am besten jeden Tag zur selben Uhrzeit. Überdosierungen müssen vermieden werden, da sie schwere Nebenwirkungen auslösen können und das Risiko von Infektionen erhöhen sowie die Nierenfunktion beeinträchtigen können. Zudem begünstigen diese Medikamente das Auftreten von Tumorerkrankungen, insbesondere des weißen Hautkrebses, der nach einer Transplantation deutlich häufiger auftritt als in der sonstigen Bevölkerung. Daher sollten Sonnenbäder vermieden, ein guter Sonnenschutz getragen und regelmäßige Hautarztkontrollen durchgeführt werden.

Trotz der Größe des Eingriffs sind die Ergebnisse nach einer Transplantation, insbesondere im Vergleich zum Sterberisiko der vorliegenden Lebererkrankung, sehr gut. Das 1-Jahres-Patientenüberleben nach einer Lebertransplantation liegt zwischen 90 und 95%, während das 5-Jahres-Überleben zwischen 70 und 80% liegt. Dennoch sind aufgrund der Komplexität des Eingriffs seltene Todesfälle möglich. Die Todesursachen können je nach zeitlicher

Distanz zur Operation sehr unterschiedlich sein. Anfänglich sind Probleme während der Operation, verzögerte Organfunktion und technische Probleme wie Gefäßverschlüsse häufig. In den ersten Wochen nach der Transplantation treten häufig infektiologische Probleme auf, insbesondere bei Patienten, die lange Zeit auf der Intensivstation behandelt werden müssen. Es gibt große Unterschiede in Fitness, Ernährung, psychischer Belastbarkeit, Konsumverhalten, Vorerkrankungen und Mitarbeit der Patienten, die das Ergebnis nach einer Transplantation entscheidend beeinflussen können. Nach einigen Jahren können Tumorrezidive (im Falle einer primären Tumorerkrankung der Leber) oder neue Tumore auftreten, die die Lebenserwartung negativ beeinflussen können.

In vereinzelten Fällen kann es bei schweren Formen der Transplantatabstoßung, die nicht durch Medikamente behandelbar sind, oder bei schweren, sonst nicht beherrschbaren Gefäß- oder Gallengangskomplikationen erforderlich sein, eine erneute Lebertransplantation durchzuführen.

Nach einer Lebertransplantation sollte man sich etwa 3 Monate lang entweder zu Hause oder in einer entsprechenden Rehabilitationseinrichtung erholen. In dieser Zeit ist auch eine keimarme Ernährung wichtig, um das Infektionsrisiko zu minimieren. Dazu gehört das Vermeiden von Rohkost (z. B. rohes Fleisch, Eier, Fisch, Rohmilchprodukte [unpasteurisierte Milch], rohes Gemüse) sowie der Verzicht auf Grapefruit (aufgrund von Interaktionen mit der Abstoßungstherapie). Nach dieser Zeit können die immunsuppressiven Substanzen bereits reduziert werden, und man kann sich wieder einem normalen Alltag widmen. Eine Berufstätigkeit ist in der Regel nach einer Lebertransplantation kein Problem. Allerdings sollten schwerste körperliche Arbeiten, unregelmäßige Arbeitszeiten (aufgrund der Medikamenteneinnahme) und Arbeiten mit Infektionsgefahr (wie Heuarbeiten, Arbeiten mit hoher

Fakten zur Lebertransplantation

Warteliste am 31. Dezember 2024:
Anzahl der Personen auf der Warteliste für eine Lebertransplantation

Zentrum	Patienten
Graz	17
Innsbruck	14
Linz	0
Wien	25
Summe	**56**

Mittlere Wartelistenverweildauer in Monaten für Lebertransplantationen bis zur Transplantation oder bis zum Tod für den Zeitraum 1. 1. 2018 bis 31. 12. 2023

Mittlere Verweildauer[1] (Median)	Monate
Bis zur Transplantation	2,1
Bis zum Versterben vor Auffinden eines geeigneten Transplantats	1,8

Lebertransplantationen 2024 in Österreich, gegliedert nach Transplantationszentren

TX-Zentrum	Transplantationen (TS)	Transplantationen (LS)	Transplantationen gesamt
Graz	33	0	33
Innsbruck	65	3	68
Linz	0	0	0
Wien	39	0	39
Summe	**137**	**3**	**140**

Legende: TS =Todspende, LS = Lebendspende

Quelle: Stiftung Eurotransplant/Gesundheit Österreich GmbH, 2025

Staubbelastung, Kompost- oder Müllarbeiten, Kleinkindbetreuung) vermieden werden. Auch im Privat- und Beziehungsleben gibt es keine Einschränkungen mehr. Wenn nahe Angehörige erkrankt sind, sollte enger Körperkontakt für die Dauer der Krankheit vermieden werden. Auch ein Kinderwunsch lässt sich nach einer Lebertransplantation realisieren, sollte jedoch vorab mit dem behandelnden Ärzteteam besprochen werden, damit die Abstoßungsmedikamente entsprechend angepasst werden können.

3.5

SAGEN´S, TRINKEN SIE?

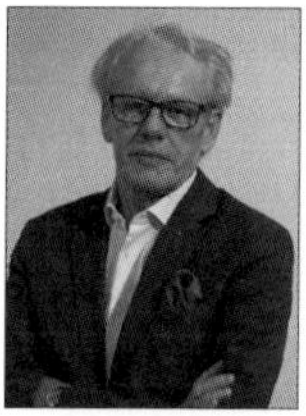

Wolfgang Stelzhammer
59 Jahre, Lebertransplantation 2012 in Innsbruck

Meine Geschichte beginnt im Sommer 1999 mit dem Abschluss meiner Doktorarbeit am Institut für Molekulare Biologie in Salzburg. Nachdem ich im molekularbiologischen Labor u.a. mit radioaktiv markierten Substanzen gearbeitet habe, musste ich mich einer Abschlussuntersuchung bei einem Salzburger Internisten unterziehen. Meine Laborwerte und Befunde waren so weit in Ordnung mit Ausreißern bei den Leberwerten. Die wenig charmante Frage des Herrn Doktor, ob ich „trinke" konnte ich mit ruhigem Gewissen verneinen, da ich keinen Alkohol trank. Die Abstinenz hatte auch zur Folge, dass ich beim Fortgehen mit Freunden immer der „Fahrer" war. Wie sich später herausgestellt hat, ist das Thema Alkohol in meiner Familie keines, da wenig bis gar nichts konsumiert wird.

Auf Anraten des Internisten aus Salzburg Maxglan, habe ich einen anderen und durchaus charmanteren Kollegen für weitere Untersuchungen konsultiert, wobei sich herausgestellt hat, dass bei der

Leber etwas gröber nicht in Ordnung sein dürfte und einige Werte wirklich exorbitant hoch waren. In weitere Folge wurde ich gebeten, mich mit dem Spezialisten für Lebererkrankungen in Salzburg, Primar Univ. Prof. Dr. Christian Datz, in Verbindung zu setzen, was problemlos gelang. Endlich war ich in den besten Händen, fachlich wie auch menschlich.

Die nächsten Jahre sind mit regelmäßigen Untersuchungen inkl. Biopsien im KH Oberndorf verlaufen, und aus den hohen Leberwerten wurde eine Fibrose und schlussendlich eine Leberzirrhose. Genau genommen eine kryptogenetische Leberzirrhose. Ich erinnere mich, dass schon zu Beginn der Diagnose vor allem die psychische Belastung als junger Familienvater und in weiterer Folge als Unternehmer außerordentlich groß war. In den letzten ein bis zwei Jahren vor der Transplantation kam dann noch latente Müdigkeit hinzu. In der Phase der großen Ungewissheit wurde auch bei meiner Mutter eine kryptogenetische Leberzirrhose diagnostiziert. Meine Mutter verstarb 2013 ein Jahr nach meiner Transplantation an einem Leberkarzinom. Langsam hat sich gezeigt, dass auch bei anderen Familienmitgliedern (Onkeln und Cousins) die Leber den Schwachpunkt darstellt. Intuitiv wurde und wird vielleicht auch deshalb wenig Alkohol in meiner Familie getrunken.

Mit dem Fortschreiten der Lebererkrankung hat mich der Primararzt am KH Oberndorf an der Uniklinik in Innsbruck vorstellig werden lassen. Ein weiterer Glücksgriff im Verlauf meiner Krankengeschichte. Zu diesem Zeitpunkt war mir persönlich nicht klar, in welche Richtung der Verlauf der Erkrankung gehen sollte. Nachdem die Leber große Regenerationsmöglichkeiten besitzt, habe ich parallel zur Schulmedizin Ausschau nach Alternativen gehalten. Viele Menschen im Umfeld hatten gute Tipps zur Regenration meiner Leber. Beginnend bei Mariendistel-Produkten, Lecithin &

B-Vitaminen, Basenpulver, Homöopathie über Bio-Feedback bis hin zu einer Ärztin, die mir eine Schamanin empfohlen hat. In dieser für mich immer aussichtsloseren Situation habe ich mich an jeden noch so verrückten Strohhalm geklammert und auf ein Wunder gehofft. Außer einem leeren Geldbeutel hat mir der Zauber, wie rationell zu erwarten, nichts gebracht.

Zu diesem Zeitpunkt, an dem die Leberzirrhose fortgeschritten war und ich bereits Ödeme an den Beinen und Aszites im Bauch hatte, rund um die 2010er Jahre war ich unter anderem als externer Consultant in einem Tochterunternehmen des großen österreichischen Chemieunternehmens der Donau-Chemie-Gruppe in der Produktentwicklung tätig.

Dabei standen internationale Dienstreisen auf der Tagesordnung. Im Oktober 2011 war ich in Frankfurt und habe am abendlichen Rückflug nach Salzburg bemerkt, dass mein Bauch in den letzten Stunden, vielleicht waren es auch Tage, an Volumen zugenommen hatte. Auf heftiges Anraten meiner Frau habe ich am Morgen des nächsten Tages die Ambulanz im KH-Oberndorf aufgesucht. Im Wartebereich sitzend ist ein befreundeter Arzt auf mich zugekommen und hat mich gebeten, sofort mitzugehen. Er kannte meine Geschichte nur zu gut und hat begonnen mit einer aus meiner Sicht riesigen Hohlnadel, an der ein Schlauch gesteckt war, in einen Edelstahlkübel mein Bauchwasser abzulassen. So habe ich in kurzer Zeit rund 9kg an Gewicht durch das abfließende Wasser verloren. Ich bin mir wie eine auslaufende Capri-Sonne vorgekommen.

Nach der Verlegung auf die Station haben mich der behandelnde Arzt und sein Chef aufgesucht, um mir unmissverständlich, aber mit großer Empathie, meine Situation darzulegen. Herr Prof. D. hat gemeint, ich stünde in einer Ecke, in der es als Auswege den unvermeidlichen Tod oder eine lebensrettende Lebertransplantation gäbe. Wumm, jetzt war es heraus und auch für mich verständlich. Ich könne, so Prof. D. weiter, nach der Lebertranstransplantation ein annähernd normales Leben als „Gesunder" führen.

Einen wichtigen, ja für den Kopf entscheidenden Aspekt haben beide Ärzte noch angeführt, indem Sie darauf verwiesen haben, dass kein Mensch extra dafür sterben muss, damit ich ein Organ erhalte, sondern, dass der Organspender so oder so sterben würde und sein Leben zu Ende geht, dieser aber in seiner aussichtslosen Situation seine Organe spendet, für Empfänger zum Geschenk macht.

Meine Entscheidung für das Leben ist rasch gefallen, und somit wurde von medizinscher Seite begonnen, mich für die Aufnahme auf der Empfängerliste für eine Lebertransplantation vorzubereiten. Viel später wurde mir erst klar, dass die Ärzte sowohl im KH Oberndorf als auch an der Uniklinik in Innsbruck den Verlauf kannten und in weiser Voraussicht handelten. Innerhalb von zwei Monaten habe ich die Hürden für die Eintragung auf der Empfängerliste überwunden. Ich wurde sowohl im KH Oberndorf als auch in Innsbruck sowie von niedergelassenen Ärzten durchgecheckt, vom Augen- bis zum Zahnarzt über Psychologen, Chirurgen und Urologen wurde mein Gesundheitszustand evaluiert. Es stellte sich heraus, ich war gesund, bis auf die Leber. Am 31.12.2011 wurde ich auf die Liste für eine Lebertransplantation aufgenommen. Ein erstes Durchatmen.

Als potenzieller Organempfänger wurde ich eingeschult wie ich mich im Falle des Organangebots zu verhalten habe und wie das Prozedere abläuft, auch dass ich bestimmte Medikamente einzunehmen habe, wenn die Einberufung zur Transplantation nach Innsbruck kommt. Auch, dass es eine Einberufung in die Klinik geben kann und man doch nicht zum Zug kommt, weil z.B. das Organ doch nicht zu einem passt, wurde mir klargemacht. Nachdem ich sämtliche Handynummern der Familienmitglieder in der

Transplant-Koordination in Innsbruck hinterlegt, mein kleines, gepacktes Köfferchen stets bei mir hatte, begann das Warten auf den erlösenden Anruf aus Innsbruck. Mit einer Wartezeit von rund zwei bis drei Monaten hatte ich zu rechnen, wurde mir gesagt. Dabei hatte ich regelmäßige Untersuchungen inkl. Gastroskopien zu absolvieren. Die Wochen zogen ins Land, ohne dass der sehnlichst erwartete Anruf aus Innsbruck kam. In dieser Zeit versuchte ich mich mehr denn je durch Spaziergänge und gesundes Essen so weit fit zu halten, dass ich bereit war für die Transplantation. Mein Allgemeinzustand verschlechterte sich dennoch insofern, dass die Müdigkeit zunahm meine Gesichts- und Körperfarbe in ein Grau verfielen und ich an Gewicht verlor. In dieser Zeit haben mir meine Familie und mein Glauben sehr geholfen, den Mut nicht zu verlieren. Mir wurde gegen Ende der Wartezeit bewusst, dass ich wohl nur noch kurze Zeit zu leben habe, wenn diese Transplantation nicht bald geschieht. Ich kann mich noch gut erinnern, am Freitag, den 11. Mai 2012, also nach gut viereinhalb Monaten auf der Warteleiste, haben meine Frau und ich für den Fall meines Ablebens über die notwendigen Schritte auch im Unternehmen gesprochen, und ich habe Sie gebeten, in weiterer Folge auf Nelken am Grab zu verzichten. Ich hasse diese Blumen.

Am darauffolgenden Samstagnachmittag den 12. Mai haben sich meine Frau und ich auf den Weg in die Christian-Doppler-Klinik in Salzburg gemacht, wo meine Mutter mit der gleichen Diagnose der kryptogenetischen Leberzirrhose und weiteren Erkrankungen, stationär auf der Akutgeriatrie gelegen ist, um sie zu besuchen.

An diesem Samstag, den 12. Mai 2012 hat um ca. 18.00 Uhr mein Telefon geläutet, der Anrufer hatte eine Innsbrucker Vorwahl. Es war der diensthabende Transplant-Koordinator der Uniklinik in Innsbruck. Mit ruhiger und sympathischer Stimme hat er mich gefragt, wie es mir geht. Den Umständen entsprechend gut, war wohl meine Antwort. Die zweite Frage war, ob ich eine Entzündung oder ähnliches habe, dass konnte ich verneinen und dabei stieg mein Adrenalinspiegel an. Wann haben Sie zuletzt gegessen, war die weitere Frage und meine Antwort war, das Frühstück war meine letzte Mahlzeit. Innerlich habe ich plötzlich zu brodeln begonnen und die Faust geballt, ich wusste - es geht los, die Rettung naht.

Wir haben ein perfektes Organ für Sie, war die weitere Auskunft am Telefon. Fahren Sie mit dem Taxi nach Hause, gehen Sie duschen, nehmen Sie die vorgesehenen Medikamente und Ihren Koffer, sie werden vom Roten Kreuz abgeholt, wir organisieren alles, war die Anweisung.

Meine Mutter, meine Frau und ich brachen in Tränen aus. Es war ein schwerer Abschied von meiner Mutter, ich fuhr mit dem Taxi nach Hause, startete die Körperpflege und das Ritual der Medikamenteneinnahme nach Anweisung. Mittlerweile war auch meine Frau nach Hause gekommen, hatte schnell Ihre wichtigsten Sachen gepackt und sich entschieden, mitzufahren. Auch das Rote Kreuz war eingetroffen, ich musste mich noch von meiner Tochter verabschieden...

Bei strömenden Regen sind wir mit Blaulicht nach Innsbruck gefahren, ein paar vorbereitete SMS habe ich an meine besten Freunde geschickt, alle begannen mit - „alea acta est". Benedikt, mein Sohn, der in der Zeit des Anrufes im Kino war, schrieb zurück - der Gerät wird nie müde - ein „running-Gag" für die damalige Zeit.

Die Ankunft in Innsbruck war um ca. 20.45 Uhr, wir gingen mit den Sanitätern des Roten Kreuzes zielgerichtet in den 3. Stock des Chirurgie-Gebäudes der Uniklinik und wurden schon erwartet. Einer der ersten Blicke beim Betreten der Station blieb an einem Zettel am Schwesternstützpunkt mit der Aufschrift: „Don´t take your organs to heaven, heaven knows we need them here", hängen. Ein sehr netter, warmer Empfang hat uns erwartet, ein gutes Gefühl in dieser äußerst schwierigen Situation. Umgehend wurden diverse Untersuchungen vorgenommen, mit dem Ergebnis, dass alles passt, auch das Spenderorgan, somit wurde die Freigabe für die Transplantation erteilt. An meiner Seite war zu diesem Zeitpunkt ein sehr empathischer Anästhesist aus Südtirol. Es folgte eine tränenreiche Verabschiedung von meiner Frau, Ulrike.

Ich werde vor den OP gefahren, es ist Samstag, der 12. Mai 2012 ungefähr 22.00 Uhr. Ein Datum, dass ich wohl nie wieder vergessen werde.

Ich bete ein Vaterunser, vielleicht auch mehr.

Die OP-Tür geht auf, wir fahren ein und ich steige vom Bett auf den OP-Tisch um. Laut OP-Bericht startet die Lebertransplantation um ca. 23.00 Uhr.

Sonntag, 13. Mai 2012 – Muttertag: Intensivstation für Transplantationschirurgie, 3. Stock des Chirurgie-Gebäudes in Innsbruck. Um 06.00 Uhr werde ich vom Transplant- Chirurgen geweckt. Hurra, ich bin am Leben.

Er erzählt kurz, dass die OP rund sechs Stunden gedauert hat, ohne Komplikationen verlaufen ist und die gespendete Leber bereits arbeitet und mein Zustand den Bedingungen entsprechend sehr gut sei. Der Chirurg verabschiedet sich und sagt, er werde gegen 11.00 Uhr nach einer kurzen Schlafpause nochmals vorbeikommen. Auch ich schlafe wieder ein.

11.00 Uhr der Arzt steht wieder an meinem Bett, untersucht mich, spricht mit mir. Alles okay. Er verabschiedet sich mit den Worten: Ich bin nun drei Wochen im Urlaub, wir werden uns wahrscheinlich nicht mehr sehen. Alles Gute wünscht er mir noch – wie meint er das - verweist aber dann auf seinen Kollegen, der mit im OP war.

Bei den Voruntersuchungen habe ich erfahren, dass nach geglückter Transplantation mit einem Spitalsaufenthalt von drei bis sechs Wochen zu rechnen ist.

Die kommenden zwei Tage auf der Intensivstation sind anstrengend. Ich kriege mit, wie um ein Kind gekämpft wird. Der Lärm und das Licht lassen mich fast nicht schlafen, die Schmerztherapie führt zu Alpträumen, und ich lasse sie absetzen bzw. ändern. Mittlerweile hat mich meine Frau schon mehrmals besucht. Sie versichert mir, dass ich schon deutlich besser aussehe und dass ich mehr Farbe im Gesicht als vor der Transplantation habe. Auch meine Kinder und eine befreundete Geschäftspartnerin besuchen mich. Mir wird immer bewusster, dass ich Dank einer großartigen Organspende am Leben bin und weiterleben darf. Ich habe ein großzügiges Geschenk erhalten. Organspende rettet Leben.

Nach der Verlegung auf die Normalstation kommt ein wenig erste Freiheit zurück. Ich darf aufstehen und versuche meinen Körper zu aktivieren, um den Stoffwechsel in Gang zu bringen. Die Biochemie und Physiologie-Stunden an der Uni sollten nicht umsonst gewesen sein.

Am vierten Tag auf der Normalstation findet die Visite im Vorraum statt, ich sitze am Ergometer und strample so gut es geht in die Pedale, außerdem habe ich mir das okay geholt, die Station mit Mundschutz und Übermantel verlassen zu dürfen, um im Stiegenhaus Treppensteigen zu üben. Es wird von Tag zu Tag besser, mein Gesamtzustand verbessert sich deutlich und bald kann ich vor das Gebäude, um die Maisonne mit meiner Familie für kurze Augenblicke zu genießen.

Rund um den zehnten Tag werden mir die bis dahin leeren, und wie sich herausstellen sollte, verstopften Drainageschläuche und Beutel entfernt. Mein Bauch fühlt sich aufgeschwemmt an. Kurze Zeit später, als ich nach dem Entfernen der Schläuche wieder versuche, aktiv zu werden und aufstehe ist mein Bett voller Blut. Mein Bettnachbar läutet der Schwester.

Was ist geschehen? Der bei der Operation entstandene Bauchinhalt diverser Flüssigkeiten der durch die Drainage hätte abfließen sollen, hat sich die durch die entstandenen Löcher in der Bauchwand, nach Entfernung der Schläuche einen Weg ins Freie gebahnt. Ich verbrauche eine Unmenge an Gaze bis es der Schwester gelingt mir an der Öffnung, Auffangbeutel anzukleben. Die anschließende Ultraschall-Untersuchung zeigt, dass der Bauchraum nun frei ist, Gott sei, wieder einmal Dank.

Zwölf Tage nach der Transplantation durfte ich die Klinik in Innsbruck verlassen und wurde vom Roten Kreuz nach Hause gebracht. Die ersten Tage zu Hause waren durch Erholung und leichte Spaziergänge gekennzeichnet, wobei ich in meiner Euphorie gleich einmal den Bogen überspannt habe. Musste ich doch bei einem Besuch in einem netten Café, Pommes frittes probieren, was mich umgehend ins KH Oberndorf zurückgeworfen hat. Das war nun doch zu viel an Fett. Im KH Oberndorf wurden mir auch die rund 80 Klammern der Naht entfernt, wobei am Ort des größten Zuges, am Sternum die Wunde ein paar Zentimeter in der Länge wieder aufgegangen ist. Mit perfektem Wundmanagement wurde auch diese Herausforderung bewältigt. Wenige Tage später habe ich für drei Wochen einen Rehabilitationsaufenthalt in Aflenz begonnen, wo ich sukzessive an Gewicht zugenommen habe und mein Körper weiter mobilisiert und die große Wunde in Form eines Mercedes-Sterns, gepflegt wurde.

Die nächsten Monate waren durch weitere Kontrolluntersuchungen gekennzeichnet bei der auch die Immunsuppression optimiert wurde. Allmählich ging der Alltag wieder in ein „normales" Leben über und nach rund sechs Monaten begann ich wieder leicht zu arbeiten. In der Zwischenzeit ist meine Tochter ins Unternehmen eingestiegen und hat damit begonnen meine Abwesenheit bei den Kunden aufzuarbeiten und neue Aufträge zu lukrieren. Die finanzielle Belastung für uns als kleine Unternehmer war enorm, da ich über ein Jahr ausgefallen bin. Aber ich war am Leben, habe ein wunderbares Geschenk erhalten und konnte zusammen mit meiner Familie in den kommenden Jahren den Verlust durch meinen Ausfall wieder gutmachen.

Mittlerweile ist meine lebensrettende Lebertransplantation mehr als zwölf Jahre her, ich denke fast täglich an meinen großzügigen Organspender und bin dankbar und demütig dieses Geschenk erhalten zu haben.

Einmal jährlich fahre ich rund um meinen zweiten Geburtstag nach Innsbruck, um an der Klinik einen ausführlichen Gesundheitscheck machen zu lassen. Hinzu kommen für den Check vorbereitende jährliche Untersuchungen beim niedergelassenen Urologen, beim Dermatologen und beim HNO-Arzt. Zusätzlich lasse ich halbjährlich meine Werte von meinem Hausarzt prüfen. Ich bin somit eng überwacht und habe dabei ein gutes Gefühl. In meinem Bewegungsradius fühle ich mich trotz der Immunsuppression nicht eingeschränkt, Infektionen dauern, so mein Gefühl, etwas länger als bei meinen anderen Familienmitgliedern, eine erhöhte Frequenz für Infektionen habe ich meines Erachtens nicht.

Für mich ist mein Leben in den letzten Jahren so verlaufen, wie von Prof. D. am KH Oberndorf in einer meiner schlimmsten Stunden vorausgesagt, nämlich ganz normal. Mit allen Höhen und Tiefen.

3.6

HERZTRANSPLANTATION - INDIKATIONEN, OPERATIVE TECHNIK UND OUTCOME

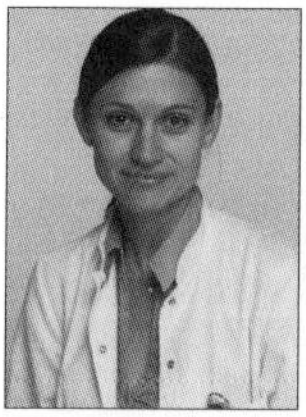
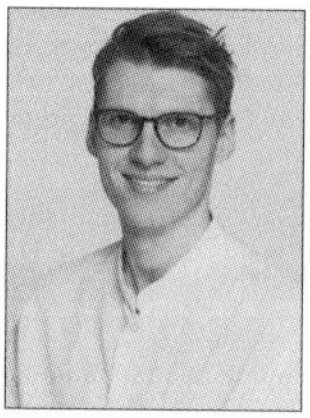

Julia Dumfarth, Lukas Stastny

3.6.1 Indikation

Die Herztransplantation stellt nach wie vor den Goldstandard in der Behandlung der terminalen Herzschwäche (= Herzinsuffizienz) dar. Aus unterschiedlichen Studien geht hervor, dass die geschätzte Prävalenz der Herzinsuffizienz im Erwachsenenalter aktuell bei etwa bei 1-2% liegt, jedoch ein klarerer Anstieg auf fast 4% über die nächsten Jahrzehnte zu erwarten ist (1, 2). Die Herztransplantation stellt nach Ausreizung aller Therapieoptionen der medikamentösen und chirurgischen Herzinsuffizienztherapien (Resynchronisationstherapie, koronare Revaskularisation, chirurgische und interventionelle Klappeninterventionen,) neben der Implantation einer Herzpumpe zur Langzeitunterstützung die letzte Therapieoption zur Verbesserung der Lebensqualität und Verringerung der Sterblichkeit dar (3).

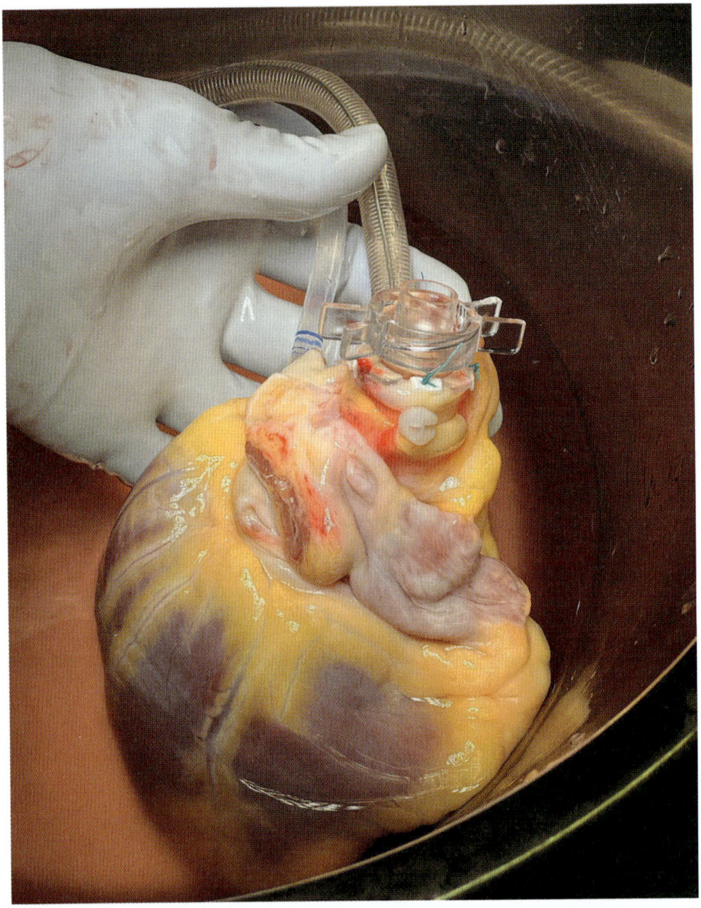

Abbildung 1: Für eine ex-situ-Perfusion vorbereitetes Spenderherz

Aus den Registerdaten der Internationalen Gesellschaft für Herz- und Lungentransplantation (ISHLT) ist bekannt, dass die nicht-ischämische Herzschwäche, auch dilatative Kardiomyopathie genannt, die häufigste Indikation für eine Herztransplantation darstellt. Die ischämische Kardiomyopathie als Enderkrankung der koronaren Herzerkrankung liegt bei etwa einem Drittel aller Patienten vor. Weitere

Grunderkrankungen als Ursache für die Notwendigkeit einer Herztransplantation sind die hypertrophe Kardiomyopathie (3,4%), die restriktive Kardiomyopathie (3,4%), angeborene Herzerkrankungen (3,1%), die valvuläre Kardiomyopathie als Folge von Klappenerkrankungen (2,5%) sowie die Notwendigkeit einer neuerlichen Transplantation nach Herztransplantation (Re-HTX) mit 2.4% (4).

Aus dem steigenden Bedarf für Herztransplantationen in Kombination mit einer bestehenden Knappheit von Spenderorganen ergibt sich die Notwendigkeit einer detaillierten Evaluierung der Patienten.

Indikationen zur Herztransplantation sind gegeben, wenn folgende Kriterien vorliegen (5):

- Spiroergometrie: verminderte maximale Sauerstoffaufnahme von < 14ml/kg/min (VO_2max)
- Ausschluss eines schweren irreversiblen Bluthochdruckes in der Lungenstrombahn (>4 Wood)
- Alter < 70 Jahre
- Body Mass Index <30 kg/m^2
- Ausschluss von Krebserkrankungen
- Ausschluss von schweren Begleiterkrankungen (Diabetes, schwere arterielle Verschlusskrankheit, ...)
- Ausschluss von aktivem schweren Substanzmissbrauch (Nikotin, Alkohol, illegale Drogen)
- Psychosoziale Faktoren

Bei Vorliegen von modifizierbaren Risikofaktoren wie Bluthochdruck in der Lungenstrombahn, Krebserkrankungen oder Übergewicht, kann die Implantation eines linksventrikulären Assist Devices (LVAD) als Bridge-to-Transplant oder Bridge-to-Transplant in Erwägung gezogen werden (siehe Kapitel 3.9). Bei LVAD-Patienten erfolgt eine regelmäßige Evaluierung, um den Zeitpunkt der Transplantabilität festzustellen. Unter einer Langzeitunterstützung kann auch das Auftreten von Pumpen-assoziierten Komplikationen (wiederholte Pumpenthrombose, Rechtsherzinsuffizienz, Blutungen, Driveline-Infektionen), die Indikation zur Herztransplantation ergeben.

Um der Imbalance zwischen der hohen Zahl an gelisteten Patienten im Vergleich zur geringen Anzahl von Spenderherzen entgegenzuwirken, konnten unterschiedliche Maßnahmen und Entwicklungen etabliert werden, die zur Ausweitung des Spenderpools geführt haben. Hier sind von hohem Stellenwert die Etablierung der Perfusion von Spenderherzen außerhalb des Körpers (ex-vivo Perfusion) und die Herztransplantation nach Organspende nach Eintreten des Herz-Kreislaufstillstandes (Donation after circulatory determination of death-DCD) (6).

3.6.2 Operative Technik

Die erste Herztransplantation wurde von Christiaan Barnard am 3. Dezember 1967 im Groote Schuur Hospital in Kapstadt in Form einer heterotopen Transplantation durchgeführt. Eine Herztransplantation ist nur mit Hilfe der Herz-Lungen-Maschine (HLM) möglich, die das venöse Blut über Kanülen aus den Hohlvenen absaugt und so die Passage durch die Lunge unterbindet. Außerhalb des Körpers wird dieses sauerstoffarme Blut dann mittels eines Oxygenators in der HLM wieder mit Sauerstoff angereichert und über eine arterielle Kanüle in den Körper eingebracht. Der Einsatz der HLM stellt die Grundbedingung der Herztransplantation dar. Aufgrund der extrakorporalen Zirkulation und der Verwendung von Kanülen, Schlauchsystemen, Filtern und Oxygenatoren ist eine systemische Blutverdünnung durch die Gabe von Heparin nötig, die das Bilden von Blutgerinnseln und das Verstopfen der Komponenten der HLM verhindert.

Bei der chirurgischen Technik der heterotopen Herztransplantation verblieb das erkrankte Herz im Körper der Patienten und das Spenderherz wurde als auxiliäres Herz in die rechte Pleurahöhle implantiert und mit dem erkrankten Herzen anastomosiert. Im Langzeitverlauf war diese Technik durch das Voranschreiten der Herzschwäche im erkrankten Herz mit Komplikationen verbunden, sodass dieses chirurgische Verfahren durch die orthotope Herztransplantation abgelöst wurde, die von Lower und Shumway entwickelt wurde (7).

Bei der biatrialen Implantationstechnik der orthotopen Herztransplantation wird das erkrankte Herz nach dem Anschluss an die Herz-Lungen-Maschine chirurgisch so entfernt, dass lediglich der linke und rechte Vorhof in den PatientInnen verbleiben. Die Implantation des Spenderherzens beginnt dann mit einer Anastomose zwischen dem linksatrialen Cuff des Spenderherzens und dem eröffneten linken Empfängervorhof mit einer fortlaufenden Naht. Nachfolgend wird der rechte Vorhof des Spenderherzens im seitlichen Bereich der oberen Hohlvene eingeschnitten und mit einer fortlaufenden nicht resorbierbaren Naht werden die beiden rechten Vorhöfen verbunden. Als dritten Implantationsschritt erfolgt die Verbindung der Lungenarterie (Arteria pulmonalis). Hier ist das optimale Längenverhältnis zwischen Spender- und Empfänger-Pulmonalarterie von entscheidender Bedeutung, um Knickbildungen oder Verengungen zu vermeiden. Abschließend wird die Hauptschlagader des Spenderherzens mit der aufsteigenden

Hauptschlagader der Patienten vernäht. Bei allen End-zu-End Anastomosen der Gefäßstümpfe wird auf die Rotation geachtet, um eine Torquierung zu verhindern. Nach sorgfältigem Entlüften der linken Herzkammer, kann die Aortenklemme entfernt und die Blutversorgung des Spenderherzens freigegeben werden. Bei der biatrialen orthotopen Implantationstechnik entsteht durch das Vernähen beider rechten Vorhöfe eine deutliche Veränderung der Geometrie in Form einer Vergrößerung des rechten Vorhofes des Spenderherzens. Dies führte im Verlauf häufig zur Verziehung der Trikuspidalklappe und daraus resultierenden Undichtigkeit (Trikuspidalklappeninsuffizienz) und atrialen Arrhythmien bis hin zu Bradykardien und Schrittmacherpflichtigkeit.

Aus den Limitationen der biatrialen Implantationstechnik entwickelte sich daher die bicavale orthotope Implantationstechnik. Diese chirurgische Modifikation betrifft während der Implantation des Spenderherzens lediglich die Verbindung des rechten Vorhofes mit den Empfängern. Anstatt der oben beschriebenen Verbindung der beiden rechten Vorhöfe, werden bei der bicavalen Technik die obere und untere Hohlvene (Vena cava) der Empfänger abgesetzt. Die beiden Gefäßstümpfe werden dann sequenziell in den intakten rechten Vorhof des Spenderherzens in einer End-zu-End Technik angenäht. Auch hier gilt es die Orientierung der Gefäße zu beachten, um eine Knickbildung oder Torquierung zu verhindern und einen ungestörten venösen Einstrom zu gewähren.

Nach der chirurgischen Implantation des Spenderherzens wird die Blutversorgung durch das Öffnen der Aortenklemme freigegeben, was zur Reperfusion des Organs führt und zur Wiederaufnahme der elektrischen Aktivität des Herzens. Häufig sind die ersten Minuten nach Wiederherstellung der Blutversorgung mit Rhythmusstörungen vergesellschaftet, die die Durchführung einer Defibrillation und/oder die Gabe von Antiarrhythmika bedingen. Abhängig von

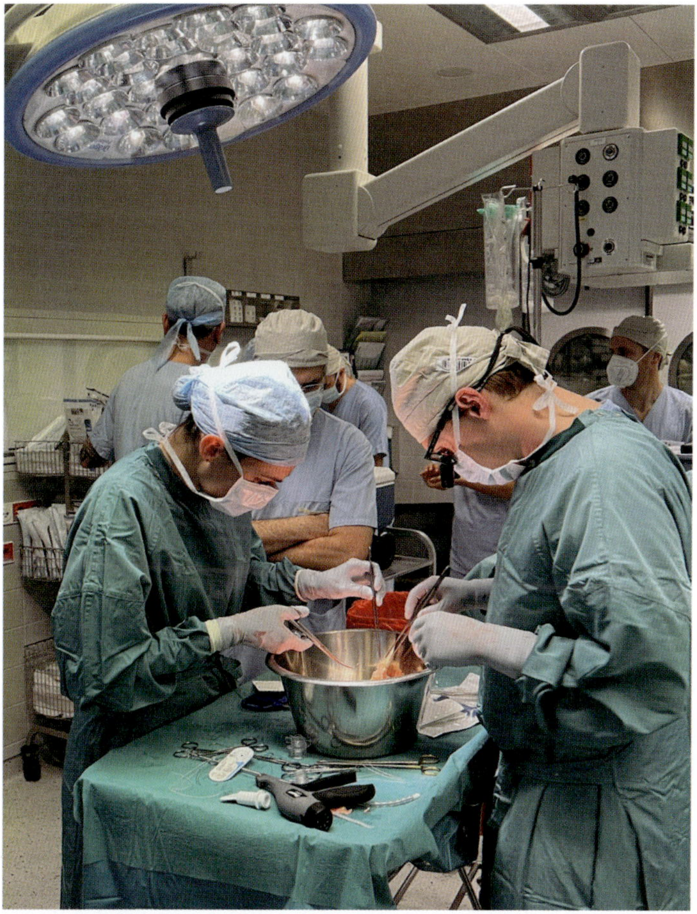

Abbildung 2: Vorbereitung eines Spenderherzens für die Transplantation

der Ischämiezeit und der Funktion des Spenderherzens folgt dem Implantationsakt eine Phase der Reperfusion, in der das Spenderherz schlägt aber die Kreislauffunktion noch von der Herz-Lunge-Maschine unterstützt wird. Viele Empfänger erhalten im Laufe ihre Erkrankung einen Defibrillator-Kardioverter, der über die linke Vena subclavia oder Vena cephalica oder subcutan implantiert wurde.

Während der Reperfusionsphase können diese Devices dann chirurgisch entfernt werden. Bei unkomplizierten Verläufen kann nach einer Reperfusionsphase von maximal 60 Minuten die Unterstützung des Spenderherzens durch die Herz-Lungen-Maschine langsam reduziert und beendet werden. Ab diesem Zeitpunkt wird aktiv an der Wiederherstellung einer normalen Blutgerinnung durch die Gabe von Protamin und anderen Gerinnungsprodukten gearbeitet.

3.6.3 Perioperative Komplikationen

Die Herztransplantation stellt ein etabliertes chirurgisches Verfahren dar, das jedoch auch mit Komplikationen einher gehen kann. Im Folgenden wird auf die häufigsten Komplikationen eingegangen.

Blutung

Aufgrund der hohen Anzahl von Gefäßanastomosen und der bestehenden Blutverdünnung an der HLM kann es zu einem signifikanten Blutverlust rund um die Operation kommen. Dies bedingt häufig einen massiven Volumensverlust, der mit Blut- und Gerinnungsprodukten behandelt werden muss. Um eine postoperative Blutansammlung im Brustkorb zu verhindern, erhalten alle Patienten Drainage, die das Blut aus dem Körper ausleiten. In seltenen Fällen ist diese Maßnahme nicht ausreichend, sodass die PatientInnen noch einmal in den Operationssaal gebracht werden, um den Brustkorb wieder zu öffnen und ein Hämatom chirurgisch zu entfernen.

Primäre Graftdysfunktion (PGD) oder Graftversagen

Darunter versteht man die nicht vollständige Wiederaufnahme der Herzfunktion in den Empfängern. Die Ursache einer PGD kann mannigfaltig sein. Zu den häufigsten Faktoren zählen eine insuffiziente Präservation des Spenderherzens in Rahmen der Organexplantation, eine Diskrepanz in der Größe des Spenderorgans zu den Empfängern (size mismatch), eine verlängerte Ischämiezeit von über vier Stunden die zu einer Schädigung durch die Sauerstoffunterversorgung führt, eine ausgeprägter Bluthochdruck im Lungengefäßbett und Vorschädigungen am Spenderherzen (stattgehabte Reanimation mit myokardialen Kontusionen, eine Schwellung der Herzmuskelzellen durch eine Hypernatriämie in den Spendern, ein hoher Aufwand von vasoaktiven Substanzen in den Spendern vor der Explantation,...). Kommt es zur höhergradigen Einschränkung der Herzfunktion des Spenderherzes und zum Ausbleiben einer Erholung, wird eine veno-arterielle extrakorporale Membranoxygenierung (ECMO) implantiert und das Spenderherz so mechanisch unterstützt. Meist ist eine PGD innerhalb weniger Tage reversible.

(Hyper-) akute Abstoßung

Bereits während der Implantation wird mit einer immunsuppressiven Therapie (Cortisonstoß) zur Vermeidung einer Abstoßungsreaktion begonnen. In äußerst seltenen Fällen kann es dennoch zum Auftreten einer sehr frühen Immunreaktion kommen, die mit einem Zellschaden einhergeht. Eine hyperakute Abstoßungsreaktion tritt innerhalb weniger Minuten bis Stunden in den Empfängern auf und ist meist mit vorgebildeten Eiweißkörpern (Antikörper) in den Empfängern verbunden. Neben einer aggressiven Immunsuppression kommen hier maschinelle Verfahren zum Einsatz, die Eiweißkörper aus Blut entfernen (Immunapherese, Plasmapherese). Eine frühe (innerhalb des ersten Transplantjahres) akute Abstoßung ist meist zellulär (weiße Blutkörperchen) bedingt und führt zu einem Schaden der Herzmuskelzellen und unbehandelt zum Auftreten von Symptomen wie Abgeschlagenheit und Müdigkeit, Herzrhythmusstörungen bis hin zu Auftreten von Herzschwäche. Die definitive Diagnostik einer Abtoßungsreaktion wird mittels Endomyokardbiospie durchgeführt. Hierbei wird routinemäßig über die Vena jugularis ein Biotom in den rechten Ventrikel eingebracht, um Gewebeproben zu entnehmen, die histologisch aufgearbeitet werden und je nach Infiltration von weißen Blutkörperchen und Untergang von Herzmuskelzellen befundet werden.

Infektionen und Sepsis

In der Frühphase nach der Transplantation ist ein sehr aggressives Immunsuppressionsschema notwendig. Durch die eingeschränkte Immunkompetenz der Empfänger steigt das Risiko für frühe perioperative Infektionen bis hin zur Ausbreitung von Keimen in der Blutbahn (Sepsis). Aus diesem Grund erhalten die Patienten in den ersten Tagen nach der Transplantation eine prophylaktische antiinfektive Therapie zur Vermeidung dieser Komplikationen. Um eine Transfektion (Übertragung von Keimen von Spendern auf Empfänger) zu vermeiden, ist eine detaillierten Abklärung der Spender notwendig um zusätzliche Maßnahmen wie z.B. das Verabreichen von Antikörpern gegen Cytomegalie- oder Hepatitisviren zu ergreifen

Das Auftreten von perioperativen und früh postoperativen Komplikationen hat einen signifikanten Einfluss auf das Überleben der Patienten. So zeigen ISHLT Registerdaten, dass die drei häufigsten Gründe für eine frühes (innerhalb des ersten Transplantjahres) Versterben nach einer Herztransplantation das Graftversagen des Spenderherzens, das Auftreten von Infektionen oder ein Multiorganversagen sind (8).

3.6.4 Langzeitkomplikationen und Outcome

Das Langzeitüberleben von Herztransplantierten wird von mehreren Faktoren bestimmt. Im folgenden Kapitel soll auf die wichtigsten Einflussfaktoren eingegangen werden.

Chronische Abstoßung

Trotz der Optimierung der immunsuppressiven Therapie bleibt auch im Langzeitverlauf das Auftreten von Abtoßungsreaktionen ein sehr wichtiger Faktor für das Langzeitüberleben. Risikofaktoren für späte Abstoßungsreaktionen sind das junge Empfängeralter, das Vorhandensein von Abtoßungsreaktionen in der Frühphase nach der Transplantation, vorbestehenden Eiweißkörper (Antikörper) gegen Oberflächenproteine des Spenderherzens (HLA donor specific antibodies), Geschlechtermismatch zwischen Empfänger und Spender, eine Immunsuppressionstherapie ohne Calcineurininhibitoren und fehlende Adhärenz zu der Therapie bei den Empfängern. Späte Abstoßungsreaktionen sind meist Antikörper-mediiert. Durch die Interaktion von Antikörpern mit den Endothelzellen der Gefäßwand des Spenderherzens kommt es zu einer Entzündungsreaktion und in weiterer Folge Verengung der Herzkrankgefäße des Spenderherzens (Graftvaskulopathie). Dies resultiert im Langzeitverlauf in einer deutlichen Einschränkung der Herzfunktion mit Wiederauftreten von schwerer Herzinsuffizienz bis hin zum Graftverlust. Neben der Durchführung einer Endomyokardbiopsie, werden bei späten Abtoßungsreaktionen Eiweißkörper im Blut bestimmt und eine Darstellung der Herzkranzgefäße durchgeführt. Neben der Verabreichung von Kontrastmittel können auch andere bildgebende Verfahren zur Darstellung der Verengung der Herzkranzgefäße herangezogen werden (intravaskulärer Ultraschall, optische Kohärenztomographie).

Tumorerkrankung

Das Auftreten von bösartigen Tumorerkrankungen stellt den wichtigsten Einflussfaktor auf das Langzeitüberleben dar. Registerdaten zeigen, dass 5 Jahre nach Herztransplantation 16% und nach 10 Jahren 28% aller Überlebenden an Malignomen erkranken (8). Zu den häufigsten Tumorarten bei Erwachsenen zählen Hauttumore, Prostata- und Lungenkrebs sowie bösartige Erkrankungen des Lymphsystems. Bei Kindern liegt die Rate von malignen Tumorerkrankungen, vorwiegend durch Lymphome, bei etwa 10% nach 10 Jahren (8). Aufgrund der hohen Rate von Tumorerkrankung stellt das Screening und die regelmäßigen Kontrollen vor allem beim Dermatologen eine wichtige Rolle zur Früherkennung von etwaigen Tumorerkrankungen dar.

Chronische Niereninsuffizienz

Die Rate der chronischen Niereninsuffizienz nach Herztransplantation zeigt im Langzeitverlauf einen kontinuierlichen Anstieg mit einer Inzidenz von etwa 10% bei allen Patienten nach 5 Jahren und über 20% nach 10 Jahren nach der Transplantation (8). Bei vielen Patienten besteht bereits vor der Transplantation eine Einschränkung der Nierenfunktion auf Basis der Herzschwäche, die mit einer Minderdurchblutung und/oder Stauung der Niere einher geht. Zusätzlich sind Begleiterkrankungen wie Bluthochdruck oder Diabetes mellitus Risikofaktoren für das Auftreten einer chronischen Niereninsuffizienz. Zusätzlich zu den häufig bereits präoperativ bestehenden Begleiterkrankungen trägt die Toxizität der Calcineurin-Inhibitoren (Tacrolimus, Cyclosporin A) als eine Säule der Immunsuppression häufig zur Verschlechterung der Nierenfunktion bei. Hierbei kommt es zu Veränderung in den Nierengefäßen wie auch interstitiellen Fibrose und fokal segmentalen Glomerulosklerose. Das Voranschreiten der Niereninsuffizienz kann bis zur Dialysepflichtigkeit und Notwendigkeit einer Nierentransplantation gehen. Die optimale Therapie der Begleiterkrankungen (Blutdruckmanagement und Optimierung der diabetischen Stoffwechsellage) und die Modifikation der Immunsuppression bis hin zu einer Calcineurin-Inhibitor freien Therapie sind von großer Wichtigkeit.

3.6.5 Überlebensraten

Trotz aller möglichen Komplikationen und Langzeitfolgen stellt die Herztransplantation eine der wirksamsten Therapieformen der terminalen Herzinsuffizienz dar. Das Überleben nach Herztransplantation konnte durch die Fortschritte der Immunsuppression, der chirurgischen Techniken und der Optimierung der antiinfektiven Therapie über die letzten dreißig Jahre zunehmend verbessert werden. Internationale Registerdaten zeigen ein medianes Überleben von 11,9 Jahren. Bei Patienten, die das erste Jahr nach den Herztransplantationen überleben, liegt das mittlere Überleben sogar bei 15 Jahren (9). Dies sind, angesichts der höchst eingeschränkten Lebenserwartung der Patienten, die sich für eine Herztransplantation qualifizieren, hervorragende Langzeitergebnisse.

3.6.6 Zusammenfassung

Die Herztransplantation stellt den Goldstandard zur Behandlung der terminalen Herzinsuffizientherapie dar. Aus dem stets steigenden Bedarf an Spenderherzen ergab sich in der Vergangenheit der stetige Druck zur Erweiterung des Spenderpools. Dies konnte durch unterschiedliche Maßnahmen wie der Etablierung von erweiterten Spenderkriterien, aber auch der Einführung der Maschinenperfusion, der Organspende nach Eintreten der Herz-Kreislaufstillstandes erzielt werden, es bleibt jedoch auch für die Zukunft, die größte Herausforderung in der optimalen Versorgung unserer Herzinsuffizienzpatienten.

Fakten zur Herztransplantation

Warteliste am 31. Dezember 2024:
Anzahl der Personen auf der Warteliste für eine Herztransplantation

Zentrum	Patienten
Graz	10
Innsbruck	12
Linz	0
Wien	47
Summe	**69**

Mittlere Wartelistenverweildauer in Monaten für Herztransplantationen bis zur Transplantation oder bis zum Tod für den Zeitraum 1. 1. 2018 bis 31. 12. 2023

Mittlere Verweildauer[1] (Median)	Monate
Bis zur Transplantation	1,8
Bis zum Versterben vor Auffinden eines geeigneten Transplantats	7,9

Herztransplantationen 2024 in Österreich, gegliedert nach Transplantationszentren

TX-Zentrum	Transplantationen
Graz	9
Innsbruck	13
Linz	0
Wien	37
Summe	**59**

Quelle: Stiftung Eurotransplant/Gesundheit Österreich GmbH, 2025

Literatur

1 Joynt Maddox KE, Elkind MSV, Aparicio HJ, Commodore-Mensah Y, de Ferranti SD, Dowd WN, et al. Forecasting the Burden of Cardiovascular Disease and Stroke in the United States Through 2050-Prevalence of Risk Factors and Disease: A Presidential Advisory From the American Heart Association. Circulation 2024;150:e65–88. https://doi.org/10.1161/CIR.0000000000001256.

2 Conrad N, Judge A, Tran J, Mohseni H, Hedgecott D, Crespillo AP, et al. Temporal trends and patterns in heart failure incidence: a population-based study of 4 million individuals. Lancet 2018;391:572–80. https://doi.org/10.1016/S0140-6736(17)32520-5.

3 Authors/Task Force Members:, McDonagh TA, Metra M, Adamo M, Gardner RS, Baumbach A, et al. 2021 ESC Guidelines for the diagnosis and treatment of acute and chronic heart failure: Developed by the Task Force for the diagnosis and treatment of acute and chronic heart failure of the European Society of Cardiology (ESC). With the special contribution of the Heart Failure Association (HFA) of the ESC. Eur J Heart Fail 2022;24:4–131. https://doi.org/10.1002/ejhf.2333.

4 Hsich E, Singh TP, Cherikh WS, Harhay MO, Hayes D, Perch M, et al. The International thoracic organ transplant registry of the international society for heart and lung transplantation: Thirty-ninth adult heart transplantation report-2022; focus on transplant for restrictive heart disease. J Heart Lung Transplant 2022;41:1366–75. https://doi.org/10.1016/j.healun.2022.07.018.

5 Mehra MR, Canter CE, Hannan MM, Semigran MJ, Uber PA, Baran DA, et al. The 2016 International Society for Heart Lung Transplantation listing criteria for heart transplantation: A 10-year update. J Heart Lung Transplant 2016;35:1–23. https://doi.org/10.1016/j.healun.2015.10.023.

6 Kk K. Donor selection in the modern era. Annals of Cardiothoracic Surgery 2018;7. https://doi.org/10.21037/acs.2017.09.09.

7 Lower RR, Shumway NE. Studies on orthotopic homotransplantation of the canine heart. Surg Forum 1960,11:18–9.

8 Khush KK, Cherikh WS, Chambers DC, Harhay MO, Don Hayes J, Hsich E, et al. The International Thoracic Organ Transplant Registry of the International Society for Heart and Lung Transplantation: Thirty-sixth adult heart transplantation report — 2019; focus theme: Donor and recipient size match. The Journal of Heart and Lung Transplantation : The Official Publication of the International Society for Heart Transplantation 2019;38:1056. https://doi.org/10.1016/j.healun.2019.08.004.

9 Singh TP, Cherikh WS, Hsich E, Lewis A, Perch M, Kian S, et al. International Society for Heart and Lung Transplantation. Graft survival in primary thoracic organ transplant recipients: A special report from the International Thoracic Organ Transplant Registry of the International Society for Heart and Lung Transplantation. J Heart Lung Transplant. 2023 Oct;42(10):1321-1333.

3.7

IM ZWEITEN ANLAUF – MIT VOLLGAS INS LEBEN

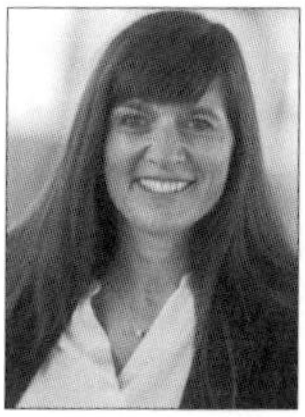

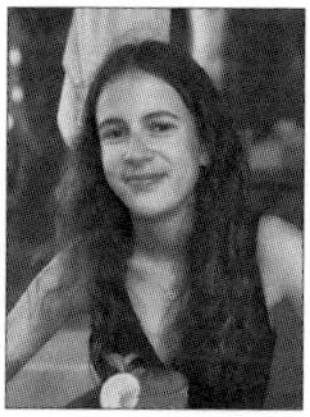

Petra O., Tochter Pia

Mutter eines herztransplantierten Kindes, 2010 in Innsbruck

Unsere Tochter Pia kam im Frühjahr 2010 als scheinbar gesundes Kind zur Welt. Wir waren überglücklich, und die ersten Monate waren unbeschwert und schön. In den Herbstmonaten bekam Pia Husten, und es wurde eine Bronchitis diagnostiziert. Der Husten quälte sie den gesamten Winter, aber ansonsten war sie lustig und hatte kräftig Appetit. Kurz nach ihrem ersten Geburtstag kam der Zusammenbruch. Ich kann mich genau erinnern, an einem Sonntagabend war sie plötzlich ganz ruhig, hüstelte nur noch schwach vor sich hin und schlief erschöpft auf meiner Brust ein. Am nächsten Morgen machten wir uns sofort auf den Weg zum Kinderarzt. Nachdem am darauffolgenden Tag immer noch keine Besserung eingetreten war, sind wir direkt vom Kinderarzt in die Notaufnahme ins Krankenhaus gefahren. Ich konnte nicht einmal mehr nach Hause fahren, um ein paar Sachen einzupacken. Bald darauf war es Gewissheit. Ich werde die Worte des Kinderkardiologen niemals vergessen: „Ihre Tochter ist schwer herzkrank. Ich weiß nicht, ob sie das überlebt." Bei diesen Worten bricht für eine Mutter die Welt zusammen. Ich habe Pia in meinen Armen gehalten, und alles um mich herum war wie entrückt.

Die Diagnose Non-Compection-Syndrom und die daraus resultierende dilatative Kardiomyopathie wird bei so jungen Kindern äußerst selten gestellt. Der Arzt sprach bereits in diesem ersten Gespräch von einer möglichen Transplantation als letzte Chance, und dass auch aus diesem Grund eine Vorstellung in der Universitätsklinik Innsbruck notwendig sei. Bereits am nächsten Tag wurden wir nach Innsbruck überstellt. Dort erwartete uns ein großes Team der Pädiatrischen Intensivstation samt Kardiologen und Psychologen. Einerseits beeindruckte mich die Professionalität der handelnden Personen, andererseits spürte ich ganz deutlich, dass Pias Leben an einem seidenen Faden hing. Als wir sie nach ein paar Stunden wieder sehen durften, war sie sediert, ein zentral-venöser-Katheter (ZVK) war gelegt worden und jede Menge Medikamente flossen in den kleinen Körper meines Mädchens. Im Rahmen des anschließenden Gesprächs mit den Ärzten, der Pflegevertretung und der Psychologin wurde uns klar kommuniziert, dass Pias einzige Chance für ein Leben eine Herztransplantation sei. Sie sollte bei Eurotransplant in der höchsten Dringlichkeitsstufe (high urgency – HU) gelistet werden. Mein Mann und ich waren vollkommen traumatisiert und verstanden nichts von „Berlin Heart" (ein „Kunstherz") und „ECMO" (eine Herz-Lungen-Maschine) und den ganzen Begriffen, die verwendet wurden. Wir mussten Aufklärungsgespräche wahrnehmen und Einwilligungen unterschreiben. Aber in Wahrheit hat man in so einer Situation doch gar keine echte Wahl.

Pias Gesundheitszustand war äußerst kritisch. Ich lernte damals sehr schnell, dass man als Eltern sein Kind nur begleiten kann. Es war so schwer zu ertragen, dass man seinem Kind das Leid und den harten Weg in der Krankheit nicht abnehmen kann. Ich hatte unbeschreibliche Angst, meine erste Tochter nach so kurzer Zeit wieder zu verlieren. Das konnte doch alles nicht wahr sein. Ich war so verzweifelt. Sollte es tatsächlich passieren, dass ich niemals sehen würde, wie sie aufwächst? Wie würde sie mit 10 oder mit 20 Jahren aussehen? Wie würde ihre Stimme klingen? Wie würde ihr Lachen sein? Es gibt nichts mehr, was wichtig sein könnte in einer solchen Ausnahmesituation. Aber mir war auch bewusst, dass ich jetzt stark sein musste, denn Pia brauchte mich. Ich konnte nicht einfach zusammenbrechen und aufgeben. Das war keine Option. Und mit der Hilfe vieler lieber Menschen, habe ich es auch geschafft. Mein Mann war während der Woche in der Arbeit in Salzburg. Ich musste den Klinikalltag während der Woche also alleine bewältigen. Liebe Freunde und Familienmitglieder haben sich abgesprochen, und so hatte ich viel Unterstützung auch vor Ort. An dieser Stelle sei Euch gesagt: vielen Dank, Ihr seid meine Helden!

Pia wurde von Anfang an mit dem damals relativen neuen Arzneimittel Levosimendan behandelt. Und wir hatten Glück, sie hat auf dieses Medikament angesprochen und konnte so die Wartezeit ohne ein künstliches Herz überstehen. Die Wartezeit war geprägt von einem großen Gefühlschaos: Angst, Verzweiflung, Wut und manchmal auch Hoffnung, dass alles gut werden würde. Ich wollte immer alles genau wissen und verstehen. Die Ärzte haben sich viel Zeit genommen, mit mir gesprochen und sicher manche Dinge mehrfach erklärt. Sie haben es immer wieder geschafft, dass ich das Gefühl hatte, weitermachen zu können und darauf vertrauen zu dürfen, dass alles getan wird, damit Pia überleben wird.

Sehr hilfreich in der Wartezeit war auch der Kontakt zu einer Mutter und ihrem damals 6-jährigen herztransplantierten Sohn in Tirol. Es gab mir so viel Hoffnung. Sie waren für mich der Beweis, dass es eine Zukunft geben kann. Denn dies konnte ich mir bis dahin einfach nicht wirklich vorstellen. Wie sollte ein immunsupprimiertes Kind leben? Kann ein transplantiertes Kind einen Kindergarten besuchen mit den ganzen Kinderkrankheiten als Risikofaktoren? Mit dieser Familie sind wir immer noch eng verbunden und befreundet.

Während der Wartezeit lernt man auch andere Familien mit verschiedensten Schicksalen kennen. Nachdem wir uns über mehrere Wochen immer wieder begegnet sind, bin ich mit einer Mutter ins Gespräch gekommen, die mit ihrem Sohn auf eine Leber gewartet hat. So entstanden Schicksalsgemeinschaften, und man beginnt in einer ganz eigenen Welt zu leben. Der Austausch mit anderen Betroffenen hat mir stets geholfen. Man hatte das Gefühl, ohne viele Worte verstanden zu werden, und wir haben uns gegenseitig immer wieder aufgebaut und Hoffnung gemacht. Mit der Zeit kann man auch mit den vielen Geräten im Krankenhaus umgehen. Man lernt Fachbegriffe und die Anzeigen auf den Monitoren zu verstehen sowie Befunde zu interpretieren.

Und dann war es plötzlich so weit. Nach mehreren Monaten Klinikaufenthalt erhielten wir um ca. zwei Uhr früh die Nachricht, dass ein Herz für Pia gefunden worden sei. Ich war total geschockt. Gott sei Dank war mein Mann noch in Innsbruck. Im Krankenhaus wurde Pia früh geweckt. Wir haben sie noch gebadet und hielten sie fast ununterbrochen im Arm. Wir haben „Barbapapa" im Fernsehen angeschaut und gewartet. Zwischendurch liefen noch Vorbereitungen und mussten einige Untersuchungen absolviert werden. Der Kinderherzchirurg kam vorbei und erklärte uns, er möchte seine Patienten vor einer Transplantation gerne kennenlernen. Das habe ich als sehr schön empfunden. Es hat mir viel Vertrauen in diesen Menschen gegeben. Besonders aufregend war die Wartezeit vor dem OP-Bereich. Es war ein langer weißer Gang und als sich die Türen öffneten und ein ganzes Team auf uns zu kam, um Pia abzuholen, hatte ich das Gefühl, als würde mir mein Herz herausgerissen. Ich musste Abschied nehmen, da ich keine Ahnung hatte, ob ich meine Tochter wieder lebendig in die Arme schließen würde. Es war wohl das Schwerste, das ich bis dahin in meinem Leben tun musste. Der Anästhesist war sehr einfühlsam. Er hat meinen gelben Schal genommen und gesagt, dass er ihn zu Pias Kopf legen würde, damit Pia den vertrauten Duft ihrer Mama während der Transplantation wahrnehmen kann. Für diese Geste war und bin ich sehr dankbar.

Die Zeit während der Transplantation erlebten wir wie in Trance. Bereits sechs Stunden nach der Verabschiedung war Pia wieder auf der Intensivstation gebracht worden, und eine Stunde später durften wir sie sehen. Meine Gefühle schwankten zwischen Freude, Hoffnung und Angst. Ich wusste, es würde ein langer Weg werden. Die Ärzte sagten uns, es sei alles gut verlaufen und Pias neues Herz hätte ohne Hilfe von ganz alleine in ihrem Körper zu schlagen begonnen. Das sei ein gutes Zeichen, und Pia hätte eine gute Prognose für die Zukunft. Gleichzeitig musste ich an die Spenderfamilie denken. Irgendwo trauerten Eltern um ihr geliebtes Kind, das wohl ähnlich alt war wie Pia. Leben und Tod sind so unfassbar nah beieinander. Ich war und bin immer noch so unendlich dankbar, dass es Eltern schaffen, in den wohl schlimmsten Stunden ihres Lebens einer Organspende zuzustimmen. Von Herzen wünsche ich dieser Familie das Beste.

Pias Genesung verlief gut. Ich war überrascht wie schnell sie sich zu bewegen begann und immer munterer wurde. Bereits vier Wochen nach der Transplantation durften wir nach Hause gehen. Ich hatte großen Respekt vor dem Alltag, da die vielen Monate in der Klinik auch ein Sicherheitsgefühl erzeugt haben. Es gab eigene Routinen und Abläufe. Nun musste ich alles neu organisieren. Besonders herausfordernd sah ich der täglichen Medikamentengabe entgegen. Keine Zugänge bedeuteten alles oral einnehmen zu müssen. Pia musste dreizehn Medikamente am Morgen und acht am Abend einnehmen. Sie war damals 18 Monate alt, und jeder der Kinder hat, kann sich vorstellen, was da los war. Es war für uns alle eine echte Herausforderung. Manchmal hat sie mir alles um die Ohren gespuckt. Nach und nach konnten wir innerhalb eines Jahres die Medikamente deutlich reduzieren.

Die ersten Jahre waren geprägt von engmaschigen Untersuchungen, einigen Rückschlägen sowie zahlreichen Therapien. Pia hatte mehrere Mittelohrentzündungen und schwere gastroenterologische Probleme. Sie hat sich mehrfach mit Clostridien infiziert und auch mit einer chronischen Noroviren-Infektion mehrere Monate zu kämpfen. Dies führte dazu, dass sie sogar parenteral ernährt werden musste. Auch die Immunsuppression musste für kurze Zeit ausgesetzt werden. Gott sei Dank ist alles gut gegangen, und ab dem 4. Lebensjahr ging es für Pia stetig aufwärts. Bis zum Schuleintritt nahmen wir viele Therapien als Unterstützung in Anspruch: zum Beispiel Frühförderung, Ergotherapie, Physiotherapie sowie Musiktherapie. Mein Arbeitgeber hat mir schon damals die Möglichkeit für Homeoffice eingeräumt, und so konnte ich ab dem zweiten Lebensjahr von Pia auch wieder arbeiten. Zeitgleich haben wir ein Haus gebaut. Wenn ich mir nun rückblickend die Kalender dieser Jahre anschaue, weiß ich wirklich nicht mehr, wie wir das alles schaffen konnten.

Die nächste große Herausforderung war der Kindergartenbesuch. Wir wussten, dass viele Kinderkrankheiten für Pia aufgrund der Immunsuppression gefährlich sein können. Das ist ein wesentlicher Unterschied zu jenen Menschen, die im Erwachsenenalter transplantiert werden. Diese haben schon eine erworbene Immunkompetenz und viele Krankheiten hinter sich. Auch wenn deren Immunsystem geschwächt ist, hat es trotzdem schon ein „Gedächtnis“. Kinder, die so wie Pia mit etwas mehr als einem Jahr transplantiert werden, haben die Kinderkrankheiten größtenteils noch nicht durchgemacht und kein entsprechend funktionierendes

Immunsystem. Zudem haben so junge Kinder noch nicht alle Impfungen erhalten, da diese erst später im Impfplan vorgesehen sind. Erschwerend kommt weiters hinzu, dass Lebendimpfungen (z.B. MMR) unter Immunsuppression nicht mehr verabreicht werden dürfen und nicht alle Impfungen unter Immunsuppression die erwünschte Wirkung zeigen (ausreichende Bildung von Antikörpern). Um das Risiko etwas zu senken bzw. die Sensibilität zu erhöhen, habe ich sowohl einen Elternbrief als auch eine Broschüre für die Kindergartenpädagogen verfasst. Zusätzlich habe ich im Rahmen des Elternabends mit den Eltern und in gesonderten Sitzungen mit den Pädagogen gesprochen, die Transplantation und die Auswirkungen der Immunsuppression erläutert und um einen offenen Informationsfluss geworben. Es wurden regelmäßig die Hände gewaschen und ein eigenes WC für Pia bereitgestellt, um die Infektionsgefahr zu verringern. Viele Eltern waren sehr kooperativ. Die Kindergartenpädagogen haben uns über aktuelle Krankheiten informiert, und wir konnten entscheiden, ob Pia weiter in den Kindergarten darf oder pausieren soll. Außerdem hat der Informationsaustausch über kursierende Krankheiten bei der Diagnostik geholfen, da Krankheiten bei Immunsupprimierten oft atypisch verlaufen. So auch z.B. bei den Ringelröteln (Parvovirus B19). Die Kindergartenzeit war von einigen Pausen und Infektionen geprägt. Auch Frustration gehörte dazu: gerade beim Fangenspielen oder generell bei Laufspielen konnte sie nicht gut mithalten. Pia wurde anfangs nicht zu anderen Kindern eingeladen, weil die anderen Eltern Angst hatten, etwas falsch zu machen. Das war nicht immer leicht für Pia.

In der Volksschule haben wir die aktive Informationsstrategie fortgeführt, und der Umgang mit Pia wurde auch für die anderen Menschen immer selbstverständlicher. Es ist ein schwieriger Grad zwischen einerseits Vorsicht walten lassen und andererseits das Leben zulassen. Kinder begreifen die Tragweite der Immunsuppression noch nicht voll. Wir wollten sie nicht verunsichern, mussten ihr aber von Anfang an Disziplin im Umgang mit bestimmten Situationen beibringen. Unterstützung holten wir uns auch bei einer Psychologin, die mit einem Therapiehund arbeitete. So konnte Pia Selbstbewusstsein und Vertrauen aufbauen.

Besonders aufwühlend und anstrengend waren auch die Begutachtungen im Hinblick auf den Behindertenpass, Unzumutbarkeit der Benützung öffentlicher Verkehrsmittel und erhöhter Familienbeihilfe. Grundlage für die Einstufung des Grades der Behinderung bildet die Einschätzungsverordnung samt Anlage. In dieser Anlage werden Funktionsbeeinträchtigungen oder Beeinträchtigungen der Sinnesfunktionen und die entsprechenden prozentuellen Einstufungen angeführt. In Form eines ärztlichen Sachverständigengutachtens wird der Gesamtgrad der Behinderung festgelegt. Bis zum Jahr 2013 waren auch Transplantationen mit einer solchen Einstufung (HTX 50 %) hinterlegt, welche im Zuge einer Novelle entfernt wurde. Da jedoch für viele Unterstützungen, wie zum Beispiel der erhöhten Familienbeihilfe, eine Mindesteinstufung von 50 % erforderlich ist, führte dies zu großen Unsicherheiten und Diskussionen im Rahmen der Begutachtungen. Plötzlich wurde behauptet, transplantierte Kinder seien vollständig gesund, die Immunsuppression sowie die damit zusammenhängenden Risiken und Konsequenzen seien vernachlässigbar. Das war für uns ein schwerer Schlag. Es fühlte sich an, als würde alles Leid, alle Trauer, alle Angst und unser ganzes Bemühen für ein gutes Leben für unsere Tochter als lächerlich und überzogen abgetan und nicht ernst genommen. Ich habe begonnen, die rechtlichen Rahmenbedingungen genau aufzuarbeiten sowie Argumentationen systematisch zusammenzutragen, um im Rahmen der Begutachtungen darzulegen, worin die Unterschiede zu einem gesunden Kind liegen: beispielsweise tägliche Einnahme von lebenserhaltenden Medikamenten, strenge Hygieneregeln. Es sind keine Lebendimpfungen als

Schutzmaßnahmen mehr möglich, die verkürzte Lebenserwartung, das deutlich erhöhte Risiko schwerer Krankheitsverläufe, ein erhöhtes Tumorrisiko sowie erhöhte Mortalitätsraten. Außerdem ist gerade bei Kindern das Umfeld (Kindergarten, Schule) extrem risikobehaftet. Kinder müssen zur Hauptverkehrszeit öffentliche Verkehrsmittel benutzen und können zeitlich nicht ausweichen. Das bedeutet, dass gerade in den Wintermonaten fast durchgängig keine Benutzung der öffentlichen Verkehrsmittel möglich ist. Kinder werden oft wie kleine Erwachsene beurteilt, aber das geht an der Realität vorbei. Gerade die Einteilung des Alltags ist bei Kindern schwer individualisierbar und sehr vorgegeben. Bei zwei Begutachtungen war die Situation extrem: Die Gutachterin hat uns sehr herablassend behandelt. Sie meinte, warum wir überhaupt hier seien, Pia sei ja völlig gesund, und wir wollten uns da nur etwas für uns herausschlagen. Ich war total schockiert, weil ich dieses Verhalten von einer Ärztin nicht erwartet hatte. Als Juristin konnte ich wie oben bereits beschrieben die Zusammenhänge herstellen und entsprechend argumentieren. Aber es war für mich der Anstoß, mich intensiv für diese Themen einzusetzen und zu engagieren, um Rechtssicherheit herzustellen. Die Mühlen mahlen langsam in Österreich, aber wir geben nicht auf!

Ich durfte auch schon mehrere Familien auf dem Weg zur Transplantation begleiten. Der Kontakt wurde meistens von Pias Kardiologen oder über den Bekanntenkreis hergestellt. Aus meinen eigenen Erfahrungen heraus weiß ich, wieviel es helfen kann, mit jemanden zu sprechen, der Ähnliches erlebt hat. Man muss nicht viel erklären, fühlt sich verstanden und es gibt Hoffnung für die Zukunft. Ich habe den Elternbrief für den Kindergarten und die Schule sowie meine Broschüre für die Pädagogen schon mehrfach geteilt und freue mich immer wieder, wenn die viele Arbeit auch noch anderen Menschen einen Nutzen bringt. Es ist für mich immer wieder sehr berührend, die einzelnen Lebensgeschichten miterleben zu dürfen. Natürlich wird man auch selbst wieder in die eigene Zeit des Wartens und der Transplantation hineingeschleudert. Aber die Freude am Helfen und Begleiten überwiegt eindeutig.

Wir sind immer offen mit dem Thema Transplantation umgegangen. Ich habe aber auch Eltern kennengelernt, die wollten das nicht. Aber ich wollte nicht, dass Pia das Gefühl hat, die Transplantation sei ein Makel. Sie sollte sich der Besonderheit bewusst sein, und das ist uns in ihrer Kindheit auch gut gelungen. Pia fragte mich als Kind einmal, wie die Transplantation abläuft und wo ihr altes Herz jetzt sei. Das waren Situationen, in denen mir kurz das Herz stehen blieb. Eine kurze Erklärung hat für sie gereicht; sie wollte das Thema bis jetzt nicht ins Detail vertiefen.

Der Umstieg von der Volksschule in das Gymnasium fiel in die Corona-Zeit. Pia hat nach einigen Monaten mal gesagt, dass es sich für sie gut angefühlt hat, mal nicht der Grund zu sein, warum alle Schüler Händewaschen oder bei Krankheiten zu Hause bleiben sollen. Auch der Umstand, dass alle Masken tragen mussten, war für Pia irgendwie erleichternd. Trotz allen Bemühungen sieht man daran doch, dass die Besonderheiten nicht immer leicht auszuhalten sind, beziehungsweise eben doch einen Unterschied zu den vollkommen gesunden Kindern offenbaren.

Pia ist mittlerweile 15 Jahre alt und besucht nun die Oberstufe ihres Gymnasiums. Wir sind sehr stolz und glücklich, dass sie so Unfassbares geschafft hat und weiter schaffen wird. Sie liebt Reisen und Pferde. Und natürlich ihre kleine Schwester, die nun 9 Jahre alt ist und uns mit ihrer Lebensfreude und ihrem Temperament mitreißt, wenn wir allzu nachdenklich werden sollten.

Es würde noch so viel mehr zu erzählen geben, aber das würde den Rahmen dieses Aufsatzes sprengen. Ich möchte diese Gelegenheit nutzen, um noch einmal meine Dankbarkeit auszusprechen, allen Menschen, der Familie, den vielen Freunden, den Ärzten, dem Pflegepersonal und den Therapeuten zu danken, die uns immer unterstützt haben und es auch weiterhin machen. Ganz besonders liegt unsere Dankbarkeit und Anteilnahme bei dem Spenderkind und deren Familie. In einer der schwersten Stunden ihres Lebens haben sie Leben gerettet und uns eine Zukunft geschenkt. Es vergeht kein Tag, an dem ich nicht an sie denke, denn wir sind für immer miteinander verbunden. Pia hat mich als Kind einmal gefragt, wo jenes Kind ist, dass ihr das Herz geschenkt hat. Für uns ist dieses Kind der Schutzengel unserer Tochter.

3.8

ALLES KOPFSACHE

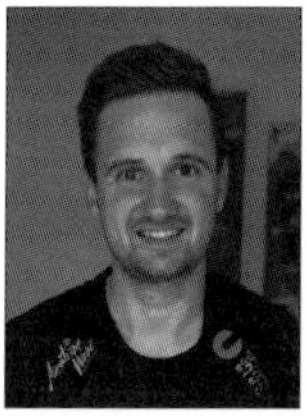

Sigi M.
35 Jahre, Herz- und Lungentransplantation in München 1999

Ich habe gerade gelernt zu stehen. Um mich herum befindet sich stets dieses eine runde Ding. Ich trage es mit voller Euphorie stolz in meinen Händen und lächle alle rund um meine Person an. Mein Vater aber versucht mir geduldig begreiflich zu machen, dass es sich um einen Fußball handelt, und dabei die Hände außen vorgelassen werden sollten. Es sollte ihm sehr schnell gelingen, mir das Grundprinzip dieses schönen Sports beizubringen.

Fußball. Ich liebe ihn einfach. Und ich gebe jeden Tag mein Bestes, um irgendwann in einer der besten Ligen zu spielen. Wenn mal kein Fußballtraining am Programm steht, warte ich, bis mein Papa von der Arbeit nach Hause kommt, dann gehen wir auf die gegenüberliegende Wiese, stellen uns als Torstangen zwei Skistecken auf, und wechseln uns gegenseitig als Tormann ab. Wobei mein Papa, mein größtes Vorbild, meistens zwischen den „Pfosten“ steht, ich will ja schließlich Stürmer werden, und so viele Tore schießen wie niemand anderer sonst. Und wenn mein Papa keine Zeit hat, dann spiele ich mit meinem Nachbarn. Welcher Jugendliche verfolgt nicht diesen Traum, den Traum irgendwann mal ein Fußballprofi zu werden? In der Nachbarsgemeinde gibt es diesen einen unglaublichen, riesigen Sportverein, WIR sind gerade in die höchste österreichische Bundesliga aufgestiegen. Mit fünf Jahren darf ich das erste Mal bei diesem Club in der U5 trainieren. Und ich bin mir ganz sicher, mich wird und kann niemand stoppen.

Winter 1997/98

Ich habe mich mittlerweile im Verein etabliert. Ich spiele nun bereits seit über vier Jahren als Stürmer bei meiner Lieblingsmannschaft. Es macht mir unendlichen Spaß, in diesem Club Fußball spielen zu dürfen. Schwarz Grün sind meine Lieblingsfarben. SV Ried 1912. Wir trainieren in der Woche drei Mal, und jedes Wochenende haben wir ein Spiel.

Heute hatten wir ein ziemlich anstrengendes Training. Na gut, es soll ja irgendwann mal auch ein Fortschritt zu sehen sein, wir haben selbsterklärend auch die Trainer, die es benötigt, um uns auf genau dieses Level zu hieven, um irgendwann die Lorbeeren ernten zu können. Die kommenden Tage wird es sicherlich wieder besser laufen...

Es sind nun 3 Wochen vergangen, und mein Unwohlsein beim Sport bringt mich zum Nachdenken. Ich merke, dass ich schnell außer Atem bin, obwohl kein Unterschied zu den vorherigen Wochen im Training stattgefunden hat. Womöglich muss ich einfach mehr laufen, um meine vorwinterliche Form wieder zu erhalten. Außerdem lebe ich meinen Traum, eines Tages für die SV Ried spielen zu dürfen.

April 1998

Die Frühjahrsmonate haben begonnen, und mein Körper verhält sich seltsam. Ich mache bei den Trainingseinheiten kurze Sprintübungen, um festzustellen, ob ich mich konditionell wieder verbessert habe. Jedoch nehme ich genau das Gegenteil wahr. Ich wollte bereits des Öfteren mit meinem Vater über meine Beschwerden sprechen, jedoch hatte ich das Gefühl, dass er mir keinen Glauben schenkte. Er machte mir sehr deutlich klar, indem er sagte: "Wenn du keine Lust mehr hast Fußball zu spielen, dann sag es doch und weine nicht herum!" Als Neunjährigem fällt es einem natürlich schwer, sich so auszudrücken, dass auch die Eltern verstehen, was in einem vorgeht.

Nachdem ich jedoch nicht locker lies, haben meine Eltern sich dazu entschlossen, einen Allergietest im Krankenhaus zu machen zu lassen. Ich wurde positiv auf alle Arten von Milben, Tierhaare und einige Gräser getestet. Für mich war klar, dass läutet den Wendepunkt meiner kleinen sportlichen Talfahrt ein. Wir entfernten sämtliche Teppiche im Haus, kauften neue Bettutensilien usw. Es ändert sich sicherlich bald alles wieder zum Guten, ich stehe gewiss sehr bald wieder am Platz.

Im September 1998, als die Schule wieder begann, mussten wir im Turnunterricht zum Aufwärmen fünf Runden laufen. Mit aller letzter Kraft konnte ich diese Runden völlig ausgepowert fertiglaufen. Mit den Händen an den Knien vor lauter Erschöpfung nach Luft ringend, sah ich plötzlich Sterne vor mir. Als ich wieder zu mir kam, merkte ich, dass ich am Boden lag. Sofort standen alle Mitschüler um mich herum, um mir aufzuhelfen. Die Lehrerin setzte mich auf die Bank, damit ich mich ausruhen konnte. Nach diesem Zwischenfall wurden meine Eltern umgehend von der Schule informiert, sodass wir am selben Tag einen Termin mit dem Krankenhaus vereinbarten. Die ersten Zweifel kamen hoch, dass die sämtlich festgestellten Allergien nicht der wahre Grund für meinen Zustand waren.

Oktober 1998

Die Ärzte im Rieder Krankenhaus untersuchten mich nur „oberflächlich“, da sie sehr schnell bemerkten, dass sich in meinem Brustkorb seltsame Dinge abspielten. Die Überstellung ins Linzer AKH dauerte nicht lange.

Wenige Tage später, in der besagten Landeshauptstadt, lag ich auf einem Krankenbett, vor mir ein kleiner Fernseher, mit dem ich mich mit einem Disneyfilm ablenkte, auf meiner Brust dieses kalte, zähflüssige Gel, das der Arzt benötigte, um zu untersuchen. Der Ultraschall dauerte mehr als zwei Stunden. Gleichzeitig dachte ich an meine Lieblingsbeschäftigung.... FUSSBALL....

Die Ärzte konnten nicht genau sagen, was sich in meinem Oberkörper abspielte. Eine Herzkatheteruntersuchung sollte daher die genaue Diagnose bringen. Auf diese musste ich jedoch bis Ende November warten, ein früherer Termin war nicht möglich.

Meine Mutter versuchte, nachdem sich während dieser Wartezeit meine körperlichen Beschwerden drastisch verschlechterten, einen früheren Termin zu erhalten. Mit der Rückmeldung „sofern ihr Sohn todkrank ist, dann ja“ wurde der vorhergesehene Termin belassen.

Am besagten Tag ging es mit mir zur Herzkatheteruntersuchung. Nach einer Weile musste diese abgebrochen werden, da ich ansonsten den Eingriff nicht überlebt hätte. Mir ging es zu diesem Zeitpunkt bereits so schlecht, dass ich nur mehr mit Sauerstoff leben konnte. Und an Sport war überhaupt kein Gedanke mehr verschwendet worden.

Bei diesem Eingriff - eine Katheter wird mit Hilfe eines dünnen Kunststoffschlauches über die Leiste zum Herzen geführt, konnte jedoch festgestellt werden, dass ich Lungenhochdruck habe, primäre pulmonale Hypertonie. Die einzige Überlebenschance, die meinen Eltern übermittelt wurde, hieß – Transplantation – Austausch von Herz und Lunge!

Unendlich viele Fragen stellten sich, sämtlich nicht beantwortbar - jedoch waren dies alles nicht meine Gedanken, sondern jene meiner Eltern. Was ist schiefgelaufen? Warum unser Sohn? Was bedeutet neues Herz und neue Lunge? Warum nicht schon früher? Warum haben wir unseren Sohn nicht ernst genommen, als er sagte, dass er keine Luft mehr beim Fußballspielen bekomme.

Am 17.01.1999 wurde ich nach München ins Uniklinikum Großhadern gebracht, um für vier Tage diverse Testungen durchführen zu lassen. Blutabnahme, Röntgen, Lungenfunktion, Herzecho, Inhalationen, ... All dies und noch mehr wurde geplant für die kommenden Tage. Erst in dieser Woche habe dann auch ich erfahren, dass mir diese schwere Operation bevorstehen wird. Nur was bedeutet es, dass man neue Organe bekommt? Mir wurde von allen Beteiligten erklärt, dass viele Medikamente meinen Alltag begleiten werden, dass ich einen Mundschutz in öffentlichen Bereichen tragen muss, dass ich vieles nicht essen darf, dass viele ärztliche Kontrollen folgen. Und, dass die Wartezeit für Herz und Lunge im Durchschnitt zwei Jahre dauert! Eine Wartezeit, die ich niemals überleben werde

Gleichzeitig wurde ich auf die Warteliste für Organtransplantationen, welche in Leiden (Niederlande) geführt wird, aufgenommen. Ich habe erfahren, dass ich auf der Warteliste auf Position 1 gesetzt war. Ich war schon immer gerne die Nummer 1.

Nach den diversen Testungen wurde festgestellt, dass es mir bereits viel schlechter ging, als die Ärzte angenommen hatten. Aus diesem Grund hatte sich das Münchner Ärzteteam dazu entschieden, mich noch länger im Krankenhaus zu behalten. Am 24.01.1999, es war ein Samstag, bekam ich Besuch von meiner ganzen Familie. Es war ein Tag, an dem es mir, je länger der Tag dauerte, immer schlechter und schlechter ging.

Mein Papa, meine Schwester und meine Oma beschlossen, sich etwas früher auf den Heimweg zu machen, mein Erschöpfungslevel war an diesem Tag einfach zu groß, um etwas Gemeinsames machen zu können. Auch sitzend war mir die Anstrengung ins Gesicht geschrieben, als meine Mama und ich das Abendessen zu uns nahmen. Als ich den letzten Bissen hinuntergezwungen hatte, wurde die Tür zu meinem Zimmer von der Chefärztin aufgerissen, sie trat mit Schwung an uns heran und mit der schönsten Botschaft, die ich bis heute erfahren durfte: Die Organe sind da! Meine Mutter und ich fielen uns in die Arme, die Freude drückte meiner Mutter Tränen in die Augen. Die Vorbereitungen für die Transplantation, welche mit Aufklärungen begannen, bei denen mir unter anderem vermittelt wurde, dass eine Herz- und Lungentransplantation zwischen 5 und 24 Stunden dauert, wurden schnellstmöglich erledigt, wobei der zur Darmentleerung vorbereitete Einlauf aus meiner Sicht mir erspart, bleiben hätte können.

Zur Prime Time lief „Wetten, Dass...?“. Eine tolle Sendung. Ich konnte diese jedoch nur bis 20:45 Uhr ansehen, da ich anschließend in den OP-Saal gebracht wurde. Um ehrlich zu sein, ich habe die Show geliebt. An diesem Tag war die Vorfreude fokussiert auf schönere Dinge, wie zum Beispiel, ich werde schon bald keinen Sauerstoff mehr mit mir tragen UND ich stehe bald wieder auf dem Fußballplatz. Anschließend wurde ich in den Operationssaal gebracht und das Narkosemittel versetzte mich in einen tiefen Schlaf.

Ich bekomme mit, wie mir Irgendetwas aus meinem Mund gezogen wird. Ein extrem ekliges Gefühl. Im Nachhinein habe ich erfahren, dass es der Beatmungsschlauch war, der nach der OP entfernt wurde.

Mein neues Herz schlägt nach dem fünfstündigen Eingriff mit einem zu langsamen Rhythmus. Meine Mama saß neben mir, und ich nahm im Unterbewusstsein wahr, dass sie mir das Einatmen sowie Ausatmen vorsagte. Die Krankenhaus-Lehrerin, welche mich auch am Transplantationstag besuchte, löste meine Mutter für einige Minuten ab, wo ich auch im Unterbewusstsein mitbekam, dass sie nicht das zärtliche Tempo meiner Mutter verfolgte, sondern, so war es Ihre Art, den Rhythmus antrieb. Mit plötzlich einem heute noch gefühlten Stress, ging der Puls nun in die Höhe. Ich war froh, als meine Mutter das Kommando wieder übernahm.

Ich erwachte 24 Stunden nach der Transplantation aus dem Tiefschlaf. Mein Herz schlug nun mit einer ausreichenden Frequenz. Ich habe in meinem ganzen Leben noch nie einen so emotionalen Moment wie diesen erleben dürfen. Dieses Gefühl werde ich bis heute nicht los, und ich hoffe, dass ich diesen Moment nie wieder vergessen werde. Es fühlte sich an, wie wenn man frisch gewaschene Luft nach einem Sommergewitter ganz tief einatmet. Die Luft in meinen Lungenflügen breitete sich bis auf den allerletzten Winkel aus. Mir wurde von der Intensivstationsärztin der Beatmungsschlauch für eine Weile entfernt. Ich holte ganz tief Luft – ich konnte unbeschwert atmen...

Am dritten Tag nach der Transplantation machte ich die ersten Schritte mit meinen neuen Organen. Zwanzig Meter ging ich am Flur entlang. Zwanzig Meter, welche nur gestützt und mit voller Anstrengung machbar waren. Es war mir zu diesem Zeitpunkt klar, dass es ein langer Weg zurück auf die sportliche Bühne werden wird. Jedoch begann ich wieder zu träumen. Zum ersten Mal kam mir ein unglaublicher Wunschgedanke, der sich tatsächlich viele Jahre später realisieren sollte. Wie fantastisch wäre es, wenn es für transplantierte Menschen Weltmeisterschaften geben würde? Ich traute mich diese Vision jedoch mit niemanden zu teilen, da ich mich in diesem Alter für diesen Gedanken schämte und Angst hatte, dass mich meine Familie und Freunde dafür auslachen würden.

Nach sieben Wochen Krankenhausaufenthalt durfte ich bereits wieder nach Hause. Da es mir zu diesem Zeitpunkt schon so gut ging, hatten Ärzte des Klinikums beschlossen, mich nicht auf Reha, sondern in meine Heimat zu verabschieden. Und langsam begann ich wieder mit dem Fußballspielen, natürlich mit meinem Papa auf der gegenüberliegenden Wiese.

Selbstverständlich gab es Tage, wo es mir gesundheitlich nicht so gut ging. In den ersten sechs Jahren nach der Transplantation musste ich mindestens einmal im Jahr stationär aufgenommen werden, da ich mir einen Infekt eingefangen hatte oder andere Probleme auftraten. Einmal war es eine Lungenentzündung, ein andermal passte der Blutspiegel der Medikamente nicht, und vieles mehr. Glücklicherweise hielten sich die München-Besuche im Rahmen, einen Besuch der Lehrerin sowie das Essen waren einen langen Aufenthalt nicht wert.

Ich begann sechs Monate nach der Transplantation wieder mit dem Fußballspielen im Verein, jedoch nicht mehr bei meinem Lieblingsverein, sondern in meinem Heimatort Tumeltsham. Ich konnte nach wenigen Tagen wieder derart mitspielen, dass ich es in kurzer Zeit in die Stammelf schaffte. Als die Jahre vergingen, merkte ich jedoch, dass ich aufgrund der Lungentransplantation konditionell nicht mehr mithalten konnte. So kam es, dass ich mich mit meinen engsten Freunden auf Beachvolleyball konzentrierte. Dies begleitet mich bis zum heutigen Tag.

Ich bin auf der Suche nach einer Statistik in Österreich, ob es denn andere Herz- und Lungentransplantierte gebe. Zu meiner großen Überraschung fand ich eine ganz andere Website. Offenbar gibt es einen österreichischen Transplantierten-Verband. Ich klickte auf die Seite, und plötzlich stieg in mir ein Gefühl auf, welches ich seit vielen Jahren nicht mehr erlebt hatte. Ich wusste anfangs nicht, ob ich mich ärgern sollte oder ob die Vorfreude doch überwiegen durfte.

Ich las von den 14. European Transplant Games in Apeldoorn (Niederlande). Hier dürfen alle Transplantierten, welche ein neues Herz, neue Lungen oder eine kombinierte Transplantation hatten, teilnehmen.

Was zum Teufel habe ich alles verpasst? Wie kann es möglich sein, dass ich noch nie etwas davon mitbekommen habe, dass es transplantierte Menschen gibt, die gegeneinander sportlich konkurrieren? Ich muss bei diesen Spielen teilnehmen! Und eines ist sicher, und ich bin mir ganz sicher, mich wird und kann niemand stoppen.

Ich konnte jedoch bei diesen Meisterschaften nicht teilnehmen, da diese bereits eine Woche später stattgefunden hatten. Die Anmeldefrist war längst abgelaufen. Jedoch konnte ich mich bei einer anderen, größeren Europameisterschaft, bei der alle Personen mitmachen dürfen, die eine neue Niere, Leber, Bauchspeicheldrüse, Herz oder Lunge erhalten haben, nachmelden.

Bereits bei meiner ersten Teilnahme, die EM fand im kroatischen Zagreb statt, konnte ich im Badminton, Tischtennis Einzel und Mixed drei Medaillen für Österreich ergattern. Diese Glücksgefühle, endlich dort angelangt zu sein, wovon ich jahrelang geträumt hatte, war nicht in Worten zu fassen. Dies war der Startschuss einer hochmotivierenden Sportkarriere.

Die Europa- sowie Weltmeisterschaft findet jährlich im abwechselnden Rhythmus statt. Bereits ein Jahr später nahm ich bei meiner ersten Weltmeisterschaft teil. Die Reise ging nach Durban (Südafrika), wo ich im Tischtennis Einzel sowie Mixed jeweils die Bronzemedaille gewinnen konnte. Meine ersten Medaillen bei Weltmeisterschaften! Ich konnte mein Glück nicht in Worte fassen, ich bin an meinem Ziel aller Träume angelangt. Fast.

Bei den europäischen Spielen in Krakau (Polen) 2014 wurde ich zum ersten Mal Europameister im Beachvolleyball. Gemeinsam mit meinem Partner konnten wir alle unsere Spiele in souveräner Manier gewinnen und sicherten uns die überhaupt erste Medaille eines österreichischen Teams in dieser Sportart.

Aufgrund meiner Sprungkraft wurde ich von einem deutschen Sportler angesprochen, ich müsste doch unbedingt im Hochsprung teilnehmen, bei dieser Sprungkraft würde ich den Wettbewerb so richtig rocken. Diese Aussage ist zehn Jahre her. Nun ja, was soll ich sagen, er sollte recht behalten.

Nachdem ich einen Sportathleten kennenlernte, der Zehnkampf ausübte, hatte ich über die Jahre hinweg einen Trainer, der gemeinsam mit mir Hochsprung trainierte. 2017 nahm ich bei der Weltmeisterschaft in Malaga in meiner neuen Disziplin Hochsprung teil. Ich durfte mich zum ersten und bislang auch letzten Mal als Weltmeister bezeichnen. Ich bin am Ziel meiner Träume angelangt! Jedoch durfte ich in den Genuss von weiteren Medaillen kommen. Im Tischtennis Doppel und im Bowling konnte ich jeweils die Silbermedaille gewinnen. Viele hochemotionale Momente, welche ich tief in meinem Herzen behalten werde.

Nach 10 Jahren Transplantierten-Sport sowie 25 Jahren mit einem neuen Herz und einer neuen Lunge, darf ich auf eine sehr erfreuliche Medaillenbilanz von 40-mal Edelmetall (inkl. Deutsche Meisterschaften) zurückblicken. Und ich bin mir ganz sicher, mich wird und kann niemand stoppen, denn ich habe noch lange nicht genug!

„Ich möchte andere Leute motivieren. Mit einer positiven Einstellung kann man genauso als Transplantierter ein fast normales führen und sportliche Ziele erreichen, auch wenn es nicht wie bei mir eine Welt- oder Europameisterschaft ist. Es ist alles Kopfsache!"

Medaillenspiegel Welt- und Europameisterschaften

Gold	Silber	Bronze
9	8	12

3.9

MECHANISCHE KREISLAUFUNTERSTÜTZUNG - BRIDGE-TO-TRANSPLANT

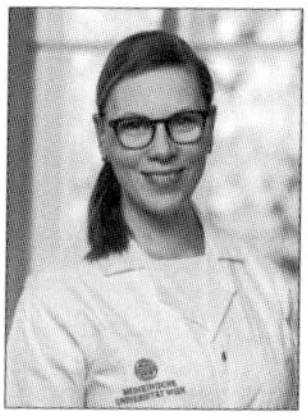

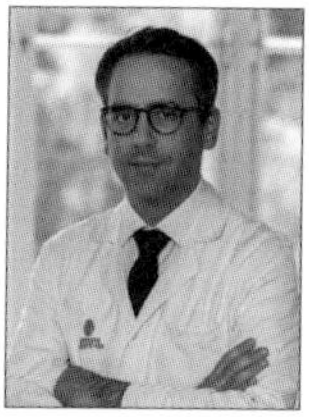

Julia Riebandt, Daniel Zimpfer

3.9.1 Einführung

Die Herzschwäche, auch Herzinsuffizienz (HI) genannt, ist eine Erkrankung, die vor allem in Industriestaaten an Häufigkeit zunimmt, nicht zuletzt durch das immer höher werdende Alter (1). Es ist davon auszugehen, dass ca. 1-2% aller Erwachsenen betroffen sind, dies sind aber nur Zahlen aus diversen Medikamenten- und Devicestudien, die Dunkelziffer dürfte weitaus höher liegen (2).

Von einer fortgeschrittenen Herzinsuffizienz spricht man, wenn die folgenden Kriterien, trotz medikamentöser Therapie, alle erfüllt sind:

- Symptome der Herzschwäche (mind. NYHA III)

- Schwere kardiale Dysfunktion (einer der folgenden Punkte: LVEF ≤ 30%; isoliertes Rechtsherzversagen; nicht operable Klappenerkrankungen...)

- Episoden mit pulmonaler oder systemischer Stauung/Ödemen, die nur mit intravenöser Diuretikagabe rekompensierbar sind oder Katecholaminpflichtigkeit oder mehr als ein ungeplanter Krankenhausaufenthalt wegen Herzschwächesymptomen

- Schwere funktionelle Kapazitätseinschränkung (Peak VO_2 <12ml/kg/min; 6MWT Distanz unter 300m)

In diesen Fällen kann die Implantation einer mechanischen Herzunterstützung als Überbrückung zur Transplantation oder als Dauertherapie gemäß der rezenten ESC-Guidelines erwogen werden, um das Sterberisiko zu verringern und um die Lebensqualität der Patienten zu verbessern (IIa Empfehlung) (3).

Die Geschichte der mechanischen Kreislaufunterstützung reicht bis ins 20. Jahrhundert zurück. Einer der Meilensteine war die Entwicklung der Herz-Lungen-Maschine in den 1950er Jahren, die es ermöglichte, das Herz während chirurgischer Eingriffe zu umgehen und den Blutkreislauf des Patienten aufrechtzuerhalten, so dass 1953 schließlich die erste offene Herzoperation durchgeführt werden konnte (4). In den folgenden Jahrzehnten wurden verschiedene Arten von Herzpumpen und Unterstützungsgeräten entwickelt, um Patienten mit fortgeschrittener Herzinsuffizienz zu helfen. Die ersten erfolgreichen Implantationen von Herzpumpen zur Langzeitunterstützung fanden in den späten 1980er Jahren statt. Seitdem haben sich die Technologien und Behandlungsmöglichkeiten stetig weiterentwickelt, wodurch die mechanische Kreislaufunterstützung als lebensrettende Option für Patienten mit Herzinsuffizienz etabliert wurde. Heute spielen diese Geräte eine wichtige Rolle als Bridge-to-Transplant oder als dauerhafte Therapieoption für Patienten, die nicht für eine Herztransplantation (HTX) in Frage kommen.

Der Terminus „Bridge-to-Transplant" bezieht sich auf die Verwendung von mechanischen Herzpumpen, um Patienten mit fortgeschrittener Herzinsuffizienz vorübergehend zu unterstützen, während sie auf eine Herztransplantation warten (3). Diese Geräte übernehmen teilweise oder ganz die Funktion des geschwächten Herzens, um den Blutfluss im Körper aufrechtzuerhalten und somit die Überlebenschancen sowie die Lebensqualität in der Wartezeit zu erhöhen. Es gibt temporäre Systeme (z.B. extrakorporale Membranoxgenierung (ECMO) oder Impella), die bei hämodynamisch instabilen Patienten oder bei Reanimationen präferentiell verwendet werden oder langfristig implantierbare Systeme (z.B. Linksherzunterstützungssystem (Left Ventricular Assist Device = LVAD), Total Artificial Heart (TAH)), die in stabilen Herzinsuffizienzpatienten implantiert werden. Eine weitere Unterscheidung wird daran getroffen, ob die linke Herzkammer unterstützt werden muss (LVAD) oder die rechte (RVAD) oder beide (BiVAD/TAH).

3.9.2 Kurzfristige Mechanische Kreislaufunterstützung

Als Kurzzeitunterstützungssysteme werden heutzutage meist die veno-arterielle ECMO oder die Impella CP® bzw Impella 5.5® (Abiomed) verwendet. Welches System zum Einsatz kommt entscheidet sich hauptsächlich dadurch, in welchem Zustand der Patient am Zentrum vorstellig wird, bzw. ob es sich primär um ein linksventrikuläres, rechtsventrikuläres oder biventrikuläres Problem handelt.

Anhand der INTERMACS (Interagency Registry for Mechanically Assisted Circulatory Support) Klassifikation kann eine Schweregradeinteilung in Hinblick auf die Akutizität des Eingriffes und der Prognose erfolgen (Level 1-7), wobei das Level 1 die Patienten im kardiogenen Schock beschreibt (crash and burn) und das Level 7 ambulante Patienten im NYHA Stadium IIIb (Abbildung 1). Für die Level 1 und 2, also Patienten im akuten Herzversagen, gibt es klare Empfehlungen der europäischen und amerikanischen Fachgesellschaften für die Implantation eines kurzfristigen Herzunterstützungssystems (5-7). Mit der Implantation solcher Systeme gewinnt man Zeit, um die Patienten genau und in einem stabilen Setting für weiterführende Therapien wie Herztransplantation oder langfristige Herzunterstützungssysteme zu evaluieren. Folgende Szenarien sind dabei denkbar:

- Patient hat keine neurologischen Symptome, Leber-/Nierenfunktion erholen sich, das Herz erholt sich → Weaning = Bridge-to-Recovery (BTR)

- Patient hat keine neurologischen Symptome, Leber-/Nierenfunktion erholen sich, das Herz erholt sich nicht → Implantation eines dauerhaften Devices als Überbrückung zur eventuellen Herztransplantation = Bridge-to-Bridge oder als Dauertherapie = Bridge-to-LVAD (BTB)

- Patient hat keine neurologischen Symptome, Leber-/Nierenfunktion erholen sich, das Herz erholt sich nicht, es gibt Kontraindikationen zum LVAD (z.B. schwere ventrikuläre Arrhythmien) → High urgency Listung zur Herztransplantation = Bridge-to-Transplant (BTT)

- Patient hat neurologischen Symptome und/oder Leberfunktion erholt sich nicht → Palliativtherapie

- Hinweis: Eine dauerhafte Schädigung der Niere ist nur eine relative Kontraindikation für weiterführende Therapien und muss individuell bewertet werden

Interagency Registry for Mechanically Assisted Circulatory Support profile descriptions of patients with advanced heart failure

Profile	Time frame for intervention
Profile 1. Critical cardiogenic shock Patient with life-threatening hypotension despite rapidly escalating inotropic support, critical organ hypoperfusion, often confirmed by worsening acidosis and/or lactate levels. "Crash and burn."	Definitive intervention needed within hours.
Profile 2. Progressive decline Patient with declining function despite i.v. inotropic support, may be manifest by worsening renal function, nutritional depletion, inability to restore volume balance. "Sliding on inotropes." Also describes declining status in patients unable to tolerate inotropic therapy.	Definitive intervention needed within few days.
Profile 3. Stable on inotrope or inotrope-dependent Patient with stable blood pressure, organ function, nutrition, and symptoms on continuous i.v. inotropic support (or a temporary circulatory support device or both) but demonstrating repeated failure to wean from support due to recurrent symptomatic hypotension or renal dysfunction. "Dependent stability."	Definitive intervention elective over a period of weeks to few months.
Profile 4. Frequent Flyer Patient can be stabilized close to normal volume status but experiences daily symptoms of congestion at rest or during activities of daily living. Doses of diuretics generally fluctuate at very high levels. More intensive management and surveillance strategies should be considered, which may in some cases reveal poor compliance that would compromise outcomes with any therapy. Some patients may shuttle between 4 and 5.	Definitive intervention elective over a period of weeks to few months.
Profile 5. Housebound Comfortable at rest and with activities of daily living but unable to engage in any other activity, living predominantly within the house. Patients are comfortable at rest without congestive symptoms, but may have underlying refractory elevated volume status, often with renal dysfunction. If underlying nutritional status and organ function are marginal, patients may be more at risk than INTERMACS 4, and require definitive intervention.	Variable urgency, depends upon maintenance of nutrition, organ function, and activity.
Profile 6. Exertion limited Patient without evidence of fluid overload, comfortable at rest and with activities of daily living and minor activities outside the home but fatigues after the first few minutes of any meaningful activity. Attribution to cardiac limitation requires careful measurement of peak oxygen consumption, in some cases with haemodynamic monitoring, to confirm severity of cardiac impairment. "Walking wounded."	Variable, depends upon maintenance of nutrition, organ function, and activity level.
Profile 7. Advanced NYHA class III symptoms Patient without current or recent episodes of unstable fluid balance, living comfortably with meaningful activity limited to mild physical exertion.	Heart transplantation or MCS may not be currently indicated
Modifiers for profiles	**Possible profiles that can be modified**
Temporary MCS can modify profile only in hospitalized patients. They include IABP, ECMO, TandemHeart, LVAD, Impella	1, 2, 3
Arrhythmia can modify any profile. They include recurrent ventricular tachyarrhythmias that have recently contributed substantially to clinical compromise, frequent ICD shocks or requirement for external defibrillation, usually more than twice weekly	1 - 7
Frequent episodes of HF decompensation characterize patients requiring frequent emergency visits or hospitalizations for diuretics, ultrafiltration, or temporary i.v. vasoactive therapy. Frequent episodes may be considered as at least two emergency visits / admissions in the past 3 months or three in the past 6 months.	3 if at home, 4, 5, 6. Rarely for profile

Abbildung 1: Intermacs Level Klassifikation aus https://doi.org/10.1093/eurheartj/ehab368

Die direkte Transplantation eines Patienten an einem Kurzzeit-Device ist natürlich technisch meist gut möglich, jedoch gilt es zu Bedenken, dass die Wartezeiten auf ein passendes Organ ab dem Zeitpunkt der Listung, je nach Blutgruppe und Größe, durchaus im Bereich von mehreren Wochen liegen können. Das ist vor allem für Patienten mit ECMO potenziell bedrohlich, da aus Studien bekannt ist, dass bereits nach sieben Tagen Therapiedauer die Komplikationen der ECMO stark ansteigen und das Überleben negativ beeinflussen (8). Anhand der Daten des internationalen ISHLT Herztransplantationsregisters ist ebenfalls ganz klar ersichtlich, dass die schlechtesten Ergebnisse bei den Patienten, die mittels ECMO-Therapie gebridgt werden, auftreten (Abbildung 2).

Es ist davon auszugehen, dass die Impella 5.5 das geeignetere Kurzzeit-Device für BTT ist, da sie de facto eine ähnlich gute Unterstützung und Entlastung des linken Ventrikels wie ein permanenter LVAD bietet und weniger thromboembolische Komplikationen als die ECMO zu haben scheint, jedoch gibt es bis dato noch keine verlässlichen Daten dafür.

3.9.3 Langfristige Mechanische Kreislaufunterstützung

Eine langfristige Herzunterstützung mit einem sogenannten Left Ventricular Assist Device (LVAD) oder einem Biventricular Assist Device (BiVAD), falls auch die rechte Herzkammer betroffen ist, kommt vor allem für Patienten in den INTERMACS Leveln 2-4 in Frage. Die Strategie hier kann die Überbrückung zur Herztransplantation (BTT), die Erholung der Herzfunktion (BTR) oder die dauerhafte Therapie (DT) sein (3).

Das Funktionsprinzip eines LVAD ist die Drainage des Bluts aus dem erkrankten linken Ventrikel, indem eine Pumpe ebendort eingebracht wird, die das Blut absaugt und über eine Gefäßprothese

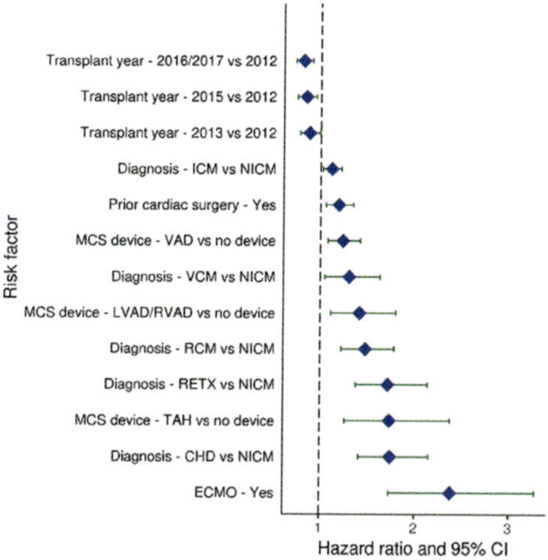

HR	LCL	UCL	pvalue	N
0.824	0.739	0.918	<0.01	6911
0.852	0.757	0.958	<0.01	4215
0.883	0.785	0.993	0.04	4025
1.120	1.026	1.224	0.01	7218
1.197	1.060	1.351	<0.01	7092
1.241	1.082	1.424	<0.01	5830
1.308	1.049	1.632	0.02	553
1.417	1.116	1.800	<0.01	381
1.478	1.226	1.782	<0.01	766
1.716	1.379	2.134	<0.01	532
1.734	1.266	2.375	<0.01	161
1.741	1.411	2.149	<0.01	692
2.380	1.732	3.270	<0.01	149

Abbildung 2: Risikofaktoren für die 1-Jahresmortalität nach Herztransplantation The Journal of Heart and Lung Transplantation 2019 381056-1066DOI: (10.1016/j.healun.2019.08.004)

in die Aorta und den Körperkreislauf bringt. Es handelt sich also nicht um den Ersatz des eigenen Herzens wie beim Total Artificial Heart (Kunstherz), sondern nur um eine Unterstützung, auch wenn im allgemeinen Sprachgebrauch die Begriffe „LVAD" und „Kunstherz" oft synonym verwendet werden.

Das derzeit einzige außerhalb von Studien am Markt verfügbare VAD-System in Europa ist das Abbott HeartMate 3™ (HM3) (Abbildung 3). Es handelt sich hierbei erstmals um eine komplett magnetisch gelagerte Pumpe, welche deutlich weniger Blutschädigung als alle Vorgängerprodukte mit sich bringt, somit hat sich in diversen Studien eine deutliche Verbesserung in Bezug auf Blutungskomplikationen oder Thromboembolien gezeigt. Zuletzt wurden die 5 Jahresdaten der amerikanischen Zulassungsstudie (Momentum 3 Studie) veröffentlicht, welche zeigen konnten, dass das Überleben mit diesem LVAD mittlerweile schon nahe an die Überlebensdaten

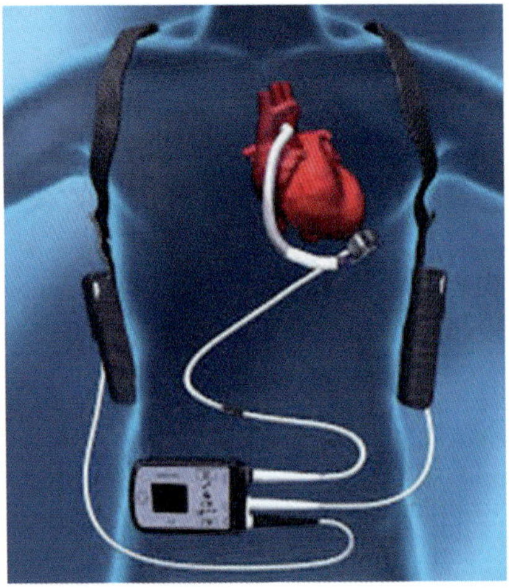

Abbildung 3: Abbott HM3 (https://dam.abbott.com/de-de/documents/Mediathek/2021-Abbott-Factsheets-LVAD.pdf)

aus Herztransplantationsregistern mit einem Gesamtüberleben von 58% nach 5 Jahren heran reicht. Bedingt ist dies vor allem durch die bessere Hämokompatibilität des HM3 und dadurch nahezu eliminierten Pumpenthrombosen oder neurologische Komplikationen (9). Auch in Bezug auf die Lebensqualität profitieren die Patienten deutlich, rund 68% der Patienten befinden sich nach der im Anschluss an die Operation stattfindende Rehabilitation langfristig im NYHA Stadium I-II (9).

3.9.4 Das Bridge-to-Transplant Konzept

Lange war die klassische Indikation zur LVAD-Implantation die Überbrückung zur HTX (BTT), meist bei Patienten mit Lungenhochdruck (Kontraindikation zur HTX), um durch die Entlastung des linken Ventrikels den Lungendruck zu senken. Damals waren die Komplikationsraten eines LVAD noch um ein Vielfaches höher als heute, somit sollte die Verweildauer möglichst kurzgehalten werden.

Mit der heutzutage verfügbaren Pumpe steht diese Sorge nicht mehr im Vordergrund, sodass ein Großteil der Systeme bereits als sogenannte Destination Therapie (DT), also dauerhafte Lösung, eingesetzt wird (10).

Auch wenn der Trend weg von BTT hin zu DT geht, werden natürlich weiterhin selektionierte LVAD-Empfänger für eine Transplantation evaluiert und gelistet. Hauptaugenmerk wird hierbei auf den Allgemeinzustand und die Funktion der anderen Organe wie Leber und Niere gelegt. Ein Vorteil für mit LVAD unterstützten Patienten liegt darin begründet, dass die allermeisten von ihnen ab dem Moment der Implantation kreislaufstabil und relativ symptomfrei sind, die Wartezeit auf ein Organ ist also eine weniger kritische Phase als bei jenen ohne LVAD. Da die funktionelle Kapazität mit LVAD wieder ansteigt und die Patienten weniger belastet sind durch typische Herzinsuffizienzsymptome wie Luftnot, Beinödeme oder Pleuraergüsse, können sie sich belasten und körperlich betätigen, viele gehen auch ihrer Arbeit wieder nach. Dies führt nicht nur dazu, dass sie körperlich fitter in die nächste Operation, die Transplantation, starten, sondern kann auch die mit Herzinsuffizienz assoziierte psychosoziale Probleme wie zum Beispiel Depressionen mindern (11).

Immer wieder wird diskutiert, ob die Tatsache, dass jemand schon am LVAD ist, die HTX-Ergebnisse negativ beeinflusst. Die Datenlage hierzu unterstützt diese Sorge jedoch nicht. Auch wenn bekannt ist, dass das Risiko der postoperativen Vasoplegie und des primären Transplantatversagens höher ist, gibt es keine signifikanten Unterschiede in Bezug auf das Überleben (12). Die technische Komplexität des Eingriffs kann durch die im letzten Jahrzehnt eingeführten minimal invasiven LVAD-Implantationstechniken ohne mediane Sternotomie, an deren Entwicklung und Verbreitung die Medizinische Universität Wien maßgeblich beteiligt war, reduziert werden. Nachweislich kann vor allem das Blutungsrisiko zum Zeitpunkt der HTX dadurch vermindert werden, was in vielen Bereichen die postoperative Morbidität der Patient:innen reduzieren kann (13).

3.9.5 Zusammenfassung

Der Einsatz mechanischer Kreislaufunterstützungssysteme (Kurzzeit und Langzeit) hat sich in den letzten Jahren in der Therapie der akuten und chronischen fortgeschrittenen Herzinsuffizienz etablieren können und der frühzeitige Einsatz wird in den Guidelines aller großen nationalen und internationalen Fachgesellschaften unter bestimmten Voraussetzungen empfohlen.

Bei der akuten Herzinsuffizienz empfiehlt sich die Implantation eines kurzfristigen Kurzzeitunterstützungssystems, die Indikation BTT muss vor allem hier sorgfältig erwogen werden, unter Umständen kann der Zwischenschritt einer LVAD-Implantation sinnvoll sein.

Mit dem aktuell angewandten langfristigen Unterstützungssystem sind die mittelfristigen Überlebensdaten mit denen der HTX vergleichbar, dementsprechend geht der Trend mehr in Richtung einer dauerhaften Therapie. Trotzdem bleibt auch hier die Indikation BTT erhalten und führt, vor allem mit einer optimierten LVAD-Implantationstechnik, zu sehr guten Ergebnissen.

Literatur

1 Conrad N, Judge A, Tran J, Mohseni H, Hedgecott D, Crespillo AP, et al. Temporal trends and patterns in heart failure incidence: a population-based study of 4 million individuals. Lancet. 2018;391(10120):572-80.

2 van Riet EE, Hoes AW, Limburg A, Landman MA, van der Hoeven H, Rutten FH. Prevalence of unrecognized heart failure in older persons with shortness of breath on exertion. Eur J Heart Fail. 2014;16(7):772-7.

3 McDonagh TA, Metra M, Adamo M, Gardner RS, Baumbach A, Böhm M, et al. 2021 ESC Guidelines for the diagnosis and treatment of acute and chronic heart failure. Eur Heart J. 42. England2021. p. 3599-726.

4 Lena T, Amabile A, Morrison A, Torregrossa G, Geirsson A, Tesler UF. John H. Gibbon and the development of the heart-lung machine: The beginnings of open cardiac surgery. J Card Surg. 2022;37(12):4199-201.

5 Heidenreich PA, Bozkurt B, Aguilar D, Allen LA, Byun JJ, Colvin MM, et al. 2022 AHA/ACC/HFSA Guideline for the Management of Heart Failure: A Report of the American College of Cardiology/American Heart Association Joint Committee on Clinical Practice Guidelines. Circulation. 2022;145(18):e895-e1032.

6 Crespo-Leiro MG, Metra M, Lund LH, Milicic D, Costanzo MR, Filippatos G, et al. Advanced heart failure: a position statement of the Heart Failure Association of the European Society of Cardiology. Eur J Heart Fail. 2018;20(11):1505-35.

7 Chioncel O, Parissis J, Mebazaa A, Thiele H, Desch S, Bauersachs J, et al. Epidemiology, pathophysiology and contemporary management of cardiogenic shock - a position statement from the Heart Failure Association of the European Society of Cardiology. Eur J Heart Fail. 2020;22(8):1315-41.

8 Distelmaier K, Wiedemann D, Binder C, Haberl T, Zimpfer D, Heinz G, et al. Duration of extracorporeal membrane oxygenation support and survival in cardiovascular surgery patients. J Thorac Cardiovasc Surg. 2018;155(6):2471-6

9 Mehra MR, Goldstein DJ, Cleveland JC, Cowger JA, Hall S, Salerno CT, et al. Five-Year Outcomes in Patients With Fully Magnetically Levitated vs Axial-Flow Left Ventricular Assist Devices in the MOMENTUM 3 Randomized Trial. Jama. 2022;328(12):1233-42.

10 Molina EJ, Shah P, Kiernan MS, Cornwell WK, 3rd, Copeland H, Takeda K, et al. The Society of Thoracic Surgeons Intermacs 2020 Annual Report. Ann Thorac Surg. 2021;111(3):778-92.

11 Schlöglhofer T, Gross C, Moscato F, Neumayer A, Kandioler E, Leithner D, et al. Exercise Performance and Quality of Life of Left Ventricular Assist Device Patients After Long-Term Outpatient Cardiac Rehabilitation. J Cardiopulm Rehabil Prev. 2023;43(5):346-53.

12 Moayedifar R, Zuckermann A, Aliabadi-Zuckermann A, Riebandt J, Angleitner P, Dimitrov K, et al. Long-term heart transplant outcomes after lowering fixed pulmonary hypertension using left ventricular assist devices. Eur J Cardiothorac Surg. 2018;54(6):1116-21.

13 Riebandt J, Wiedemann D, Sandner S, Angleitner P, Zuckermann A, Schlöglhofer T, et al. Impact of Less Invasive Left Ventricular Assist Device Implantation on Heart Transplant Outcomes. Semin Thorac Cardiovasc Surg. 2022;34(1):148-56.

3.10

HERZENSANGELEGENHEIT - DAS LEBEN MIT EINEM NEUEN HERZEN SEHEN

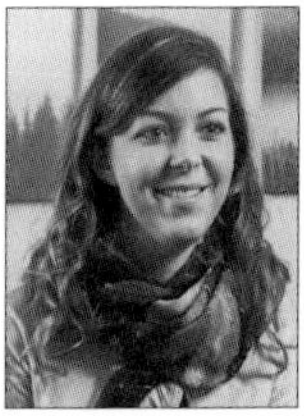

Christine P.

34 Jahre, Herztransplantation 2017 in Innsbruck

Ich wurde als das Jüngste von vier Kindern – quasi als Nachzüglerin - geboren. Meine Geschwister sind alle über zwanzig Jahre älter als ich. Aufgrund des fortgeschrittenen Alters meiner Mutter handelte es sich um eine Risikoschwangerschaft. Umso größer war die Freude, als ich gesund zur Welt kam. In meinen ersten 18 Jahren hatte ich keine nennenswerten gesundheitlichen Probleme.

Nachdem ich gerade meine Matura-Prüfung an der Katholischen Bildungsanstalt für Kindergartenpädagogik absolviert und meinen ersten Job als Kindergartenpädagogin in Innsbruck angetreten hatte, traten aus dem Nichts mir nicht zuordenbare gesundheitliche Beschwerden auf. In meiner ersten Arbeitswoche litt ich unter ständiger Erschöpfung, Übelkeit und einem starken Hustenreiz, der mir den Schlaf raubte. Da ich aufgrund dieser Symptome nicht mehr arbeiten konnte, suchte ich meine Hausärztin auf. Ursprünglich dachte ich, ich hätte einen grippalen Infekt und würde mich nach ein paar Tagen wieder erholen. Jedoch schickte mich meine Hausärztin, nachdem sie ein EKG geschrieben hatte, sofort mit dem Rettungswagen in die Notfallaufnahme der Klinik Innsbruck. Dort erhielt ich die schockierende Nachricht, dass ich an einer Herzmuskelentzündung litt und mein Herz nur noch eine Ejektionsfraktion (Auswurfleistung) von 21% aufweisen konnte, was eine hochgradige Einschränkung der Linksventrikelfunktion bedeutete. Der Hustenreiz und die Übelkeit resultierten aus der Stauung des Bluts in den Blutgefäßen der Lunge und des Gastrointestinaltrakts. Die Tragweite dieser Diagnose wurde mir erst in den folgenden Tagen bewusst. Bereits nach einer Woche der Berufstätigkeit war ich somit im Langzeitkrankenstand, denn arbeiten war für mich vorerst nicht mehr möglich, und somit war auch der Traum von der eigenen Wohnung geplatzt. Zusätzlich zu den gesundheitlichen Problemen und der Ungewissheit musste ich mich mit einer möglichen Kündigung sowie mit vielen sozialversicherungsrechtlichen Angelegenheiten bezüglich des Krankengeldes auseinandersetzen. Während meine Freunde jedes Wochenende feierten und ihren Einstieg in das Erwachsenenleben genossen, wurde mein Alltag zur Herausforderung. Selbst kurze Strecken zu Fuß waren unmöglich geworden, und ich war auf die Hilfe von Familie und Freunden angewiesen. Ich musste feststellen, dass das Leben oft anders spielt als geplant. Dass dies so sein kann, war mir durchaus bewusst, doch als diese Erfahrung plötzlich und unerwartet tatsächlich in mein Leben trat, hat sie mein Fundament, auf dem ich stand, erschüttert. Nach einer Woche im Krankenhaus wurde ich vorerst nach Hause entlassen, doch bald darauf musste ich erneut mit dem Rettungswagen in die Klinik, da mein Blutdruck aufgrund der verordneten Medikamente gefährlich sank, was einen Aufenthalt auf der Intensivstation erforderlich machte. Weitere Untersuchungen ergaben, dass die Herzmuskelentzündung durch das Parvovirus-B-19 (Ringelrötelvirus) verursacht wurde, das auch aktiv im Herzmuskel nachgewiesen wurde. Vermutlich hatte ich mich während meiner Praktika im Kindergarten mit diesem Virus infiziert. Die einzige mögliche Therapie war eine Interferontherapie, deren Erfolg ungewiss war. Ab diesem Zeitpunkt musste ich mir für sechs Monate jeden zweiten Tag selbst Interferon spritzen. Ich litt dabei unter sehr starken grippeähnlichen Nebenwirkungen, weshalb ich an diesen Tagen bis zu fünf Schmerztabletten einnehmen musste. An manchen Tagen war es mir nicht einmal mehr möglich eine Teetasse zu halten, aufgrund der starken Gliederschmerzen. Zusätzlich zu den körperlichen Beschwerden kämpfte ich mit Depressionen, eine häufige Nebenwirkung der Therapie, weshalb ich auch Antidepressiva einnahm.

Die Erlösung kam im April 2009, als festgestellt wurde, dass die Viren aus meinem Körper verschwunden waren. Die Herzinsuffizienz blieb zwar bestehen, aber den Ärzten gelang eine medikamentöse Einstellung, die es mir ermöglichte, ein weitgehend normales Leben zu führen, trotz einer Auswurfleistung von nur 30%. Meine Tätigkeit als Kindergartenpädagogin musste ich jedoch leider aufgeben. Die Frage, was ich nun beruflich tun sollte, beschäftigte mich lange. Nach vielen Gesprächen mit meinem Arbeitgeber einigten wir uns darauf, dass ich in die Verwaltung wechseln konnte. Obwohl dies ein vollkommen neues Gebiet für mich war, war ich dankbar, weiterhin eine Beschäftigung zu haben. Die ersten Monate waren eine Herausforderung. Nach neun Monaten im Krankenstand musste ich mich wieder an Vollzeitarbeit gewöhnen. Doch zum ersten Mal seit langem konnte ich mein eigenes Geld verdienen und fand wieder einen geregelten Alltag. Ich nutzte diese Chance unter anderem dazu in eine eigene Wohnung zu ziehen. Endlich konnte ich auf eigenen Beinen stehen. Mit Unterstützung meiner Ärzte gelang es mir auch, meine körperliche Fitness zu verbessern. Anfangs konnte ich nur kurze Spaziergänge machen, aber bald darauf waren auch kleine Wanderungen wieder möglich. Schritt für Schritt wagte ich mich an sportliche Betätigungen heran und feierte schließlich überraschende Erfolge, indem ich Gipfel erkletterte und an Laufveranstaltungen teilnahm. Der Weg zu dieser sportlichen Fitness war nicht einfach, aber trotz der Einschränkungen meines Herzens gab ich nie auf.

Mehr oder weniger konnte ich trotz meinem geschwächten Herz ein „normales“ Leben einer jungen Frau führen, die mit beiden Beinen Mitten im Leben steht. Dieses trügerische Gefühl vermeintlich gesund zu sein, war jedoch nicht von Dauer und entsprach auch nicht der Realität.

Daher wurde im Jahr 2014 gemeinsam mit den Ärzten beschlossen, mir aus Vorsichtsgründen einen Defibrillator (ICD) zu implantieren. Dieser würde im Falle eines plötzlichen Herzstillstands, welcher insbesondere bei meiner geringen Herzleistung häufiger vorkommt, einen Elektroschock zur Wiederbelebung abgeben. Diese Entscheidung fiel mir schwer, da ich kein solches Gerät in mir tragen wollte. Mit einer Therapeutin konnte ich mir mit einem Bild weiterhelfen: Ich stellte mir vor, dass der Defi mein Schutzengel sei, der auf mich aufpasst, wenn ich ihn brauche. Auf dieses Bild konnte ich mich einlassen. Von diesem Zeitpunkt an hatte ich somit meinen persönlichen Schutzengel immer bei mir, der trotz seiner Eigenschaft als technisches Vehikel ein Teil von mir wurde.

An einem Sonntagmorgen im Februar 2016 entschloss ich meine übliche Laufstrecke zu absolvieren. Ein paar Tage später erwachte ich verwirrt in einem Krankenhausbett auf der Intensivstation, ohne Erinnerung daran, wie ich dorthin gelangt war. Im Verlauf der kommenden Tage ließen sich die Geschehnisse allmählich rekonstruieren.

Es stellte sich heraus, dass ich während meiner Laufrunde zusammengebrochen war. Ein vorbeigehender Spaziergänger bemerkte aufgrund des Bellens seines Hundes, der sich zu meinem Glück instinktiv nach mir umgedreht hat, den Vorfall, setzte einen Notruf ab und begann unter Anleitung der Landesleitzentrale mit der

Herzdruckmassage. Er musste ganze 15 Minuten lang allein reanimieren, bis die Rettungskräfte und ein Notarzt, an dem etwas abgelegenen Fußweg eintrafen. Sie führten sofort eine externe Defibrillation durch und brachten mich auf die Intensivstation. Dort versetzte man mich in einen künstlichen Tiefschlaf und kühlte meinen Körper, um mögliche Hirnschäden zu verhindern. Da ich weder Ausweis noch Handy bei mir trug, wurde ich zunächst als unbekannte Person aufgenommen, und meine Angehörigen konnten nicht benachrichtigt werden. Erst als sie mich vermissten und in Krankenhäusern nachfragten, wurden sie zur Identifizierung gebeten und erhielten Informationen über meinen Gesundheitszustand. Die folgenden Tage, die ich im Tiefschlaf verbrachte, während ich um mein Leben kämpfte, waren für meine Familie äußerst belastend. Während dieser Zeit haben viele Menschen mitgezittert, zahlreiche Kerzen für mich angezündet, Gebete gesprochen und mir positive Gedanken geschickt. Ich spürte ein tragfähiges Netz an Solidarität, auch wenn ich selbst keinerlei Erinnerung an die Zeit vor und nach dem Vorfall habe.

Es stellte sich jedoch bald heraus, dass ich keine bleibenden Schäden erlitten hatte – eine Erleichterung für uns alle. Mein Lebensretter hat einen entscheidenden Beitrag dazu geleistet - ohne die Zivilcourage des Spaziergängers wäre ich heute nicht mehr am Leben. Doch es blieb die Frage, warum der Defibrillator trotz korrekter Erkennung des Kammerflimmerns und sieben abgegebener Schocks nicht zum erwünschten Erfolg - Beendigung des Kammerflimmerns - geführt hatte. In der Klinik erlitt ich einen weiteren Herzstillstand aufgrund von Kammerflimmern und musste erneut extern defibrilliert werden.

Während des folgenden Monats im Krankenhaus wurden mehrere Operationen durchgeführt, bis schließlich eine halbwegs akzeptable Lösung gefunden wurde: Ich erhielt einen High-Energy-Defibrillator und eine epikardiale Extra-Elektrode, um mich zukünftig ausreichend zu schützen. Mein Aufenthalt in der Klinik war von vielen Rückschlägen geprägt und für mich sehr anstrengend und emotional belastend.

Einerseits war ich glücklich, das Ereignis überlebt zu haben, andererseits aber auch wütend, traurig und frustriert über die Situation. Als ein Physiotherapeut mit einem Gehbock an mein Bett kam, wurde mir schmerzhaft bewusst, wie sehr mein Körper durch das lange Liegen geschwächt war. Die Zeit nach dem Klinikaufenthalt war ebenfalls herausfordernd. Die Angst vor einem erneuten Herzstillstand war allgegenwärtig, besonders wenn ich allein war.

Gemeinsam mit meiner Familie entschied ich mich für psychotherapeutische Begleitung und einen Rehabilitationsaufenthalt, um wieder zu Kräften zu kommen. Es war ein harter Kampf, aber ich war entschlossen, mein Leben zurückzugewinnen. Oftmals verbarg ich meine inneren Kämpfe hinter einer Fassade der Stärke, aber innerlich sah es oft ganz anders aus. Ich stellte mir immer wieder die Fragen: Warum? Wieso? Warum gerade ich? Tränen flossen oft, und Verzweiflung begleitete mich durch diese Zeit. Ich kämpfte mich Schritt für Schritt zurück ins Leben, sowohl physisch als auch psychisch. Obwohl meine Leistung nicht mehr die gleiche war wie vor dem Vorfall, war sie dennoch akzeptabel. Ich wollte trotz dieser Krankengeschichte ein normales Leben führen.

Ein Jahr nach diesem einschneidenden Erlebnis plagten mich über einen längeren Zeitraum starke Magenschmerzen, und ich begab mich in die Notfallaufnahme. Dort offenbarte sich, dass ich erneut Wassereinlagerungen in der Lunge hatte und sich meine Herzleistung weiter verschlechtert hatte. Sofort wurde ich stationär aufgenommen. Obwohl ich nach einer Woche aus dem Krankenhaus entlassen wurde, verschlechterte sich mein Gesundheitszustand rapide. Ich war nicht mehr in der Lage zu arbeiten, benötigte Hilfe im Haushalt und konnte nur noch kurze Strecken zu Fuß zurücklegen. Bergaufgehen oder Treppensteigen waren für mich nahezu unmöglich, und die anhaltende Übelkeit erschwerte die Nahrungsaufnahme. Weiterführende Untersuchungen ergaben, dass mein Zustand weit schlechter war als angenommen. Mein Lebensweg wurde enger und steiler, die Möglichkeiten wurden weniger. Bei der Besprechung der Befunde wurde mir mitgeteilt, dass nur noch eine Herztransplantation meine Rettung sei. Diese Nachricht war für mich schwer zu verarbeiten. Mit einem fremden Herzen in mir zu leben, vermochte ich mir zunächst nicht vorzustellen. Alles schien unwirklich, und ich konnte die Realität nicht fassen. Einerseits wollte ich die Situation nicht akzeptieren, andererseits wusste ich, dass es so wie es war auch nicht weitergehen konnte. Nach den Voruntersuchungen für die Listung zur Transplantation entschied sich das Ärzteteam für einen Bridge-to-Transplant-Eingriff, bei dem mir Mitral-Clip eingesetzt wurden, um die Undichtigkeit der Mitralklappe zu behandeln und meinen Zustand bis zur Transplantation stabil zu halten und die Wartezeit zu überleben, die durchschnittlich sechs bis neun Monate dauert. Während der Wartezeit auf das für mich lebenswichtige Spenderorgan, habe ich oftmals meine Beerdigung geplant und viele Gespräche mit meiner Familie geführt. Jede Nacht vor dem Einschlafen fürchtete ich, nicht mehr aufzuwachen. Ich spürte, wie schwach mein Herz bereits war und wie wenig Kraft es noch hatte. Ein unregelmäßiger und schneller Herzschlag gehörte zu meinem Leben. In dieser Zeit kam es zu einem weiteren Herzstillstand durch Kammerflimmern, das dieses Mal jedoch durch meinen implantierten Defibrillator gestoppt wurde. Im Zuge dieses Herzstillstandes sackte ich am Esstisch zusammen und landete auf dem Boden. Das Ergebnis waren unzählige Prellungen und blaue Flecken.

Die Angst vor der Zukunft und vor allem vor der Transplantation war enorm. Die Vorstellung, nach einer solch großen Operation ein normales Leben zu führen, schien surreal. Jedes Klingeln meines Handys versetzte mich in Unruhe, bis ich wusste, wer am anderen Ende der Leitung war. Bei jedem Telefonanruf pendelte ich zwischen „hoffentlich nicht jetzt“ und „hoffentlich ist endlich ein Herz für mich da“. Die ständige Erreichbarkeit wurde zur Belastung. Zudem durfte ich unter keinen Umständen krank werden, da eine Infektion eine Transplantation unmöglich machen würde. Zu alledem kamen auch noch die beruflichen Sorgen, denn ein derart langer Krankenstand stellt einen Kündigungsgrund dar. Ich fühlte mich oftmals überfordert mit den gesamten versicherungstechnischen, finanziellen und gesundheitlichen Herausforderungen, die auch psychisch an mit nagten. Mein Arbeitgeber kam mir in dieser Zeit jedoch sehr entgegen und verzichtete auf die Kündigung.

Trotz allem bemühte ich mich, positiv zu denken, auch wenn es schwerfiel. Meine Familie war in dieser Zeit meine größte Stütze, und ich verbrachte viel Zeit mit ihr. Auch meine Gebete gaben mir Trost und Hoffnung. Ich vertraute darauf, dass Gott mich auf meinem Weg begleiten und unterstützen würde, egal wohin er führen mochte.

Im Juli 2017 verbrachte ich einen sonnigen Tag bei meinen Eltern und zwei meiner Geschwister. Abends war ich zu einem Treffen bei meinem jüngsten Bruder eingeladen. Wir saßen auf seiner Terrasse mit Blick über das malerische Innsbruck. Als mein Handy klingelte und ich die Nummer der Klinik auf dem Display sah, dachte ich zunächst, es ginge um meine Untersuchung vom Vortag. Doch die Stimme am anderen Ende der Leitung ließ mich erstarren: „Grüß Gott, Frau P., hier spricht die Transplantkoordination. Wir haben ein Organ für Sie – geht es Ihnen gut?“ Diese Worte versetzten mich in einen Schockzustand. Tränen rannen meine Wangen hinab, als ich meinem Bruder das Telefon übergab, unfähig zu sprechen. Dies war also der lang ersehnte und trotzdem nicht erwünschte Anruf nach nur drei Monaten Wartezeit. Zu einem Zeitpunkt, der passend war und trotzdem für mich unpassender nicht sein konnte. Ich überlegte mir, dass ich genau an diesem Tag meine gesamte Familie noch ein letztes Mal gesehen hatte und auch exakt an diesem Morgen meine Kliniktasche gepackt hatte. Als hätte ich es bereits geahnt. Danach ging alles ganz schnell. Mein Bruder begleitete mich mit der Rettung in die Klinik und verständigte während meiner letzten Untersuchungen die gesamte Familie. Ich sah mich außerstande mit meinen Eltern und meinen anderen Geschwistern noch einmal zu telefonieren. Die Transplantation sollte am nächsten Morgen erfolgen. Als ich auf der Station ankam, wurde mir gesagt, ich solle duschen gehen. Unter dem Wasserstrahl stehend, wurde mir bewusst, dass dies das letzte Mal sein würde, dass ich mit meinem eigenen Herz duschte – dem Herz, mit dem ich geboren wurde. Egal, ob ich nach der Operation noch leben würde oder nicht, es waren die letzten Momente mit meinem Herz und daher lauschte ich ganz bewusst auf meinen Herzschlag.

Als ich in den Operationssaal geschoben wurde, traf ich eine Krankenpflegerin, die mich bei meinen früheren Klinikaufenthalten bereits oft betreut hat und die wie eine Freundin für mich geworden war. Im Zuge ihrer Zusatzausbildung durfte sie bei einer Herztransplantation dabei sein - genau meine. Sie hielt meine Hand, war an meiner Seite und sprach mir Mut zu, als es los ging. Ich schloss meine Augen und schlief langsam ein.

Als ich am darauffolgenden Tag meine Augen wieder öffnete, war meine erste Frage: „Habe ich ein neues Herz?". Doch die Frage war überflüssig, denn in diesem Moment spürte ich das kräftige und schnelle Schlagen meines neuen Herzens, das in keiner Weise mit dem plumpen Herzschlag meines alten Herzens vergleichbar war. Nun stand ich ein weiteres Mal vor der Aufgabe mit einem völlig veränderten Leben zurechtzukommen. In den ersten Tagen nach der Transplantation sprach ich innerlich viel mit meinem neuen Herz. Es war, als müssten wir uns kennenlernen und Vertrauen zueinander aufbauen, um gemeinsam den Weg des Lebens zu gehen. Wir gewöhnten uns schnell aneinander. Ich wählte meinen Besuch sehr bewusst aus, da ich merkte, dass mein Körper sehr viel Ruhe braucht. Bereits nach sieben Tagen konnte ich die Intensivstation verlassen und wurde auf die Normalstation verlegt. Nach weiteren sieben Tagen war es mir bereits möglich die ersten Stockwerke mit dem Physiotherapeuten zu bestreiten. Ein Wunder für mich – vor allem im Vergleich zu meinem schlechten gesundheitlichen Zustand, der mir nur noch weniger Meter zu gehen erlaubte. Ich erinnere mich noch genau an den Moment, als ich das erste Mal im Rahmen der Physiotherapie nach draußen trat und der Wind durch meine Haare strich. Es war ein Gefühl der Freiheit und des Neuanfangs.

Während der folgenden Wochen musste ich regelmäßig Herzbiopsien, bei denen Herzgewebe entnommen wurde, über mich ergehen lassen, um sicherzustellen, dass keine Abstoßungsreaktion auftrat. Die Wartezeit auf die Ergebnisse war nervenaufreibend, aber die Erleichterung groß, wenn alles in Ordnung war. Ich hatte Gott sei Dank nie eine Abstoßungsreaktion. Neben der Angst vor einer Abstoßung waren die Hygienemaßnahmen und das Tablettenmanagement nach der Transplantation für mich eine große Herausforderung. Ich musste erst lernen, mit der reduzierten Immunabwehr zurecht zu kommen. Das Tragen eines Mund-Nasen-Schutzes war für mich sehr ungewohnt und ich konnte auch nicht sehr gut mit den komischen Blicken der Menschen umgehen. Die Sortierung und Einnahme der Tabletten war immer sehr aufwändig. Es waren an die 160 Tabletten pro Woche welche alle stets richtig geordnet und eingenommen werden mussten. Zudem durfte ich kein Leitungswasser mehr trinken, nur mehr Obst und Gemüse essen, das geschält werden kann, keine Rohmilch-Produkte zu mir nehmen, sowie keinen Schimmelkäse, kein rohes Fleisch, keine rohen Eier und keinen rohen Fisch essen. Auch Johanniskraut und Grapefruit sind seitdem tabu. Diese Vorschriften wurden jedoch teilweise nach dem ersten Jahr gelockert.

Nachdem bei mir nach der Transplantation alles so einwandfrei verlaufen war und meine Werte stabil waren, durfte ich die Klinik bereits nach einem Monat verlassen. Zu Beginn meines neuen Lebens fühlte ich mich unsicher und musste außerhalb der Klinik erst Selbstvertrauen aufbauen. Nach der Entlassung wurden die Biopsien nur mehr im Monatsabstand vorgenommen. Diese längeren Intervalle zwischen den Nachuntersuchungen verunsicherten mich zunächst. So unangenehm die Untersuchungen auch waren, gaben sie mir gleichsam Sicherheit, dass mit meinem neuen Herzen alles in Ordnung war. Mit jedem Tag gelang mir jedoch ein Schritt mehr in Richtung eines selbstbestimmten und eigenständigen Lebens, was ein sehr schönes und befreiendes Gefühl war, nachdem ich vor der Transplantation ständig auf fremde Hilfe und auf die Klinik angewiesen war. Die Rehabilitation mit der anschließenden Physiotherapie, sowie die Begleitung durch die Psychotherapeutin spielten auch eine entscheidende Rolle für meine gute und vollständige Genesung und das Zurechtfinden in meinem Leben 2.0.

Einen unglaublichen und wunderbaren Glücksmoment erlebte ich, als ich nach nur sechs Monaten meine erste Skitour mit immerhin 600 Höhenmetern erfolgreich bewältigte. Ab diesem Zeitpunkt wurden auch die Abstände zwischen den regelmäßigen Biopsien immer weiter verlängert. Auch beruflich konnte ich nach acht Monaten im Rahmen eines Wiedereingliederungsverfahrens ins Arbeitsleben – jedoch im Büro mit wenig Kundenkontakt - zurückkehren, zunächst mit reduzierter Stundenanzahl und später in Vollzeit. Angefangen hatte ich mit einer Arbeitszeit von 20 Stunden pro Woche, die ich allmählich im Laufe von sechs Monaten langsam auf eine Vollzeitbeschäftigung ausdehnte. Beim Eintritt ins Berufsleben war ich sehr nervös und konnte mir noch nicht vorstellen, wie ich alles unter einen Hut bekommen sollte. Zudem wusste ich nicht, wie meine Arbeitskollegen auf meine Lebensgeschichte reagieren würden. Schnell stellte sich für mich jedoch heraus, dass ich in ein sehr warmherziges Team gekommen war, das sehr rücksichtsvoll mit mir und meiner Geschichte umging. Mit der Zeit merkte ich, wie gut es mir tat, die Berufstätigkeit wieder aufgenommen haben. Es brachte Alltag und Struktur in mein Leben und verhalf mir dazu in ein normales Leben überzugehen. Auch finanziell wieder auf eigenen Füßen zu stehen, trug zu meiner erneut gewonnenen Selbstständigkeit bei.

Das erste Jahr nach der Transplantation war für mich noch etwas herausfordernd, da ich mich erst in jeder Lebenslage und bei jeder Aktivität zurechtfinden musste. In diesem Jahr war ich noch sehr vorsichtig und etwas ängstlich. Ich wollte nichts falsch machen und dadurch meine neu gewonnene Lebensqualität wieder verlieren. Inzwischen stehe ich selbstbewusst im Leben und weiß, was für mich möglich ist und was nicht.

Meine körperliche Leistungsfähigkeit verbesserte sich nach der Transplantation stetig. Ich konnte meine gewohnten Sportarten wieder ausüben und auch viele unterschiedliche neue Aktivitäten ausprobieren. Die Teilnahme an den World Transplant Winter Games, bei denen ich einige Goldmedaillen in den nordischen Wettbewerben erreichen konnte und an der Euregio-Transplant-Tour, bei der an drei Tagen, an die 300 Kilometer und 4.600 Höhenmeter mit dem Rennrad zurückgelegt werden, waren besondere Highlights, die zeigten, wie viel ich mit meinem neuen Herz erreichen kann.

Das Reisen und die Erkundung der Welt bereiten mir große Freude. Dies war für mich vor der Transplantation aufgrund meines Gesundheitszustandes ebenfalls nicht mehr möglich. Neben den gesundheitlichen Einschränkungen führte meine Situation natürlich auch dazu, dass ich finanziell im wahrsten Sinne des Wortes keine großen Sprünge machen konnte. Seit meiner Transplantation habe ich bereits viele Länder bereist und neue Kulturen kennengelernt. Die einzige Einschränkung ist die Unmöglichkeit einer Gelbfieberimpfung, wodurch ich Gebiete mit Gelbfieberrisiko leider meiden muss.

Beruflich habe ich mich seit meiner Transplantation noch einige Male verändert. Inzwischen bin ich meinem ursprünglich erlernten Beruf wieder sehr nahe. Ich kümmere mich im Büro um administrative Angelegenheiten der Elementarbildung und des Bildungswesens. Für mich hat sich somit nach etlichen Jahren der berufliche Kreis geschlossen. Um bestmöglich vor Infektionskrankheiten geschützt zu sein, ermöglicht mir mein Arbeitgeber zwei Tage in der Woche im Homeoffice zu arbeiten. Zudem habe ich auch vor ein paar Jahren mit einem Studium begonnen, das ich nebenberuflich verfolge.

Heute besuche ich die Klinik nur noch zweimal im Jahr zur Routinekontrolle und alle zwei Jahre für eine Herzkatheteruntersuchung. Auch die Anzahl der Tabletten hat sich deutlich reduziert. Ich komme nun mit zehn Tabletten pro Tag aus.

Durch die Transplantation wurde mir ein neues Leben geschenkt, für das ich unendlich dankbar bin. Ich hätte mir nie vorstellen oder erträumen können, dass ich wieder ein derart freies und unbeschwertes Leben haben werde. Ich bin meinem Organspender über alles dankbar, dass er mir diese Chance ermöglicht hat. Am Jahrestag meiner Transplantation - sozusagen mein zweiter Geburtstag - zünde ich immer eine Kerze für meinen anonymen Spender an und gedenke einer Person, die ich zwar nicht persönlich kannte, die mir aber mit ihrer Entscheidung zur Organspende mein Leben 2.0 ermöglichte.

Oft werde ich gefragt, ob sich meine Seele durch die Transplantation verändert hat oder ob ich selbst eine Veränderung durchgemacht habe. Nach reiflicher Überlegung komme ich zu dem Schluss, dass sich meine persönliche Weiterentwicklung durch meine gesamte Lebens- und Leidensgeschichte und somit durch meine Lebenserfahrung ergeben hat, nicht jedoch durch das neue Herz, das ich erhalten habe. Das neue Herz ist nämlich Teil von mir und so „mein" Herz und kein „fremdes" Herz.

Mein bisheriger Lebensweg hat mich gelehrt, wie stark ich sein kann und wie wichtig eine positive Einstellung ist. Auch die Auseinandersetzung mit Trauer, Schmerz und Angst gehört dazu. Ich musste mir auch immer wieder selbst bewusst machen, dass es die kleinen Schritte und die kleinen Dinge im Leben sind, die einen voranbringen. Es ist jedoch auch wichtig, die Trauer, den Schmerz und die Angst zuzulassen und darüber zu sprechen. Meine Familie und meine Psychotherapeutin waren wichtige Stützen in dieser Zeit. Ich hoffe, mit meiner Geschichte und meiner Erfahrung anderen Patienten vor einer Transplantation Mut machen zu können. Das ist das Mindeste, was ich zurückgeben kann. Deshalb bin ich auch im Verband der Herz- und Lungentransplantierten als Koordinatorin für Tirol und in der Austrian Transplant Sports Federation (ATSF) im Vorstand tätig, um einerseits Bewusstsein für dieses Thema zu schaffen und andererseits Betroffenen mit ihren Anliegen beistehen zu können. Mir liegt es besonders am Herzen, die Bevölkerung für das Thema Organspende zu sensibilisieren, da leider immer noch viele Vorurteile kursieren oder das Thema überhaupt nicht angesprochen wird.

Ich bin voller Neugier und Spannung darauf, was das Leben noch für mich bereithält und wohin mich mein Weg führen wird. Ich feiere mein Leben mit großer Freude und versuche jeden Herzschlag zu genießen.

3.11

LUNGENTRANSPLANTATION – INDIKATIONEN, THERAPIE UND OUTCOME

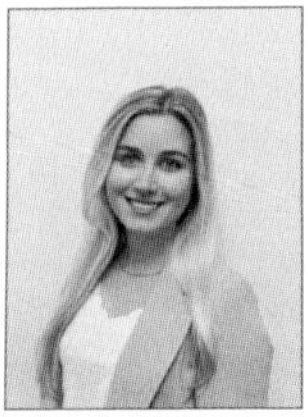 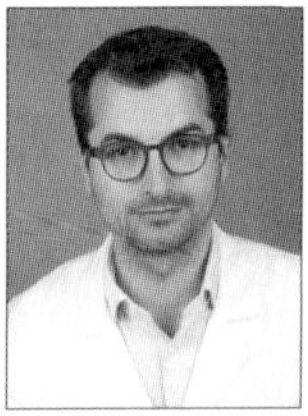

Sophia Auner, Konrad Hötzenecker

Eine Lungentransplantation ist ein komplexer chirurgischer Eingriff, bei dem eine oder beide kranken Lungen eines Patienten durch gesunde Lungen eines verstorbenen Spenders ersetzt werden. Dieser Eingriff wird als letzte Behandlungsoption für Patienten betrachtet, deren Lungen durch Krankheiten wie chronisch-obstruktive Lungenerkrankung (COPD), idiopathische Lungenfibrose oder fortgeschrittene zystische Fibrose irreversibel geschädigt sind und bei denen andere Behandlungen keinen Erfolg gezeigt haben. Die Geschichte der Lungentransplantation begann 1963, aber erst in den 1980er Jahren wurden durch medizinische Fortschritte, insbesondere in der Immunsuppression, regelmäßige Erfolge erzielt. Diese Fortschritte haben die Überlebensraten und die Lebensqualität der Empfänger wesentlich verbessert. Die Auswahl der Kandidaten für eine Lungentransplantation erfolgt sorgfältig und basiert auf verschiedenen Kriterien, einschließlich des allgemeinen Gesundheitszustandes, der Schwere der Lungenerkrankung und der psychosozialen Stabilität des Patienten. Der

Prozess der Lungentransplantation umfasst mehrere Schritte: die Auswertung und Auswahl geeigneter Kandidaten, das Warten auf passende Spenderorgane, die eigentliche Transplantationsoperation und eine intensive Nachsorge, die regelmäßige Kontrollen und lebenslange Medikation zur Verhinderung von Abstoßungsreaktionen einschließt. Die Herausforderungen nach einer Transplantation sind beträchtlich und umfassen das Risiko von Abstoßungsreaktionen, bei denen das Immunsystem des Empfängers die neue Lunge angreift, sowie das Risiko von Infektionen aufgrund der immunsuppressiven Medikamente, die notwendig sind, um eine Abstoßung zu verhindern. Zudem sind regelmäßige medizinische Untersuchungen erforderlich, um die Funktion der transplantierten Lunge zu überwachen und frühzeitig auf Probleme reagieren zu können.

Die Lungentransplantation bietet Patienten zusätzliche Lebenszeit und eine verbesserte Lebensqualität. Sie bleibt jedoch eine komplexe Behandlungsoption, die umfassende Betreuung und spezialisierte medizinische Kenntnisse erfordert.

In diesem Kapitel wird auf Indikationen, Therapien und Outcomes nach Lungentransplantation eingegangen, um einen umfassenden Überblick über das Thema Lungentransplantation geben zu können.

3.11.1 Indikationen

Eine Lungentransplantation wird in der Regel als letzte Behandlungsoption für Patienten betrachtet, deren Lungen irreversibel geschädigt sind und bei denen andere Therapien keinen Erfolg gezeigt haben. Eine sorgfältige Auswahl der Empfänger und eine korrekte Bewertung der Schwere der Erkrankung sind unerlässlich. Bei der Evaluierung möglicher Kandidaten werden sowohl der erwartete Nutzen als auch die Überlebenswahrscheinlichkeit nach der Transplantation berücksichtigt. Darüber hinaus ist die richtige Beurteilung des allgemeinen Gesundheitszustands der Patienten von größter Bedeutung, um die Sterblichkeit vor und nach der Transplantation zu reduzieren. Die allgemeinen Kriterien für die Eignung zur Lungentransplantation wurden zuletzt von der International Society for Heart and Lung Transplantation (ISHLT) 2021 definiert. Zu den allgemeinen Überlegungen zur Eignung gehören das hohe Risiko (über 50%) des Todes durch die Lungenkrankheit innerhalb von zwei Jahren, sowie eine hohe Wahrscheinlichkeit (über 80%), dass die Patienten fünf Jahre nach Lungentransplantation noch am Leben sind. Anhand dieser Definitionen wird im klinischen Alltag versucht, geeignete Kandidaten für die Lungentransplantation und den richtigen Zeitpunkt für die Evaluierung und Listung zu finden. Die häufigsten Krankheitsbilder und Kriterien für eine Listung werden nun in diesem Kapitel beschrieben.

3.11.2 COPD

Die COPD ist eine fortschreitende und potenziell tödliche Erkrankung, die durch eine anhaltende Atemwegsobstruktion gekennzeichnet ist. Primär durch langjähriges Rauchen verursacht, können auch Umweltfaktoren und genetische Prädispositionen (z.B. Alpha-1-Antitrypsin-Mangel) zur Entstehung von COPD beitragen. Die Krankheit entwickelt sich meist langsam und wird oft erst in fortgeschrittenem Stadium diagnostiziert. Pathophysiologisch kommt es zu einer chronischen Entzündung der Atemwege und der Lunge sowie letztendlich zu einer Zerstörung des Lungengewebes (Emphysem). COPD wird nach der Global Initiative for Chronic Obstructive Lung Disease (GOLD) klassifiziert, die auf der Basis der Spirometrie (einem Lungenfunktionstest) in vier Schweregrade eingeteilt wird: von leicht (Stadium I) bis sehr schwer (Stadium IV). Diese Einteilung hilft dabei, den Schweregrad der

Erkrankung zu bestimmen und entsprechende Behandlungsstrategien zu planen. Patienten mit COPD werden meist im Stadium IV erstmalig für eine Lungentransplantation vorstellig. In diesem Stadium sind Betroffene sauerstoffabhängig und deutlich in ihrer Lebensqualität eingeschränkt. Eine Transplantation sollte in Betracht gezogen werden, wenn sich der Zustand der Patienten trotz maximaler therapeutischer Interventionen weiter verschlechtert. Die Hauptkriterien für eine Listung ist eine FEV1 (Forciertes Exspiratorisches Volumen in einer Sekunde) von weniger als 20% des Sollwerts, wiederholte Krankenhausaufenthalte aufgrund von COPD-Exazerbationen (mehr als drei im vorangegangenen Jahr), mindestens eine schwere Verschlechterung mit akutem, hyperkapnischen Atemversagen und in einigen Fällen eine moderate bis schwere sekundäre pulmonale Hypertonie.

3.11.3 IPF

Die idiopathische Lungenfibrose (IPF) ist eine fortschreitende und tödliche Lungenkrankheit unbekannter Ursache, die durch eine zunehmende Vernarbung des Lungengewebes gekennzeichnet ist. Diese Fibrosierung führt zu einer stetigen Verschlechterung der Lungenfunktion und betrifft vor allem ältere Erwachsene. Neben IPF gibt es auch die nicht-spezifische interstitielle Pneumonie (NSIP), die ebenfalls eine Form der interstitiellen Lungenerkrankung darstellt, jedoch eine etwas bessere Prognose hat und oft auf eine immunmodulierende Therapie anspricht. IPF ist die zweithäufigste Indikation für eine Lungentransplantation. Patienten mit IPF haben eine mediane Überlebenszeit von 2,5 bis 3,5 Jahren ohne Transplantation. Aufgrund des schnellen Krankheitsverlaufs ist die Sterblichkeit auf der Warteliste bei IPF-Patienten hoch, weshalb eine frühzeitige Listung nach Diagnosestellung empfohlen wird.

3.11.4 CF

Die zystische Fibrose (CF) ist eine genetisch bedingte Erkrankung, die durch Mutationen im CFTR-Gen verursacht wird. Diese Mutationen beeinträchtigen die Funktion des CFTR-Proteins, was zu einer gestörten Chloridsekretion in den Zellen führt und dadurch den Schleim in verschiedenen Organen, besonders in den Lungen, zäh und dickflüssig macht. Dies resultiert in chronischen Atemwegsinfektionen und fortschreitender Lungenschädigung. CF ist die dritthäufigste Indikation für eine Lungentransplantation. Die Kolonisierung oder chronische Infektion der Lunge mit multiresistenten Bakterien stellt sowohl vor als auch nach der Transplantation eine besondere Herausforderung dar. Die Auswahl geeigneter Empfänger ist daher von großer Bedeutung. Patienten mit CF sollten zur Transplantation überwiesen werden, wenn die FEV1 weniger als 30% beträgt oder wenn ein rascher Rückgang des FEV1 zu verzeichnen ist. Weitere Kriterien sind häufige Exazerbationen, die eine Antibiotikabehandlung und Aufenthalte auf der Intensivstation erfordern, ein Pneumothorax oder Lungenblutungen, die ein invasives Management benötigen. Aufgrund neuer Medikamente, die auf die Korrektur des defekten CFTR-Proteins abzielen, kommen Patienten mit CF heutzutage später zur Transplantation, da diese Behandlungen die Lungenfunktion stabilisieren und die Progression der Krankheit verlangsamen können.

3.11.5 iPAH

Die idiopathische pulmonal-arterielle Hypertonie (iPAH) ist eine spezifische Form des Lungenhochdrucks, die durch eine Zunahme des Widerstands in den pulmonalen Gefäßen charakterisiert ist, was zu einem Anstieg des arteriellen Blutdrucks im Lungenkreislauf führt. Als Folge davon kann es zu einer Rechtsherzinsuffizienz kommen. Die mittlere Überlebenszeit ohne Behandlung liegt bei 2,8 Jahren. iPAH zeichnet sich durch eine schnelle Progression der

Erkrankung aus und zeigt in den schwersten Fällen oft Resistenz gegenüber konservativen Behandlungen, einschließlich intravenöser oder subkutaner Prostazyklin-Analoga. Aufgrund dieser Faktoren wird empfohlen, dass Patienten mit iPAH bereits zum Zeitpunkt der Diagnose an Zentren für Lungentransplantationen überwiesen werden sollten. Die Entscheidung über eine Listung erfolgt in enger Absprache mit den Internisten, die die medikamentöse Therapie der iPAH durchführen.

3.11.6 Therapie

Der Prozess einer Lungentransplantation sowie die anschließende Behandlung und Betreuung finden in einem spezialisierten Zentrum statt, das von einem interdisziplinären Expertenteam betreut wird. Sobald ein Patient als geeignet für eine Transplantation eingestuft ist, wird er, nach interdisziplinärer Besprechung, auf eine Warteliste gesetzt. Die Wartezeit kann variieren, abhängig von der Dringlichkeit und der Verfügbarkeit passender Spenderorgane und richtet sich nach dem LAS (Lung Allocation Score). Dieser Punktwert reicht von 0 bis 100 und spiegelt die Wahrscheinlichkeit eines Patienten wider, innerhalb des nächsten Jahres ohne Transplantation zu versterben, sowie die Wahrscheinlichkeit, dass der Patient das erste Jahr nach der Transplantation überlebt. Der LAS wurde entwickelt, um eine gerechtere und effizientere Zuteilung der verfügbaren Spenderlungen zu ermöglichen, indem dringlichste Patienten mit den besten Aussichten auf Erfolg priorisiert werden. Kriterien, die in die Berechnung des LAS einfließen, umfassen unter anderem die Schwere der Erkrankung, das Alter des Patienten, die Funktionsfähigkeit anderer Organe und andere spezifische klinische Messwerte.

Passende Spenderlungen werden sorgfältig nach Kriterien wie Blutgruppe, Körpergröße und der berechneten sowie tatsächlichen totalen Lungenkapazität (TLC) für den jeweiligen Empfänger ausgewählt. Sobald ein geeignetes Spenderorgan verfügbar ist, wird der Empfänger umgehend ins Krankenhaus gebracht. Gleichzeitig begibt sich ein Team, bestehend aus einem Chirurgen und einem Transplantationskoordinator, vom Lungentransplantationszentrum ins Spenderkrankenhaus. Dort wird das Organ einer abschließenden Evaluierung unterzogen, bei der die Funktion, mögliche pathologische Veränderungen und die Größe eingehend geprüft werden. In Österreich gibt es zwei unterschiedliche Arten der Organspende für Lungentransplantationen: die Spende nach irreversiblem Funktionsausfall des Gehirns bei erhaltenem Kreislauf (DBD, Donation after Brain Death) und die Spende nach Tod durch Kreislaufstillstand (DCD, Donation after Circulatory Detremination of Death). Der Hauptunterschied zwischen DBD und DCD liegt im Zeitpunkt der Organentnahme. Bei DBD werden Organe von Spendern entnommen, die einen irreversiblen Funktionsausfall des Gehrins erlitten haben, aber deren Kreislauf noch aufrechterhalten wird. Bei DCD erfolgt die Organentnahme hingegen nach dem Kreislaufstillstand des Spenders. Erst nach Explantation des Organs und nach endgültiger Beurteilung des entnommenen Organs wird der Empfänger in den Operationssaal gebracht und anästhesiologisch für die Transplantation vorbereitet. Die Transplantation erfolgt in Vollnarkose entweder über 2 Thorakotomien (Schnitte unter der Brust) oder, wenn notwendig, über einen sogenannten „Clamshell"-Schnitt (Schnitt unter der Brust mit Durchtrennung des Brustbeins) und in den meisten Fällen mit ECMO- (extracorporeale Membranoxygenierung) Unterstützung. Die ECMO dient der Lungen- und Kreislaufunterstützung während der Transplantation. Zunächst, wird je nach Grunderkrankung entweder ein Lungenflügel oder beide Lungenflügel nacheinander entfernt. Nach der Entnahme der erkrankten Lunge wird das Spenderorgan an derselben Stelle positioniert und an die Blutgefäße sowie den Hauptbronchus angenäht. In einigen Fällen kann es notwendig sein, die transplantierte Lunge nach Beginn ihrer Beatmung chirurgisch zu verkleinern, um sie der Größe der Brusthöhle des Empfängers anzupassen.

Die Operation selbst dauert in der Regel mehrere Stunden. Nach erfolgter Transplantation werden Patienten noch sediert und beatmet auf die Intensivstation gebracht und dann dort schrittweise von der Beatmung entwöhnt. Dies kann wenige Stunden bis mehrere Tage dauern und ist sowohl vom Allgemeinzustand des Empfängers als auch von der Organqualität abhängig. In einigen Fällen ist es notwendig, die maschinelle Beatmung sogar für Wochen fortzusetzen. Hier kann ein Luftröhrenschnitt erforderlich sein, um die Beatmung für den Patienten angenehmer zu gestalten oder den Prozess der Beatmungsentwöhnung zu erleichtern. Sobald Patienten extubiert und mobilisiert sind, können sie zur weiteren Betreuung auf die Normalstation gebracht werden. Bei einem normalen Verlauf der Transplantation beträgt die Aufenthaltsdauer im Krankenhaus in der Regel etwa drei bis vier Wochen. Anschließend erfolgt üblicherweise direkt die Verlegung in eine spezialisierte Rehabilitationsklinik, um ihre körperliche Leistungsfähigkeit weiter zu verbessern.

Nach einer Lungentransplantation ist eine umfassende Nachsorge und dauerhafte Immunsuppression essenziell, um das Risiko einer Organabstoßung zu minimieren und die langfristige Funktion des transplantierten Organs zu sichern. Ab dem ersten Tag nach der Operation erhalten Patienten Immunsuppressiva, die lebenslang eingenommen werden müssen. Dazu zählt Tacrolimus, Mycofenolat Mofetil und Kortison. Zur Vorbeugung gegen Pneumocystis wird lebenslang eine Prophylaxe mit Trimethoprim-Sulfamethoxazol oder Atovaquone durchgeführt. Zusätzlich erhalten die Patienten in den ersten drei Monaten Inhalationstherapien mit Amphotericin B und Gentamicin. Zum

Schutz vor CMV-Infektionen werden CMV-Hyperimmunglobuline zusammen mit Valganciclovir verabreicht, wobei die Dauer der Prophylaxe je nach Risikoprofil des Patienten bis zu 12 Monate betragen kann.

In der Anfangszeit nach der Transplantation erfolgen regelmäßige medizinische Nachuntersuchungen. Diese umfassen routinemäßige Lungenröntgen, Lungenfunktionsuntersuchungen und Bronchoskopien mit Biopsien der neuen Lunge. Diese Untersuchungen dienen vor allem dem Ausschluss von Infektionen und Abstoßungsreaktionen.

3.11.7 Outcome

Das Outcome nach einer Lungentransplantation hängt von vielen Faktoren ab, einschließlich des Gesundheitszustandes des Empfängers vor der Transplantation, der Qualität des Spenderorgans und der anschließenden Nachsorge. Statistisch gesehen hat die Lungentransplantation eine mediane Überlebensrate von etwa sieben Jahren. Die kurzfristigen Überlebensraten nach Lungentransplantationen haben sich in den letzten Jahren verbessert, mit Überlebensraten von etwa 90% nach einem Jahr. Die Langzeitüberlebensrate verbessert sich kontinuierlich dank Fortschritten in chirurgischen Methoden, besserem Management der Immunsuppression und effektiveren Strategien zur Infektionskontrolle. Besonders in den ersten Monaten nach der Transplantation kann es zu akuten Abstoßungsreaktionen durch eine nicht ausreichende Immunsuppression oder zu Infekten durch eine zu starke Immunsuppression kommen. Im Langzeitverlauf kann es auch Jahre nach der Transplantation zu einer chronischen Abstoßung kommen, die sich in einer schleichenden Funktionsverschlechterung des Transplantats äußert.

Fakten zur Lungentransplantation

Warteliste am 31. Dezember 2024:
Anzahl der Personen auf der Warteliste für eine Lungentransplantation

Zentrum	Patienten
Graz	0
Innsbruck	7
Linz	0
Wien	37
Summe	**44**

Mittlere Wartelistenverweildauer in Monaten für Lungentransplantationen bis zur Transplantation oder bis zum Tod für den Zeitraum 1. 1. 2018 bis 31. 12. 2023

Mittlere Verweildauer[1] (Median)	Monate
Bis zur Transplantation	2,1
Bis zum Versterben vor Auffinden eines geeigneten Transplantats	2,5

Lungentransplantationen 2024 in Österreich, gegliedert nach Transplantationszentren

TX-Zentrum	Transplantationen
Graz	0
Innsbruck	5
Linz	0
Wien	101
Summe	**106**

Quelle: Stiftung Eurotransplant/Gesundheit Österreich GmbH, 2025

Die Lungentransplantation bleibt eine herausfordernde und komplexe Therapie, bietet jedoch vielen Patienten mit Lungenversagen eine zweite Chance auf ein aktives und erfüllteres Leben. Trotz der Herausforderungen, die mit einer Lungentransplantation verbunden sind, berichten viele Patienten über eine dramatische Verbesserung ihrer Lebensqualität.

3.12

WENN PLÖTZLICH DIE LUFT WEGBLEIBT

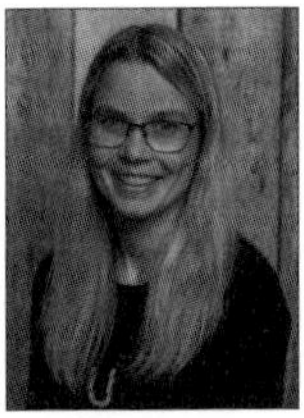

Stefanie K.

30 Jahre, Doppellungentransplantation 2016 Uniklinik Wien

Ich packe ganz gemütlich meinen Rucksack für eine Wanderung. Eine Trinkflasche für mich und meine Hündin Kira, sowie eine Kleinigkeit zum Essen dürfen nicht fehlen. Nun schnappe ich mir meine Wanderschuhe, eine leichte Jacke, setze mich ins Auto und los geht's! Ich genieße die Aussicht, die Landschaft, die Ruhe rundum und die gute Luft. Am Abend komme ich nach Hause und koche mir noch ein Abendessen, gehe duschen, setze mich auf die Couch und sehe mir die Fotos von diesem schönen Ausflug an. So schön und ohne Sorgen klingt ein Ausflugstag in meinem heutigen Leben, nach meiner schwierigen Doppellungentransplantation. Doch das war nicht immer so. Vor einigen Jahren musste jeder noch so kleine Ausflug genauestens geplant sein. Wobei von Ausflug schon kaum eine Rede war, eher Spaziergang. Der mobile Sauerstoffkonzentrator musste aufgeladen sein, mein Rollstuhl wurde auch eingepackt, ebenso gefühlt tausend Notfallsprays. Ich, beziehungsweise mein Körper, war bereits sehr schwach. Nach gerade einmal 30 Meter gehen war ich so erschöpft, dass ich einen Rollstuhl benötigte, obwohl ich weder meinen Rucksack noch meinen Sauerstoffkonzentrator selbst tragen musste. Ich hatte absolut keine Muskeln mehr. Alles war anstrengend, selbst das Atmen. Nach solch kleinen Spaziergängen kamen wir nach Hause, und ich musste erstmal drei bis vier Stunden schlafen, um mich davon zu erholen.

Ich heiße Stefanie, bin heute 30 Jahre alt und mir wurde im Jahr 2016 mit 21 Jahren gerade noch das Leben dank einer Organspende gerettet.

Bereits an meinem zweiten Lebenstag fiel ich etwas aus der Reihe. Da ich durch Mamas Muttermilch nicht zunahm und ständig von Bauchweh geplagt war, wurde ich auf eine Heilnahrung umgestellt. Außerdem wurde ein Darmverschluss festgestellt, dieser brachte die Ärzte zu einer ersten Verdachtsdiagnose „Cystische Fibrose" (auch Mukoviszidose genannt). Kurz darauf war ich das erste Mal im Operationssaal und bekam einen künstlichen Darmausgang, welcher zum Glück wenige Tage später rückoperiert werden konnte. Die Diagnose Cystische Fibrose bestätigte sich jedoch. Die Krankheit ist eine, bis heute noch, unheilbare, chronische Stoffwechselerkrankung, die von Geburt an besteht. Ein Defekt auf Chromosom 7 führt zur Bildung von zähflüssigem und klebrigem Schleimsekret. Dieses klebrige Sekret verstopft und verengt vor allem die Atemwege und den Verdauungstrakt. Oftmals sind auch andere Orange wie beispielsweise die Bauchspeicheldrüse oder die Leber betroffen. Somit sind Betroffene meist von klein auf, auf das Einnehmen von Medikamenten angewiesen. Wegen dem klebrigen Schleimsekret müssen sie, oft mehrmals täglich, mit schleimlösenden Medikamenten und Antibiotika inhalieren. Die regelmäßige Physiotherapie, vielfache Kontrolltermine im Krankenhaus und das lebenslange Einnehmen von Tabletten garantieren einen Vollzeitjob ohne Pausen! Zum Glück entwickelt sich die Medizin in großen Schritten weiter, und so kamen in den letzten Jahren erste Modulatoren (Arzneimittel, welche die Ursache stoppen/verlangsamen) auf den Markt, die zu einer drastischen Steigerung in Lebensqualität und -erwartung von Betroffenen mit Cystischer Fibrose beitragen. Leider kamen diese Medikamente für mich zu spät, somit war meine gesamte Kindheit sowie mein Jugendalter geprägt von Medikamenten, Therapien, Kontrollterminen und auch Krankenhausaufenthalten. Trotz allem kann ich sagen, dass ich eine schöne Kindheit erleben durfte, gemeinsam mit meinen drei jüngeren Geschwistern!

Was meinen Krankheitsverlauf von Anfang an positiv beeinflusste, war die Tatsache, dass ich schon immer ein sehr quirliges, aufgewecktes Kind war, welches meist in Bewegung war. Ich probierte gefühlt jede Sportart aus. Von Ballett über Tennis, Leistungsturnen, Karate, Bogenschießen, Zirkeltraining, Wandern bis hin zu Tischtennis war bereits alles dabei. Auch heute noch bin ich sehr schnell für jeglichen Sport zu begeistern und einfach sehr gerne in Bewegung. Tischtennis begleitet mich, seit ich ein Kind war. Die restlichen Sportarten wechselten sich phasenweise ab. Vor der Transplantation half mir der Sport zu einer Auszeit vom „Kranksein" und gab mir gute Laune. Ich fühlte mich im Verein dazugehörig und hatte immer viel Spaß im Team. Zudem lockerte der Sport den Schleim in der Lunge und wirkte somit quasi wie eine Therapie. Bis kurz vor der Transplantation versuchte ich so gut es ging möglichst viel Bewegung in meinen Alltag zu integrieren. Im Jugendalter verschlechterte sich mein Zustand stetig. Meine Lungenfunktion fiel allmählich, Atmen wurde schwerer, Antibiotika halfen weniger, alles wurde anstrengender. Mit gerade einmal 18 Jahren war ich, 24 Stunden pro Tag, sieben Tage die Woche auf zusätzlichen Sauerstoff angewiesen. Für unterwegs hatte ich einen mobilen Sauerstoffkonzentrator, mit dem ich zumindest kurze Zeit außer Haus konnte. Meine Familie bastelte mir für dieses mobile Gerät einen kleinen Rucksack und so versuchte ich, so lange es irgendwie möglich war, mich in die Turnhalle zum Tischtennis zu schleppen. Ich wollte weg von der Krankheit und von den immer wiederkehrenden Gedanken über Therapie, Ärzte, Krankenhäuser, Transplantationen, dem Tod und dem Mantra „stabil bleiben!“

Zu Hause stand ein weiterer großer Sauerstoffkonzentrator. Um möglichst ‚mobil‘ zu sein, stückelte ich mehrere Schläuche zusammen, somit hatte ich im Haus eine Reichweite von 15 Metern. So konnte ich zumindest im Haus fast überall hin. Wie oft habe ich das Sauerstoffgerät verflucht, weil der Schlauch mal wieder genau um einen Meter zu kurz war? Wie oft stolperte ich oder jemand aus meiner Familie über meinen Sauerstoffschlauch? Wie oft blieb ich mit dem Schlauch unter der Tür hängen? Das Sauerstoffgerät und ich führten quasi eine richtige Hassliebe, denn obwohl ich das Gerät viel zu oft verfluchte, war ich in dieser Zeit heilfroh, dass es das Gerät und den Sauerstoff gab! Denn mittlerweile waren in meinem schlechten Allgemeinzustand selbst die 10 Schritte vom Wohnzimmer auf die Toilette mehr als ein Marathonlauf, und ich benötigte danach erstmal eine Pause. Generell sah unser Zuhause mit den vielen Hilfsmittel bereits wie eine kleine private Intensivstation aus.

Trotz aller Bemühungen inklusive Rehabilitation an der Nordsee ging mein Allgemeinzustand und vor allem meine Lungenleistung in den Jahren ab circa der Pubertät immer weiter bergab. Ich war mehr im Krankenhaus als daheim. Tägliches fast Ersticken wurde zum Alltag. Um Luftringen wurde Tag für Tag anstrengender. Meinen Ärzten und mir wurde bewusst, dass meine einzige Möglichkeit zu überleben, eine beidseitige Lungentransplantation sein wird. Somit starteten die Vorbereitungen. Unzählige Untersuchungen und Gespräche folgten. Es war eine enorme psychische, aber auch physische Herausforderung. Mein Körper tat nur mehr das Nötigste. Doch mein Überlebenswille war groß. Ich schrieb mir eine To-do-Liste, was ich nach einer Transplantation wieder machen möchte:

Bergsteigen, wandern, lachen, alleine Socken anziehen, einkaufen, das Leben genießen... Diese Dinge gaben mir Aussicht auf ein Leben nach der Transplantation. Die Wartezeit war psychisch enorm anstrengend. Man musste IMMER erreichbar sein, es konnte immerhin zu jeder Tages- oder Nachtzeit DER Anruf für ein neues Organ kommen. Ich hatte große Angst den Anruf, warum auch immer, zu verpassen. Das führte zu vielen schlaflosen Nächten. Ich kämpfte mit vielen Gedanken rund um die bevorstehende Zeit. „Werde ich meinen 22. Geburtstag noch erleben können? Wie läuft alles ab? Kommt rechtzeitig ein Organ? Werde ich die Wartezeit überleben?“ Meine größte Angst war, dass ich eventuell jemandem das Organ ‚wegnehme‘, dem es schlechter ging als mir. Im Nachhinein eine total irrationale Frage, immerhin wird jeder Patient auf der Warteliste mit einem Score nach der Dringlichkeit gereiht, und ich wüsste nicht, wie es mir noch schlechter gehen hätte können. Als kein Antibiotikum mehr half, gaben mir die Ärzte nur mehr wenige Wochen bis Tage zum Leben. Ein schwieriger Gedanke. Ich stellte mir das Leben doch so anders vor! Ich träumte vom Reisen, Hausbauen, Familie gründen, vom Leben. Es war nie in meiner Vorstellung, dass ich mich mit Anfang 20 mit meinem eigenen Tod befassen muss. Meine Familie, Freunde, aber auch meine Ärzte waren immer für mich da und begleiteten mich durch diese schwere Zeit. Ich konnte mit allen Fragen zu ihnen kommen, mich aber auch einfach nur ausweinen. Meine Geschwister versuchten mich mit lustigen Geschichten und Brettspielen auf andere Gedanken zu bringen. Dafür bin ich allen sehr dankbar! Nach wenigen ungewissen Tagen waren zwar immer noch Zweifel vorhanden, ob ich wirklich stark genug für eine so große Operation sein werde, jedoch fing ich immer mehr an, die Transplantation als Chance zu sehen. Als meine Chance auf ein neues Leben! Nicht jeder Patient schafft es auf die Warteliste, ich hatte es geschafft, und nun wollte ich meine Chance nutzen! Was wird mich nach meiner Transplantation, mit neuer Lunge, mit viel Atem alles erwarten? Was werde ich wieder erleben können?

„Spreche ich mit Frau K.?" – „Ja, das bin ich." – „Wie geht es Ihnen im Moment?" Ich dachte der Anruf sei ein „Routineanruf", denn während der Wartezeit wird man immer mal wieder vom AKH angerufen, wie denn der aktuelle Gesundheitsstatus sei. Doch diesmal war es tatsächlich DER entscheidende Anruf! „Gut, Frau K. es ist nämlich so, dass wir ein potenzielles Spenderorgan für Sie haben. Ich werde die Rettung bezüglich des Transports anrufen und mich in Kürze noch einmal bei Ihnen melden. Bleiben Sie ruhig!" Wie soll man in diesem Moment ruhig bleiben? Ich legte auf und wusste nicht, was ich machen sollte. Tränen liefen. Auf der einen Seite überkam mich die Freude, bald alles geschafft zu haben, aber auf der anderen Seite kam doch die Angst... War ich stark genug für die große Operation? Ich rief meine Eltern an, um ihnen vom Anruf zu erzählen, sie kamen sofort zu mir nach Hause. Zwischen all den Tränen von meinen Eltern und mir rief mich die Dame vom Krankenhaus nochmals an, um mir mitzuteilen, dass mich die Rettung in etwa 30 Minuten abholen würde. Ich packte mir das Nötigste, also Sauerstoffgerät, Ladekabel, mein Kissen und etwas Kleidung in einen Rucksack ein. Die Rettung war bereits nach etwa zehn Minuten da, weil sie gerade zufällig in der Gegend waren. Meine Mama fuhr in der Rettung mit nach Wien, Papa kam mit dem Auto nach. Gegen 11:00 Uhr kamen wir im AKH Wien an. Wir wurden nett empfangen und bekamen einen kleinen Raum, in dem es nun warten hieß. Es wurden noch nötige Untersuchungen gemacht, wie Gewicht (ich wog zu diesem Zeitpunkt nur mehr 38kg), Größe, Blutdruck, Sauerstoffsättigung und Blutabnahmen. Wir bekamen die Info, dass uns der Chirurg etwa gegen 17:30 Uhr Bescheid geben würde, ob die Lunge tatsächlich transplantabel sei oder nicht. Während des Wartens folgten immer wieder Untersuchungen, Aufklärungsbögen wurden unterschrieben und viele Tränen flossen. Mein Papa kam mit meiner Schwester nach, auch mein Bruder kam vom Internat noch ins AKH, mein zweiter Bruder wollte kommen, konnte allerdings nicht weg. Wir sammelten gemeinsam Kraft, überlegten was wir nach der Transplantation erleben möchten, sobald es mir wieder gut gehen würde, und stimmten uns so positiv für die bevorstehende Zeit. Gegen 17:00 Uhr kam der Chirurg und gab das Okay für die große, alles entscheidende Operation. Kurz darauf war ich bereits im OP-Hemd und verabschiedete mich mit den Worten „Wir sehen uns bald wieder" von meinen Liebsten. Im OP-Saal sah ich um 18:00 Uhr das letzte Mal auf die Uhr, bevor ich ganz gemütlich einschlief.

An die ersten Tage nach der Operation kann ich mich nicht mehr erinnern. Durch meinen schwachen Zustand bereits vor der OP, war mein Körper enorm erschöpft, sodass ich einige Tage im Tiefschlaf verbrachte. Leider kamen auch einige Komplikationen dazu: Lungenentzündung, ein Lungenflügel fiel zusammen, Keimbesiedelung der Lunge und auch von einer Abstoßung blieb ich nicht verschont. Leider blieb mir durch die vielen Komplikationen selbst ein Luftröhrenschnitt und somit ein Tracheostoma nicht erspart. Es war eine anstrengende, intensive Zeit! Nichtsdestotrotz war mein Lebenswille groß! Meine Familie saß stundenlang über Wochen in meinem Intensivzimmer und war für mich da. Nach etwa zwei Wochen war es so weit, und die Physiotherapeuten halfen mir beim ersten Aufsitzen und Aufstehen. Selbst das Stehen und Gehen erster Schritte mussten neu erlernt werden, immerhin waren die Muskeln weg. Täglich trainierte ich mit den Physiotherapeuten, und ich war stolz auf mich und meinen Körper. Nach vier Wochen auf der Intensivstation konnte ich auf die Normalstation verlegt werden. Unglücklicherweise gab es immer wieder ein paar Rückschläge, doch selbst diese warfen mich nicht aus der Bahn. Ich machte mir Pläne für „mein neues Leben" mit viel Luft! Ich trainierte fleißig das Gehen und Atmen, um möglichst schnell wieder in einen Alltag zu finden. Nach insgesamt acht Wochen im AKH Wien kam der große Tag, an dem ich nach Hause entlassen wurde. Es war ein sehr emotionaler Tag! Sehr berührend war für mich zu sehen, wie sehr auch die Pfleger und Ärzte mit einem mitfiebern und sich freuen, wenn man ‚gesund' nach Hause entlassen werden kann. Meine Familie organisierte samt meiner Verwandtschaft ein wunderschönes Willkommensfest mit einer netten Grillfeier. Es war schön zu sehen, wie sehr die Familie sich mit einem freut! Einige konnten die Tränen nicht verbergen, selbst ich nicht. Es war ein sehr schöner Tag!

Zu Hause stand von nun an tägliches Aufbautraining mit einer Physiotherapeutin an, um wieder in den Alltag zu finden. Es ist unglaublich, wie schnell der Körper sich wieder erholen kann! Dennoch muss man sich genug Zeit geben, vor allem die Lunge braucht Zeit, um sich aufzubauen. Sich und seinem Körper die Zeit zu geben, war für mich die größte Herausforderung. Sobald ich genügend Luft zum Atmen hatte, wollte ich gefühlt alles sofort machen. Aber der Körper benötigt seine Zeit. Die größte Hürde war für mich wieder Vertrauen in den eigenen Körper aufzubauen. Meiner Lunge zu vertrauen, dass sie stark genug ist, selbstständig zu atmen.

Nach wie vor ist die Transplantation ein großes Wunder. Nicht alles ist einfach, aber es ist kein Vergleich mehr zu der Situation beziehungsweise zur Lebensqualität vor der Transplantation! Atmen zu können ohne große Anstrengung oder nachzudenken, fühlt sich unglaublich toll an! Wenn man so lange eingeschränkt unterwegs war und eigentlich nur mehr mit „krank sein" beschäftigt war, dann eröffnet sich mit einer Doppellungentransplantation ein völlig neues Leben.

Da ich noch viele weitere Jahre mit meiner Lunge erleben möchte, sind ein paar Dinge, wie die tägliche, verlässliche Einnahme von Immunsuppressionsmedikamenten lebenswichtig. Generell geht man, glaube ich, etwas umsichtiger durchs Leben.

Diese Transplantation ermöglichte es mir, wieder ein „normales" Leben zu führen. Ein Jahr nach der OP nahm ich mein Studium zur Sonderpädagogin wieder auf und arbeite nun seit einigen Jahren mit Herzblut in diesem Beruf. Auch meine Hündin möchte ich nicht mehr missen. Wenn man es nicht weiß, sieht man mir die Transplantation nicht an. Ich führe quasi ein normales Leben und kann so gut wie alles machen. Natürlich spielt der Sport für mich nach wie vor eine wichtige Rolle. Ein netter Nebeneffekt des Sports ist natürlich, dass jede Form von Bewegung eine Therapie für den Körper ist. Ich spiele seit einigen Jahren wieder Tischtennis, bin im Sommer viel in den Bergen, irgendwo Bogenschießen oder mit meiner Hündin unterwegs. Es ist ein wunderbares Gefühl zu sehen, zu welchen Leistungen der Körper wieder imstande ist.

Schon bald wurde mir klar, dass ich mich mit anderen Betroffenen über das Leben mit einem fremden Organ austauschen möchte. So wurde ich in einem Selbsthilfeverein Mitglied und schloss mich mit anderen Betroffenen zusammen. Es ist ermutigend zu hören, wie es anderen damit geht und wie sehr alle das Leben schätzen. Durch den Kontakt mit anderen Transplantierten stieß ich vor einigen Jahren auf den Transplantsport (Austrian Transplant Sports Federation, ATSF), bei dem man an internationalen Sportevents teilnehmen kann.

So kam es, dass ich bereits mehrmals an einer Europameisterschaft beziehungsweise auch Weltmeisterschaft der Transplantierten teilnahm. Es ist ein unglaubliches Gefühl ein Teil davon zu sein. Man vernetzt sich mit Betroffenen aus aller Welt, hat Spaß am Sport und feiert das Leben. Die vielen Teilnehmer gaben mir von Anfang an Mut. Es ist beeindruckend zu sehen, wie viele Sportler mit fremden Organen es gibt, wie alle das Leben feiern und wertschätzen und wie sehr man sich über ein Wiedersehen im darauffolgenden Jahr freut.

Bei mir ist die Transplantation nun acht Jahre her. Nach wie vor schätze ich das Leben so sehr und freue mich jeden Tag aufs Neue darüber, was ich erleben darf. Ich kann wieder so vieles tun, das ich vorher nicht mehr konnte. Aufstehen ohne einer Stunde Dauerhusten, untertags keine Hustenanfälle, die öfters Stunden andauerten und damit endeten, dass ich mich übergab. Essen, weil ich genug Luft habe, wandern gehen, alleine duschen und Socken anziehen. Es sind viele ‚kleine' Dinge, die man wieder schafft, die aber ein selbstständiges Leben ermöglichen. Ich kann wieder leben und lachen und bin dankbar für mein neues, geschenktes Leben!

3.13

NACHSORGE NACH ABDOMINELLER ORGANTRANSPLANTATION

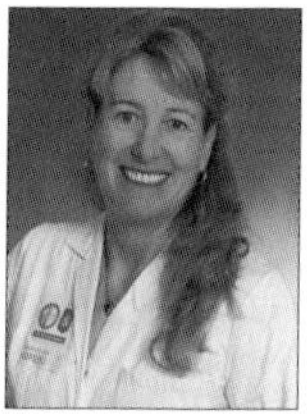

Daniela Kniepeiss

Durch standardisierte, technisch-fortschrittliche chirurgische Methoden und optimierte Immunsuppressionskonzepte konnte die früh-postoperative Mortalität nach abdomineller Organtransplantation gesenkt und das Langzeitüberleben transplantierter Patienten deutlich gesteigert werden (1). Patienten nach Lebertransplantation erwartet je nach Indikation in bis zu 57% ein Überleben von 20 Jahren und die Wahrscheinlichkeit, dass sie an einer Komplikation der transplantierten Leber versterben, ist geringer als an einer kardiovaskulären oder neu aufgetretenen malignen Erkrankung (2) zu Tode zu kommen. Patienten nach Nierentransplantation haben verglichen mit Patienten an der Dialyse eine höhere Lebenserwartung, weniger Komorbiditäten und ein geringeres Risiko für renale Folgeerkrankungen. Je älter die Patienten bei der Transplantation sind, desto stärker ausgeprägt ist dieser Effekt (3). Die Folge der besseren früh-postoperativen Ergebnisse und der Optimierung der Langzeitergebnisse ist eine steigende Anzahl von Patienten nach abdomineller Organtransplantation, die eine langjährige Nachsorge benötigen. Die Schwerpunkte der Nachsorge sollten auf die möglichen Risiken und Komplikationen der Patienten abgestimmt sein. Hauptziele der Langzeitnachsorge von Patienten nach abdomineller Transplantation sind:

- Monitoring des transplantierten Organs
- Diagnostik und Therapie von Nebenwirkungen der Immunsuppression
- Verbesserung des Lebensstils und Krankheitsprävention

Da im ersten postoperativen Jahr das Risiko für Komplikationen am größten ist, sollten die Kontrollintervalle hier am kürzesten sein. Individuell sind sie abhängig von der Grunderkrankung, bereits bestehenden Komorbiditäten und aufgetretenen Komplikationen. Im späteren Verlauf wird bei stabiler Transplantatfunktion und gutem Allgemeinzustand eine ambulante Kontrolle mit Laboruntersuchung (inkl. Spiegelbestimmung der Immunsuppressiva) und gegebenenfalls Ultraschall des transplantierten Organs zumindest alle 3 Monate empfohlen (4). Mit zunehmendem Abstand zur Transplantation können diese Intervalle noch weiter ausgedehnt werden.

3.13.1 Monitoring des transplantierten Organs

Da das Immunsystem zeitlebens das transplantierte Organ als fremdes Gewebe erkennt und darauf mit einer möglichen Abstoßung reagieren kann, ist eine lebenslange Unterdrückung des Immunsystems (sog. Immunsuppression) nötig. Ziel der immunsuppressiven Therapie ist die Vermeidung von akuten und chronischen Abstoßungen des transplantierten Organs bei gleichzeitig möglichst wenig Nebenwirkungen der eingesetzten Präparate. Die Auswahl der Medikamente, die Kombination derselben und die angestrebten

Medikamentenspiegel hängen vom transplantierten Organ, aber auch vom Alter der Patienten, vom Zeitpunkt der Transplantation, vom immunologischen Risikoprofil, von bekannten Komorbiditäten und vom Nebenwirkungsprofil der Medikamente ab (5). Wird zu wenig Immunsuppression verabreicht, kann es zu akuten oder chronischen Abstoßungen kommen, wodurch das Organ- und Patientenüberleben gefährdet werden könnte. Bei einer Überimmunsuppression sind vermehrte Infektionen, ein höheres Risiko für die Entstehung von bösartigen Tumoren und ein häufigeres Auftreten von Nebenwirkungen der Immunsuppressiva (z.B. Schädigung der Nieren, metabolische und kardiovaskuläre Erkrankungen) möglich (6). Um die optimale Dosis der Medikamente zu erreichen, wird in regelmäßigen Abständen der Medikamentenspiegel kontrolliert und bei Bedarf eine Dosisadaption durchgeführt. Für die stabile Einstellung der Immunsuppression ist die Mitarbeit der Patienten hinsichtlich Therapietreue, Ernährung und Wissen über Risiken für veränderte Resorption der Medikamente essentiell (7). Für die Überwachung der Transplantatfunktion stehen zusätzlich zu den Laborparametern bildgebende Verfahren (v.a. Ultraschall) und die Biopsie des transplantierten Organs zur Verfügung.

Das transplantierte Organ kann außer durch Abstoßungen auch durch andere Faktoren beeinträchtigt werden. An erster Stelle steht das mögliche Rezidiv der Grundkrankheit, welches zu einer Verschlechterung der Transplantatfunktion oder einem Transplantatverlust führen und manchmal eine Retransplantation nötig machen kann. Bei Patienten nach Lebertransplantation können vor allem autoimmune Lebererkrankungen, virale Hepatitiden oder Karzinome auch in der transplantierten Leber wieder auftreten (8, 9). Nach Nierentransplantation kann insbesondere bei Diabetes mellitus und Glomerulonephritis die Grundkrankheit wiederkehren (10). Natürlich kann es in den transplantierten Organen auch zu Neuerkrankungen kommen, wie zum Beispiel einer nicht-alkoholischen

Steatohepatitis (NASH), einer Virushepatitis (11), einer Glomerulonephritis oder einem neu diagnostizierten Diabetes mellitus (NODAT - „new onset diabetes mellitus after transplanation“) (12). In allen Fällen sind einerseits definierte Screeninguntersuchungen, andererseits Diagnostik und Therapie wie für ein nicht transplantiertes Organ indiziert.

3.13.2 Diagnostik und Therapie von Nebenwirkungen der Immunsuppression

Komplikationen durch die immunsuppressive Therapie können einerseits durch die Immunsuppression per se (z.B. erhöhtes Infektionsrisiko) oder andererseits als spezielle Nebenwirkungen der Medikamente (z.B. Nephrotoxizität) auftreten.

Infektionen

Transplantierte Patienten haben je nach dem Ausmaß der immunsuppressiven Therapie ein mehr oder weniger erhöhtes Risiko für Infektionen (13). Generell sollte bei transplantierten Patienten mit Verdacht auf eine Infektion eine rasche Diagnostik und falls möglich Identifizierung des Keims und eine möglichst zielgerichtete Therapie erfolgen. Im Vordergrund steht vor allem das Auftreten von opportunistischen Keimen, wie zum Beispiel dem Cytomegalievirus (CMV). Bei Vorliegen einer Hochrisikokonstellation (CMV-positiver Spender und CMV-negativer Empfänger) wird eine Prophylaxe gegen die Virusaktivierung über einen Zeitraum von 3-6 Monaten empfohlen. Der aktuelle Virusstatus wird regelmäßig bei den Routinekontrollen überprüft (14).

Vor der Transplantation wird der Impfstatus der potentiellen Organempfänger überprüft und falls nötig entsprechend den allgemeinen Impfempfehlungen aufgefrischt. Nach der Transplantation sollten keine Lebendimpfstoffe verabreicht werden. Totimpfstoffe haben, während der ersten 3-6 Monate nach Transplantation meist keine ausreichende Effektivität und sollten erst danach appliziert werden (15).

Tumore

Bei Patienten nach Lebertransplantation stellen im Langzeitverlauf neu aufgetretene bösartige Tumore die häufigste Todesursache dar (16). Insgesamt ist bei immunsupprimierten Patienten die Häufigkeit von Tumoren im Vergleich zur nicht-transplantierten Bevölkerung mehrfach erhöht (2-3-fach bei soliden Tumoren, 30-fach bei nicht-melanozytären Hauttumoren) (17). Das Risiko für die Entstehung eines Tumors steigt mit der Dauer der Zeit nach der Transplantation und hat einen deutlichen Einfluss auf das Überleben. Maßnahmen zur Risikominimierung (z.B. Sonnenschutz mit hohem Lichtschutzfaktor) sollten gesetzt werden. Um eine frühe Diagnose und Therapie zu ermöglichen, werden regelmäßige Tumorscreening-Untersuchungen für Patienten nach Organtransplantation empfohlen. Dazu gehören unter anderem die regelmäßige Vorstellung beim Urologen, Gynäkologen und Dermatologen, sowie die Durchführung einer Gastroskopie und Coloskopie. Kommt es trotzdem zum Auftreten eines neuen Malignoms, kann eine Adaption der Immunsuppression mit Anwendung eines mTOR-Inhibitors angedacht werden. Insgesamt ist hier die Prognose etwas schlechter als in der Normalbevölkerung (18).

Nephrotoxizität

Im Langzeitverlauf nach Lebertransplantation entwickelt mehr als die Hälfte der Patienten eine eingeschränkte Nierenfunktion. Es gibt dafür mehrere Ursachen wie zum Beispiel eine vorbestehende Nierenerkrankung, eine perioperative akute Nierenschädigung,

Diabetes mellitus, Bluthochdruck und die Nebenwirkung der Calcineurininhibitoren, welche die Basis für die immunsuppressive Therapie darstellen. Es ist daher wichtig, regelmäßig die Risikofaktoren zu überprüfen und zu minimieren und die Immunsuppression, wenn möglich, anzupassen (19). Sollte es zu einer terminalen Nierenerkrankung mit Dialysepflichtigkeit kommen, kann eine Nierentransplantation in Erwägung gezogen werden.

Kardiovaskuläre Erkrankungen

Patienten nach abdomineller Transplantation haben ein deutlich erhöhtes Risiko für das Auftreten von kardiovaskulären Erkrankungen. Zusätzliche Risikofaktoren sind hierfür u.a. auch das Alter, kardiovaskuläre Erkrankungen vor der Transplantation, Rauchen, arterieller Hypertonus, Diabetes mellitus und erhöhte Blutfettwerte (20).

Arterieller Hypertonus

Mehr als die Hälfte der Patienten nach Transplantation ist von einem arteriellen Hypertonus betroffen, welcher vor allem durch die Immunsuppression mit Calcineurininhibitoren und Steroiden, aber auch durch chronische Niereninsuffizienz und Adipositas begünstigt wird. Der für transplantierte Patienten angestrebte Blutdruck entspricht den allgemeinen Europäischen Empfehlungen der European Society of Cardiology und der European Society of Hypertension mit Werten zwischen <130/80 mmHg und 140/90 mmHg. Regelmäßige Blutdruckmessungen sollten vor allem auch zu Hause von den Patienten selbst durchgeführt werden. Können die Zielwerte nicht erreicht werden, wird zuerst eine Lebensstilmodifikation mit Gewichtsreduktion, Bewegung und Salzeinschränkung empfohlen. Erst wenn diese Maßnahmen nicht erfolgreich sind, sollte eine medikamentöse Therapie eingeleitet werden (21).

Diabetes mellitus

Fast die Hälfte der leber- und nierentransplantierten Patienten leidet unter einem Diabetes mellitus. Dieser kann bereits vor der Transplantation vorhanden gewesen sein oder erst nach der Transplantation neu auftreten (NODAT). Zusätzliche Risikofaktoren für die Entstehung eines posttransplant Diabetes mellitus sind u.a. ein höherer BMI, eine bekannte Leberverfettung, höheres Alter von Spender oder Empfänger, Diabetes mellitus des Spenders und Immunsuppression mit Tacrolimus und Steroiden. Bei Patienten mit erhöhtem Risiko, einen Diabetes mellitus zu entwickeln, sollten regelmäßige Nüchtern-Blutzuckerkontrollen und die Bestimmung des HbA1c-Wertes durchgeführt werden (22). Patienten mit bekanntem Diabetes mellitus wird einerseits eine Ernährungsumstellung und Lebensstiladaption empfohlen, andererseits die Therapie nach entsprechenden Leitlinien.

Hyperlipidämie

Störungen im Fettstoffwechsel kommen bei transplantierten Patienten in ungefähr 50% vor und sind wesentliche Faktoren für kardiovaskuläre Erkrankungen. Das Risiko dafür wird durch immunsuppressive Medikamente (v.a. Calcineurin-Inhibitoren, mTOR-Inhibitoren und Steroide) erhöht, aber auch durch ein höheres Alter der Patienten, genetische Faktoren oder Übergewicht. Hinsichtlich der Grenzwerte und Therapieoptionen sollten die entsprechenden Leitlinien beachtet und befolgt werden. Die Erstlinientherapie bei erhöhtem Cholesterin besteht aus hydrophilen Statinen wie Pravastatin und Fluvastatin, da sie mit der Immunsuppression nicht so ausgeprägt interagieren wie andere Statine (23). Zusätzlich kann eine Anpassung der immunsuppressiven Therapie in Erwägung gezogen werden.

Osteoporose

Bis zu 50% der Patienten leiden bereits zum Zeitpunkt der Transplantation unter einer bekannten Osteoporose. Im ersten Jahr nach Transplantation kommt es zu einer weiteren Abnahme der Knochendichte mit einem erhöhten Risiko für Knochenbrüche. Erst ab dem zweiten postoperativen Jahr kann die Knochendichte wieder besser werden. Risikofaktoren für Osteoporose sind vor allem eine Osteopenie vor der Transplantation, Calcineurininhibitoren und Steroide, weibliches Geschlecht, höheres Alter und geringerer BMI. Zur Vorbeugung sollte regelmäßig Sport betrieben, beziehungsweise auf eine ausreichende Calcium-Zufuhr (ca. 1000mg/Tag) geachtet werden. Bei Patienten mit erhöhtem Risiko für Osteoporose sollte regelmäßig eine Knochendichtemessung durchgeführt werden (24).

3.13.3 Verbesserung des Lebensstils und Krankheitsprävention

Für Patienten in der Langzeitnachsorge nach abdomineller Organtransplantation ist vor allem ein gesunder Lebensstil zur Reduktion von kardiovaskulären Risikofaktoren und Risiken für die Entstehung maligner Tumore essentiell. Eine gesunde Ernährung und ausreichend Bewegung sollten zum Alltag gehören. Patienten mit Übergewicht sollten eine Diätberatung erhalten und zu regelmäßigem Sport ermuntert werden. Bei ausgeprägter Adipositas kann sogar ein bariatrisch-metabolischer operativer Eingriff erwogen werden (25). Um das Risiko für die Entstehung von bösartigen Tumoren nicht unnötig zu erhöhen, wird zu Nikotinabstinenz und Alkoholminimierung (Abstinenz bei Patienten mit alkoholtoxischer Leberzirrhose als Indikation zur Lebertransplantation) geraten. Außerdem sollten die empfohlenen Nachsorge- bzw. Screening-Untersuchungen regelmäßig durchgeführt werden.

3.13.4 Zusammenfassung

Die Transplantation abdomineller Organe ist zu einer etablierten Standardtherapie mit guten Langzeitergebnissen geworden. Während zu Beginn der Nachsorge das Hauptaugenmerk vor allem auf das transplantierte Organ gerichtet ist, werden im weiteren Verlauf das Management kardiovaskulärer Risikofaktoren und das Tumorscreening immer entscheidender für das Langzeitüberleben.

Literatur

1 Su F, Yu L, Berry K et al. Aging of liver transplant registrants and recipients: trends and impact on waitlist outcomes, post-transplantation outcomes and transplant-related survival benefit. Gastroenterology 2016;150(2):441-e16

2 Schoening WN, Buescher N, Rademacher S et al. Twenty-year longitudinal follow-up after orthotopic liver transplantation: a single-center experience of 313 consecutive orthotopic liver transplantation. Am J Transplant 2013;13(9):2384-94

3 Tonelli M, Wiebe N, Knoll G et al. Systematic review: kidney transplantation compared with dialysis in clinically relevant outcomes. Am J Transplant 2011;11:2093-2109

4 S2k-Leitlinie Lebertransplantation der Deutschen Gesellschaft für Gastroenterologie, Verdauungs- und Stoffwechselkrankheiten (DGVS) und der Deutschen Gesellschaft für Allgemein- und Viszeralchirurgie (DGAV), Januar 2023 – AWMF-Registernummer: 021-029

5 Dopao C, Bilbao I, Castells LL et al. Analysis of adult 20-year survivors after liver transplantation. Hepatol Int 2015;9:461-70

6 Brunet M, van Gelder T, Asberg A et al. Therapeutic Drug Monitoring of Tacrolimus-personalized therapy: second consensus report. Ther Drug Monit 2019;41:261-307

7 Nöhre M, Erim Y, Vitinius F et al. Adherence to immunosuppressive medication following organ transplantation. Psychother Psychosom Med Psychol 2018:68(5):185-194

8 Ilyas JA, O'Mahony CA, Vierling JM. Liver transplantation in autoimmune liver diseases. Best Pract Res Clin Gastroenterol 2011;25:765-82

9 Lindstrom L, Jorgensen KK, Boberg KM et al. Risk factors and prognosis for recurrent primary sclerosing cholangitis after liver transplantation: a Nordic Multicentre Study. Scand J Gastroenterol 2018;53:297-304

10 Cosio FG, Cattran DC. Recent advances in our understanding of recurrent primary glomerulonephritis after kidney transplantation. Kidney Int. 2017;91(2):304-314

11 Hansrivijit P, Trongtorsak A, Puthenpura MM et al. Hepatitis E in solid organ transplant recipients: a systemic review and meta-analysis. World J Gastroenterol 2021;27(12):1240-1254

12 Yatesa CJ, Fourlanosa S, Hjelmesæth J et al. New-Onset Diabetes After Kidney Transplantation—Changes and Challenges. American Journal of Transplantation 2012(12):820–828

13 Humar A, Snydman D, Practice ASTIDCo. Cytomegalovirus in solid organ transplant recipients. Am J Transplant 2009;9 Suppl 4:S78-86

14 Santos CA, Brennan DC, Chapman WC et al. Delayed-onset cytomegalovirus disease coded during hospital readmission in a multicenter, retrospective cohort of liver transplant recipients. Liver Transpl 2015;21:581-90

15 Rubin LG, Levin MJ, Ljungman P et al. 2013 IDSA clinical practice guideline for vaccination of the immunocompromised host. Clin Infect Dis 2014;58:309-18

16 Rabkin JM, de La Melena V, Orloff SL et al. Late mortality after orthotopic liver transplantation. Am J Surg 2001;181:475-9

17 Watt KD, Pedersen RA, Kremers WK et al. Long-term probability of and mortality from de novo malignancy after liver transplantation. Gastroenterology 2009;137:2010-7

18 Finkenstedt A, Graziadei IW, Oberaigner W et al. Extensive surveillance promotes early diagnosis and improved survival of de novo malignancies in liver transplant recipients. Am J Transplant 2009;9:2355-61

19 Buchholz BM, Ferguson JW, Schnitzbauer AA et al. Randomized Sirolimus-based Early Calcineurin Inhibitor Reduction in Liver Transplantation: Impact on Renal Function. Transplantation 2020;104:1003-1018

20 Sastre L, Garcia R, Gandara JG et al. Incidence, Predictors, and Impact on Survival of Long-term Cardiovascular Events After Liver Transplantation. Transplantation 2020;104:317-32

21 Williams B, Mancia G, Spiering W, et al. 2018 ESC/ESH Guidelines for the management of arterial hypertension. Eur Heart J 2018;39:3021-3104

22 Roccaro GA, Goldberg DS, Hwang WT et al. Sustained Posttransplantation Diabetes Is Associated With Long-Term Major Cardiovascular Events Following Liver Transplantation. Am J Transplant 2018;18:207-215

23 Roy A, Kneteman N, Lilly L et al. Tacrolimus as intervention in the treatment of hyperlipidemia after liver transplant. Transplantation 2006;82:494-500

24 Anastasilakis AD, Tsourdi E, Makras P et al. Bone disease following solid organ transplantation: A narrative review and recommendations for management from The European Calcified Tissue Society. Bone 2019;127:401-418

25 Lazzati A, Iannelli A, Schneck AS et al. Bariatric surgery and LT: a systematic review a new frontier for bariatric surgery. Obes Surg 2015;25:134-42

3.14

STAMMZELLTRANSPLANTATION – INDIKATIONEN, THERAPIE UND OUTCOME

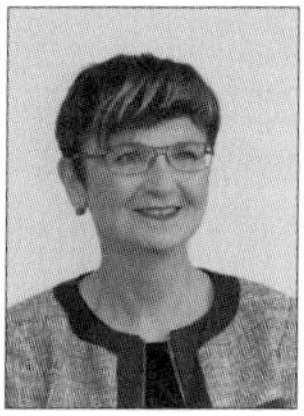

Hildegard T. Greinix

Blutbildende (hämatopoetische) Stammzellen sind der Ursprung des Organs Blut und der Zellen des Immunsystems. Sie finden sich lebenslang im roten Knochenmark und können aus diesem entweder mittels Punktion des Beckenkamms direkt gewonnen werden oder mittels Zytokine in das periphere Blut mobilisiert werden und stehen dann für die Transplantation zur Verfügung. Seit den 1980er Jahren stellt die allogene Blutstammzelltransplantation (SZT mit einem Spender) ein etabliertes, kuratives Verfahren für die Therapie vieler maligner und genetischer Erkrankungen dar (1). Als Spender können sowohl gewebemerkmal-idente (HLA-idente) Geschwister oder unverwandte Spender als auch haploidente (zur Hälfte in den Gewebemerkmalen übereinstimmend) Spender fungieren, die keine übertragbaren infektiösen, malignen oder genetischen Erkrankungen haben. Da bei der Verwendung männlicher und jüngerer Spender die immunologischen Transplantkomplikationen signifikant geringer sind, werden diese bevorzugt um eine Spende ersucht, wenn mehrere Stammzellspender zur Verfügung stehen.

3.14.1 Durchführung der allogenen SZT

Die Durchführung der allogenen SZT gliedert sich in folgende Bereiche: Vorbereitung von Patienten und Spender, Verabreichung der Konditionierung parallel zur Blutstammzellmobilisation und deren Gewinnung, Blutstammzellinfusion, Supportivmassnahmen bis zur hämatologischen und immunologischen Regeneration (Abbildung 1).

Vor SZT werden Patienten in Hinblick auf Infektionsfreiheit und Organfunktionen untersucht und es werden bestehende Risiken für zu erwartende erhöhte Transplant-assoziierte Mortalität (TRM) anhand etablierter, validierter Risiko-Scores erhoben (2), denn eine allogene SZT sollte nur durchgeführt werden, wenn der Benefit die zu erwartende TRM übertrifft. Unter Konditionierung ist die Vortherapie der Patienten zur Eradizierung residueller maligner Erkrankungen und zur Immunsuppression zu verstehen. Diese wird je nach Protokoll über 5 bis 8 Tage verabreicht und kann myeloablativ oder dosisreduziert sein und aus einer Kombination aus Ganzkörperbestrahlung und Chemotherapie oder alleiniger Chemotherapie bestehen. Myeloablative Regime erzeugen ob ihrer Intensität eine irreversible Knochenmarkschädigung und erfordern zwingend den Einsatz von Blutstammzellen zur Wiederherstellung der Knochenmarkfunktion. Sie können eine ausgeprägte Akuttoxizität in Form von Schleimhaut- und Leberschädigungen hervorrufen, die bei Patienten unter 65 Jahren ohne Begleiterkrankungen meist reversibel sind. Daher wurden für ältere Patienten und solche mit höherem TRM-Risiko dosisreduzierte Konditionierungsprotokolle entwickelt, die mit geringerer Toxizität assoziiert sind. Auch die Häufigkeit früher schwerer Infektionen wie Bakteriämien ist infolge der erhaltenen Schleimhautintegrität und der verkürzten Neutropeniedauer erheblich verringert. Der bedeutende Nachteil der dosisreduzierten Konditionierung liegt, in der im Vergleich zur myeloablativen

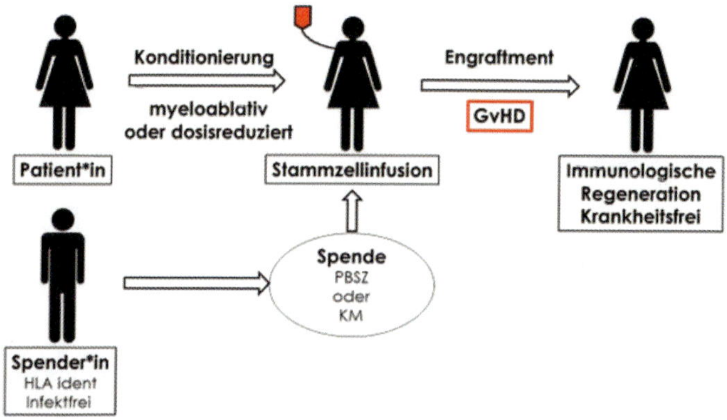

Abbildung 1: Ablauf einer allogene Blutstammzelltransplantation. Abkürzungen: PBSZ = periphere Blutstammzellen; KM = Knochenmark; GvHD = Graft-versus-Host Krankheit.

Vortherapie erhöhten, Rezidivrate. Bei aggressiven malignen Erkrankungen wurden klare Dosiseffekte der in der Konditionierung applizierten Radio/Chemonotherapie für die Wirkung der SZT gegen die maligne Grunderkrankung gezeigt. Infolge der limitierten zytotoxischen Kapazität vieler dosisreduzierter Regime ist daher die Anwendung insbesondere dann problematisch, wenn keine komplette Remission (CR) der Grunderkrankung vorliegt. Die Entscheidung zwischen Dosisintensität der Konditionierung, akzeptabler Toxizität und effektiver Krankheitskontrolle muss daher auf Basis der Balance zwischen Rezidiv- und TRM-Risiko individuell nach ausführlichen Gesprächen mit den Patienten getroffen werden.

Nach der Konditionierung werden das Knochenmarkblut oder die Blutstammzellen des Spenders intravenös infundiert (Abbildung 2). Diese nisten sich innerhalb von 4 bis 24 Stunden in den Nischen des roten Knochenmarks (Sternum, Rippen, Wirbelkörper, Becken, proximale Oberarm- und Oberschenkelknochen) ein, proliferieren

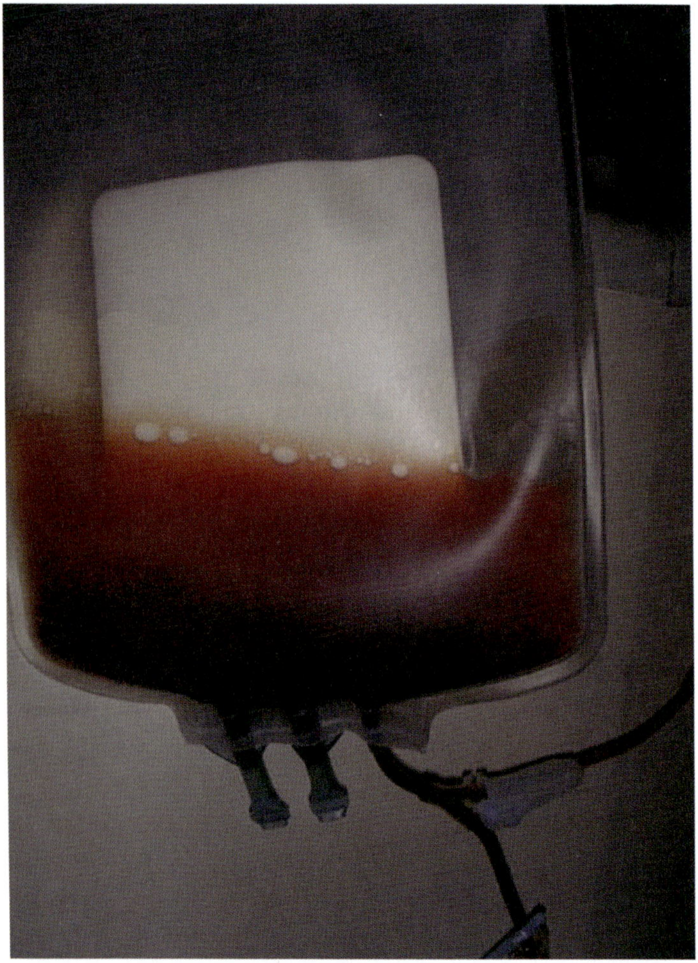

Abbildung 2. Blutstammzellpheresat.

unter dem Einfluss lokaler Zytokine und Chemokine und differenzieren in reifere Blutzellen aus, die nach 14 bis 16 Tagen im Blutbild als Retikulozyten und Granulozyten sichtbar werden. Während der Zeit der Knochenmarkaplasie sind die Patienten in keimarmen Zimmern mit speziellen Filtersystemen untergebracht, um sie vor schweren opportunistischen Infektionen zu schützen. Auch erhalten sie antimikrobielle Prophylaxen und bei Bedarf Erythrozyten- und Thrombozytenkonzentrate sowie keimarme Ernährung und ausgedehnte Supportivmaßnahmen wie Analgetika, Physio- und Ergotherapie sowie psychologische Betreuung zur Verbesserung ihres Allgemeinbefindens. Mit Anstieg der Granulozyten und Thrombozyten im peripheren Blut ist die hämatologische Regeneration nach SZT erreicht und die Patienten können, wenn sie infektfrei sind und sich von den Nebenwirkungen der SZT erholt haben, nach Hause entlassen werden. In den ersten drei Monaten nach SZT sind wöchentliche ambulante Kontrollen vorgesehen, um Infekte und immunologische Komplikationen frühzeitig zu diagnostizieren und therapieren zu können. Die vollständige immunologische Regeneration kann abhängig vom Spendertyp, Alter des Patienten, und Auftreten einer Spender-gegen-Empfänger-Krankheit (Graft-versus-Host Krankheit) oft mehrere Jahre dauern. Bis dahin benötigen die Patienten antimikrobielle Prophylaxen, dürfen keine Lebendimpfungen erhalten und sollten sich vor opportunistischen Infekten schützen.

3.14.2 Graft-versus-Host Krankheit (GvHD)

Da zwischen Spendern und Patienten feine Gewebemerkmalsunterschiede (Minor Histocompatibilitätsantigene) bestehen und im Transplantat potente Immunzellen des Spenders enthalten sind, die diese Unterschiede auf Zellen und Geweben des Patienten als fremd erkennen, kann es nach SZT zum Auftreten einer GvHD kommen. Diese kann als akute Form innerhalb der ersten 100 Tage nach SZT in Erscheinung treten und die Haut in Form juckender, makulopapulöser Exantheme, die Leber mit Anstieg von Bilirubin und Cholestasesymptomatik und den Darm mit Übelkeit, Erbrechen oder schmerzhaften Diarrhoen betreffen. Um lebensbedrohliche GvHDs

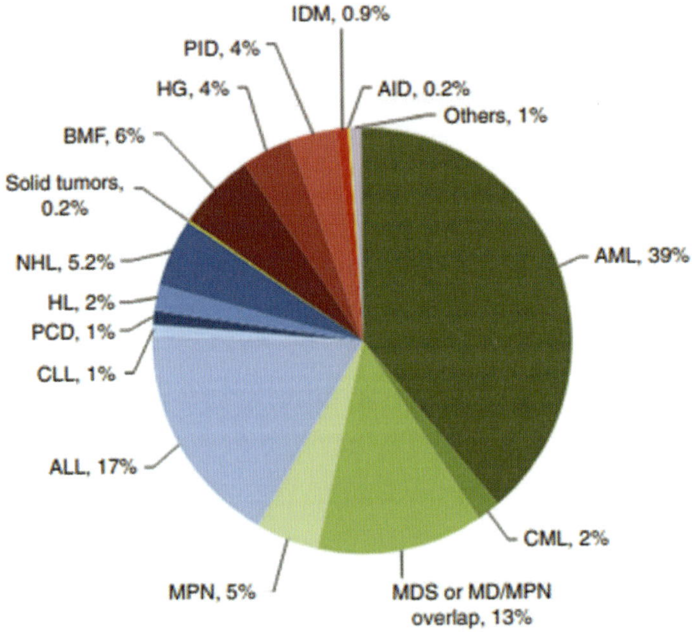

Abbildung 3. Indikationen für die Durchführung einer allogenen SZT in Europa in 2022.
Abkürzungen: AML = akute myeloische Leukämie; CML = chronische myeloische Leukämie; MDS = myelodysplastisches Syndrom; MPN = myeloproliferative Erkrankung; ALL = akute lymphatische Leukämie; CLL = chronische lymphatische Leukämie; PCD = Plasmazellerkrankung; HL = Hodgkin's Lymphom; NHL = non-Hodgkin Lymphom; BMF = Knochenmarkversagen; HG = Hämoglobinopathie; PID = primäre Immundefizienz; IDM = genetische metabolische Erkrankung; AID = Autoimmunerkrankung.

zu verhindern, erhalten alle Patienten ab dem Tag vor Blutstammzellinfusion eine medikamentöse Prophylaxe (immunsuppressive Therapie) bestehend aus einem Calcineurin-Inhibitor (Cyclosporin A oder Tacrolimus) und Methotrexat oder Mycophenolat Mofetil. Bei unverwandten Spendern wird auch Antithymozyten-Globulin (ATG) eingesetzt. Unter diesen Prophylaxen tritt bei 30 bis 50% aller Patienten trotzdem eine akute GvHD auf, deren Schweregrad nach international etablierten Kriterien (3) eingestuft wird. Ab einem Gesamtschweregrad von 2 sollte eine systemische Immunsuppression mit Kortikosteroiden erfolgen. Bei unbefriedigendem Ansprechen stehen auch andere Medikamente wie JAK1/2-Inhibitoren (Ruxolitinib), monoklonale Antikörper, mTOR-Inhibitoren und die extrakorporale Photopherese in der Klinik zur Verfügung. Nach dem Tag 100 nach SZT kann auch eine chronische GvHD auftreten, die sich durch lichenoide Haut- und Schleimhautveränderungen, Fibrosierungen der Haut mit Gelenkskontrakturen und Lungenfibrose sowie langdauernde Immundefizienz mit Infektanfälligkeit auszeichnet. Auch für Patienten mit chronischer GvHD stehen innovative Immunsuppressiva zur Verfügung, um ihre Symptome zu verbessern und die immunologische Regeneration zu ermöglichen.

Potente Immunzellen im Transplantat erkennen und zerstören auch residuelle Leukämie- oder Tumorzellen in Patienten. Dieser sogenannte Graft-versus-Leukämie Effekt (GvL) trägt entscheidend dazu bei, das Risiko eines Rezidivs zu verringern und ist der Grund dafür, dass die allogene SZT als erste kurative, zelluläre Immuntherapie bezeichnet werden kann.

3.14.3 Klinische Einsatzgebiete für allogene SZT

Abbildung 3 zeigt die derzeitigen Indikationen für die Durchführung einer allogenen SZT in Europa (Abbildung 3). So ist die allogene SZT bei Patienten mit *akuter myeloischer Leukämie* (AML) ein etabliertes Therapieverfahren, wobei der GvL Effekt bei dieser Erkrankung besonders ausgeprägt ist. Je nach zytogenetischen und molekularen Charakteristika werden AML nach den Kriterien des European LeukemiaNet (ELN) in günstige, intermediäre und ungünstige AML-Formen in Hinblick auf Therapieansprechen und Rezidivrisiko unterschieden (4). Basierend auf Meta-Analysen haben Patienten mit intermediären und ungünstigen AML-Formen einen signifikanten Benefit von der allogenen SZT in erster Komplett-Remission CR (5). Daher sollte bei Diagnosestellung einer dieser AML-Formen umgehend eine Gewebetypisierung der Patienten und eine Spendersuche begonnen werden. Bis zu 60 Jahre alte Patienten mit AML in erster CR und intermediärem Risiko erzielen mit allogener SZT 2-Jahres-Überlebensraten von bis zu 75% mit niedriger TRM und Rezidivraten um die 15% bis 20% (6), bei älteren Patienten bis 70 Jahre liegen diese bei 40% und noch immer signifikant besser als mit konventioneller Chemotherapie (7). Erleiden Patienten ein Rezidiv der AML, sind ihre Therapieoptionen limitiert und die allogene SZT stellt die einzige Behandlungsmöglichkeit mit längerdauerndem krankheitsfreiem Überleben dar. Leider ist es bei vielen Rezidivpatienten aufgrund schwerer Infekte oder anderer Komplikationen oft nicht mehr möglich, eine allogene SZT durchzuführen. In einer kürzlich publizierten prospektiven klinischen Studie erhielten Patienten im Rezidiv umgehend ohne weitere chemotherapeutische Vorbehandlung eine allogene SZT und erzielten ermutigende 3-Jahres-Überlebensraten von 59%, die TRM lag bei 23% und die Rezidivrate bei 36% (8).

Unter den myeloproliferativen Erkrankungen besteht für primäre *Myelofibrosen* und die aus der essentiellen Thrombozytämie oder Polyzythämie hervorgehende Myelofibrose, die klonale, hämatopoetische Stammzellerkrankungen darstellen, eine Transplantindikation, wenn die Patienten nach internationalen Risikoscores ein intermediäres oder hohes Risiko für eine verkürzte Lebenszeit mit konventionellen Maßnahmen haben. Klinisch sind Myelofibrosen durch verschiedene Schweregrade von Zytopenien, Hepatosplenomegalien und konstitutionellen Symptomen charakterisiert, treten bei älteren Menschen mit einem medianen Alter von 65 Jahren bei Diagnosestellung auf und können nach wenigen Monaten bis vielen Jahren in eine AML transformieren. Derzeit stellt die allogene SZT die einzig kurative Therapieoption für Patienten mit Myelofibrose dar. Aufgrund des höheren Patientenalters werden meist dosisreduzierte Konditionierungstherapien durchgeführt. Myelofibrose Patienten im Alter bis zu 65 Jahren mit einem nach dem Dynamic International Prognostic Scoring System (DIPSS) Score von intermediär-2 oder hohem Risiko haben einen deutlichen Benefit von der allogenen SZT mit 3-Jahres-Überlebensraten von 60% bis 69% (9) während für Patienten mit niedrig Risiko Erkrankungen konventionelle Therapiemaßnahmen ausreichend sind (10).

Myelodysplastische Neoplasien (MDS) sind klonale Erkrankungen der hämatopoetischen Stammzelle, die durch Dysplasien von Blut- und Knochenmarkzellen mit hämatopoetischer Insuffizienz und erhöhtem Risiko der Entwicklung einer AML gekennzeichnet sind. Therapieassoziierte MDS (ca. 10 %) können nach vorangegangener Chemo- und/oder Strahlentherapie auftreten, in ca. 90 % der Fälle lässt sich eine Noxe nicht sicher nachweisen. Leitbefund ist meist eine Anämie, oft auch eine Bi- oder Panzytopenie bei normo- oder hyperzellulärem Knochenmark. MDS zählen mit einer Inzidenz von ca. 4-5/100.000 Einwohnern pro Jahr zu den häufigsten malignen hämatologischen Erkrankungen. Im Alter über 70 Jahre steigt die Inzidenz auf >30/100.000 an und das mediane Erkrankungsalter liegt bei ca. 75 Jahren. Basierend auf Blutbildwerten, Anzahl der Blasten, zytogenetischen und molekularen Befunden kann ein international etablierter Risikoscore (IPSS-M) erhoben werden, der prognostisch von großer Bedeutung ist. So haben MDS-Patienten mit hohem und sehr hohem Score eine Lebenserwartung von nur 1 bis 3 Jahren und nach 3 Jahren transformieren 19% bis 43% in eine AML (11). Die allogene SZT stellt das bisher einzige potentiell kurative Verfahren in der Behandlung des MDS dar. Mit der Verbesserung supportiver Maßnahmen bzw. einer Reduktion der Intensität der Konditionierung ist es in den vergangenen Jahren gelungen, die Indikation auch auf Patienten im Alter von bis zu 75 Jahren zu erweitern. Trotzdem bleibt dieses Verfahren immer ein individuelles

Vorgehen, insbesondere bei Patienten über 65 Jahren. Nach Empfehlungen internationaler Fachgesellschaften sollten Patienten mit MDS IPSS Score intermediär-2/hoch oder IPSS-R hoch/sehr hoch mit gutem klinischem Allgemeinbefinden und fehlenden schweren Komorbiditäten möglichst rasch nach Diagnosestellung einer allogenen SZT unterzogen werden, wobei 3-Jahres-Überlebensraten von 50% bis 55% erzielt werden (9,12). Leider haben Patienten mit ungünstigen zytogenetischen Aberrationen trotz SZT ein hohes Rezidivrisiko. Daher werden derzeit Erhaltungstherapien nach SZT sowie die prophylaktische Gabe von Spenderimmunzellen evaluiert.

Aplastische Anämien (SAA) sind Erkrankungen, die entweder idiopathisch oder nach schweren Virusinfekten, medikamentösen oder toxischen Schädigungen des Knochenmarks auftreten und aufgrund der fehlenden Blutbildung im Knochenmark periphere Panzytopenien mit lebensbedrohlichen opportunistischen Infekten, Anämien und hohem Blutungsrisiko aufgrund schwerer Thrombozytopenien einhergehen. Für Patienten bis zum Alter von 40 Jahren stellt die allogene SZT die Therapie der Wahl dar, wenn ein HLA-identer Geschwisterspender verfügbar ist (13). Sind diese Kriterien nicht erfüllt, erfolgt primär eine Immunsuppression mit ATG, Cyclosporin A und Kortikosteroiden (14) und bei fehlendem Ansprechen auf diese Therapie sollte eine SZT mit einem unverwandten oder haploidenten Spender durchgeführt werden (15). Da Patienten mit SAA keinen GvL Effekt benötigen, sollten sie Knochenmark als Stammzellquelle erhalten, um das Risiko einer GvHD zu minimieren. Die Standardkonditionierung bei HLA-identer Geschwister-SZT besteht aus Hochdosis-Cyclophosphamid und ATG zur Immunsuppression. Die Überlebenswahrscheinlichkeit beträgt bei jungen Patienten damit über 90% nach 5 Jahren.

Der Begriff *Sichelzellkrankheit* umfasst alle Hämoglobinopathien, die durch das Hämoglobin S - allein oder in Kombination mit einer anderen β-Globin-Mutation - verursacht werden. Das HbS bildet dabei, jenseits des Neugeborenenalters, mit mindestens 50% den Hauptanteil des roten Blutfarbstoffs. Häufige Phänotypen sind die homozygote HbSS-Sichelzellkrankheit, die compound heterozygoten HbS-β-Thalassämien und die HbSC-Krankheit. Früher waren die Sichelzellkrankheiten in unserem Land eine Rarität, durch die zunehmende Migration hat sich dies in den vergangenen Jahren verändert, und wir sehen mittlerweile ein immer breiter werdendes Spektrum an Patienten mit Hämoglobinerkrankungen. Bei Kindern können neben der chronischen Hämolyse rezidivierende Schmerzkrisen, Pneumokokken-Sepsis und Meningitis, ZNS- und Mesenterial-Infarkte auftreten. Bei Erwachsenen stehen mit zunehmendem Lebensalter zusätzlich chronische Organschäden im Vordergrund (16). Aufgrund der funktionellen Asplenie, die sich früher oder später bei allen Sichelzellpatienten einstellt, besteht lebenslang ein hohes Risiko für das Auftreten einer Sepsis. Die allogene SZT mit einem HLA-identen oder haploidenten Spender stellt noch immer den einzigen kurativen Therapieansatz dar und sollte möglichst rasch nach Diagnosestellung durchgeführt werden, um irreversible Organschäden und lebensbedrohliche Infekte zu vermeiden. Auch sind die Ergebnisse der SZT bei Kindern im Alter bis 5 Jahren mit 4-Jahres-Überlebensraten von 100% gefolgt von 95% für die Altersgruppe von 6 bis 15 Jahren und 88% für über 15jährige am besten.

3.14.4 Zusammenfassung

Die allogene SZT stellt eine kurative, zelluläre Immuntherapie für ausgewählte Patienten mit hämatologischen Erkrankungen wie AML, myeloproliferative Erkrankungen, SAA und Sichelzellerkrankungen dar. In den vergangenen Jahren wurden durch verbesserte Gewebetypisierung und damit Spenderauswahl, Einführung dosisreduzierter Konditionierungen, innovative GvHD-Therapien und

Supportivmaßnahmen bedeutende Verbesserungen erzielt und damit die Morbidität und Mortalität entscheidend reduziert. Nach wie vor stellt jedoch bei fortgeschrittenen Krankheitsstadien das Rezidiv nach SZT eine Herausforderung dar. Große, internationale unverwandte Spenderregister und die Verwendung haploidenter Verwandtenspender ermöglichen heutzutage fast allen Patienten, die einen entsprechenden klinischen Allgemeinzustand und keine schweren Komorbiditäten haben, die Durchführung einer allogenen SZT.

Literatur

1 Thomas ED. Landmarks in the development of hematopoietic cell transplantation. World J Surg. 2000;24(7):815-8. doi: 10.1007/s002680010130.

2 Sorror ML, et al. Hematopoietic cell transplantation (HCT)-specific comorbidity index: a new tool for risk assessment before allogeneic HCT. Blood. 2005;106(8):2912-9. doi: 10.1182/blood-2005-05-2004.

3 Harris AC, et al. International, Multicenter Standardization of Acute Graft-versus-Host Disease Clinical Data Collection: A Report from the Mount Sinai Acute GVHD International Consortium. Biol Blood Marrow Transplant. 2016;22(1):4-10. doi: 10.1016/j.bbmt.2015.09.001.

4 Döhner H, et al. Diagnosis and management of AML in adults: 2022 recommendations from an international expert panel on behalf of the ELN. Blood. 2022 Sep 22;140(12):1345-1377. doi: 10.1182/blood.2022016867.

5 Koreth J, et al. Allogeneic stem cell transplantation for acute myeloid leukemia in first complete remission: systematic review and meta-analysis of prospective clinical trials. JAMA. 2009;301(22):2349-61. doi: 10.1001/jama.2009.813.

6 Bornhäuser M, et al. Allogeneic Hematopoietic Cell Transplantation vs Standard Consolidation Chemotherapy in Patients With Intermediate-Risk Acute Myeloid Leukemia: A Randomized Clinical Trial. JAMA Oncol. 2023;9(4):519-526. doi: 10.1001/jamaoncol.2022.7605.

7 Ustun C, et al. Allogeneic hematopoietic cell transplantation compared to chemotherapy consolidation in older acute myeloid leukemia (AML) patients 60-75 years in first complete remission (CR1): an alliance (A151509), SWOG, ECOG-ACRIN, and CIBMTR study. Leukemia. 2019;33(11):2599-2609. doi: 10.1038/s41375-019-0477-x.

8 Stelljes M, et al. Remission induction versus immediate allogeneic haematopoietic stem cell transplantation for patients with relapsed or poor responsive acute myeloid leukaemia (ASAP): a randomised, open-label, phase 3, non-inferiority trial. Lancet Haematol. 2024;11(5):e324-e335. doi: 10.1016/S2352-3026(24)00065-6.

9 Cusatis R, et al. Current Uses and Outcomes of Cellular Therapies: CIBMTR Summary Slides, 2023.

10 Kröger N, et al. Indication and management of allogeneic haematopoietic stem-cell transplantation in myelofibrosis: updated recommendations by the EBMT/ELN International Working Group. Lancet Haematol. 2024;11(1):e62-e74. doi: 10.1016/S2352-3026(23)00305-8.

11 Bernard E, et al. Molecular International Prognostic Scoring System for Myelodysplastic Syndromes. NEJM Evid. 2022;1(7):EVIDoa2200008. doi: 10.1056/EVIDoa2200008.

12 Platzbecker U. Treatment of MDS. Blood. 2019;133(10):1096-1107. doi: 10.1182/blood-2018-10-844696.

13 Marsh JC, et al. Guidelines for the diagnosis and management of aplastic anaemia. Br J Haematol. 2009;147(1):43-70. doi: 10.1111/j.1365-2141.2009.07842.x.

14 Frickhofen N, et al. Antithymocyte globulin with or without cyclosporin A: 11-year follow-up of a randomized trial comparing treatments of aplastic anemia. Blood. 2003;101(4):1236-42. doi: 10.1182/blood-2002-04-1134.

15 Passweg JR, et al. Hematopoietic cell transplantation and cellular therapies in Europe 2022. CAR-T activity continues to grow; transplant activity has slowed: a report from the EBMT. Bone Marrow Transplant. 2024;59(6):803-812. doi: 10.1038/s41409-024-02248-9.

16 Thein SL, Howard J. How I treat the older adult with sickle cell disease. Blood. 2018;132(17):1750-1760. doi: 10.1182/blood-2018-03-818161.

4

TOD UND ORGANSPENDE

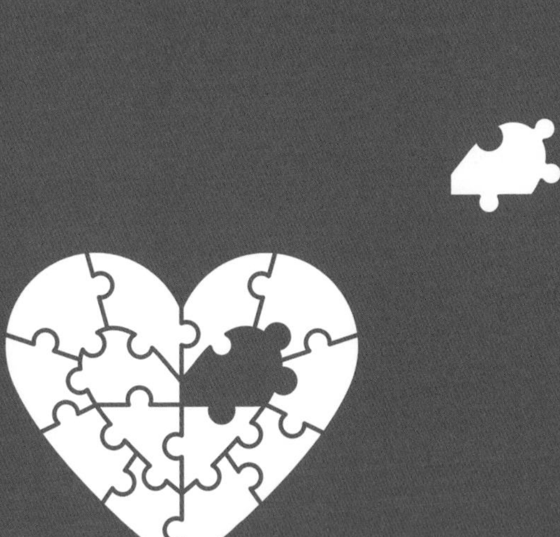

4.1

IRREVERSIBLER HIRNFUNKTIONSAUSFALL UND TODESFESTSTELLUNG ANHAND NEUROLOGISCHER KRITERIEN

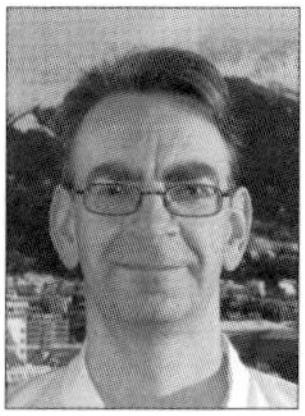

Ronny Beer

4.1.1 Vorbemerkungen

„Only a very bold man, I think, would attempt to define death"[1]

Henry Knowles Beecher
Ad Hoc Committee of the Harvard Medical School
to Examine the Definition of Brain Death

1 Sinngemäße Übersetzung: *„Nur ein sehr kühner Mensch, denke ich, würde es wagen, den Tod zu definieren."*

„Der Mensch ist tot, wenn die Funktionen seines Gehirns einschließlich des Hirnstamms irreversibel ausgefallen sind. Durch den irreversiblen Ausfall sämtlicher Funktionen des Gehirns verliert ein Mensch das Steuerungsorgan des gesamten Organismus endgültig. Nachfolgend sterben alle Organe, Gewebe und Zellen unabwendbar ab.

Der Tod kann durch folgende Ursachen eintreten:

- *Durch den irreversiblen Funktionsausfall des Hirns einschließlich des Hirnstamms infolge primärer Hirnschädigung oder -erkrankung;*
- *Durch anhaltenden Kreislaufstillstand, der die Durchblutung des Gehirns so lange reduziert oder unterbricht bis der irreversible Funktionsausfall von Hirn und Hirnstamm und damit der Tod eingetreten ist.“*

Medizinisch-ethische Richtlinien
Schweizerische Akademie der Medizinischen Wissenschaften

In Österreich ist seit dem 14. Dezember 2012 das Organtransplantationsgesetz in Kraft und ersetzt den bis dahin gültigen Abschnitt des Krankenanstalten- und Kuranstaltengesetzes. Dieses Bundesgesetz regelt, dass eine Organentnahme erst zulässig ist, wenn ein Facharzt den eingetretenen Tod festgestellt hat. Anhand welcher Kriterien die Todesfeststellung zu erfolgen hat, wird zwar nicht weiter erläutert, es lässt sich jedoch implizit ableiten, dass das Todeskriterium auf wissenschaftlichen Grundlagen beruht und die Todesfeststellung dem Stand der medizinischen Wissenschaft zu entsprechen hat. Hervorzuheben ist, dass das Todeskriterium auch unabhängig von den Gegebenheiten der Organtransplantation seine Gültigkeit hat.

Die Definition des Todes umfasst neben naturwissenschaftlichen und medizinischen auch rechtliche und ethische Aspekte. Letztlich sind es diese rechtlichen und ethischen Perspektiven, die fordern, den Tod auf zuverlässige und sichere Weise zu diagnostizieren, um zu garantieren, dass der Körper zum Zeitpunkt der Organentnahme auch wirklich tot ist (sogenannte *„Dead Donor Rule"*).

4.1.2 Definition, Pathologie und Pathophysiologie

So wie in den meisten Ländern basiert in Österreich die Definition des Todes auf dem Konzept des irreversiblen Funktionsausfalls von Großhirn, Kleinhirn und Hirnstamm. Auf Organebene ist der Verlust der integrativen Gesamtfunktion entscheidend, weshalb auch klinische Befunde wie eine teilweise erhaltene neuroendokrine Reserve mit dieser Definition kompatibel sind (vgl. hierzu die konzeptuelle Weiterentwicklung des stringenten *„Whole Brain Criterion"* zum *„Brain As a Whole Criterion"*). Mit dem irreversiblen Hirnfunktionsausfall (IHA) wird gleichzeitig der Individualtod eines Menschen festgestellt. Die Bedeutung des IHA als sicheres Todeszeichen des Menschen aus anthropologischer Sicht wurde 2012 in einem internationalen Forum unter Schirmherrschaft der WHO dargelegt (1).

Häufig wird zum medizinisch korrekten Terminus IHA auch die Bezeichnung „Hirntod" synonym verwendet. Zwar ist gegen die alltägliche Verwendung dieses anschaulichen Begriffs nichts einzuwenden, vorausgesetzt, es entsteht nicht der Eindruck, dass es neben dem „klassischen" Tod noch die Sonderform des „Hirntods" gibt. Korrekt formuliert ist der Individualtod eine Entität, die entweder anhand neurologischer (IHA bei erhaltenem Kreislauf) oder anhand zirkulatorischer Kriterien (IHA nach permanentem Kreislaufstillstand) definiert werden kann.

Die Etablierung des IHA als Todeskriterium geht Hand in Hand mit der Entwicklung der modernen Reanimations- und Intensivmedizin. Insbesondere die maschinelle Beatmung ermöglicht es bei Patienten mit schwersten Hirnschädigungen (i.e., *„Devastating Brain Injury“*, DBI) den sonst unweigerlich durch ausbleibende Spontanatmung eintretenden Herz-Kreislauf-Stillstand hinauszuzögern bzw. zu verhindern. Wesentliche Ursachen eines DBI sind Schädel-Hirn-Trauma und hämorrhagische Schlaganfälle (i.e., Subarachnoidalblutung, intrazerebrales Hämatom) und raumfordernde ischämische Schlaganfälle. Da hier der Krankheitsprozess vom Hirngewebe selbst oder angrenzenden Strukturen ausgeht, wird dies als primäre Hirnschädigung bezeichnet. Liegt der Schwerpunkt der Pathologie zunächst in der vorderen oder mittleren Schädelgrube, handelt es sich um eine supratentorielle Läsion (Abbildung 1A). Die infratentorielle Hirnschädigung betrifft zunächst vorwiegend Strukturen des Hirnstamms und/oder das Kleinhirn (Abbildung 1B). Auch eine sekundäre Hirnschädigung ist möglich, zum Beispiel die hypoxische Enzephalopathie infolge eines Herz-Kreislauf-Stillstands (Abbildung 1C) mit Wiederkehr einer systemischen Zirkulation (ROSC). Die klinischen Kardinalsymptome des IHA sind Koma (fehlende Weckbarkeit auf stärkste, äußere Reize) und das Fehlen sämtlicher Hirnstammreflexe (i.e., Hirnstamm-Areflexie) inklusive Ausfall der Spontanatmung (i.e., Apnoe).

Pathophysiologisch ist der IHA meistens Folge eines zerebralen Zirkulationsstillstandes (Abbildung 1D). Dieser tritt ein, wenn im Rahmen des DBI eine massive Hirnschwellung oder ein generalisiertes Hirnödem zu einem fulminanten Anstieg des intrakraniellen Drucks über den arteriellen Blutdruck führt. Bildgebend und autoptisch manifestiert sich die massive Hirnschwellung in einer Einklemmung von Hirngewebe (Herniation) in der vorderen, mittleren und hinteren Schädelgrube. In der Folge setzt die Kolliquationsnekrose des Hirnparenchyms ein, es kommt zu einer „Verflüssigung“ des

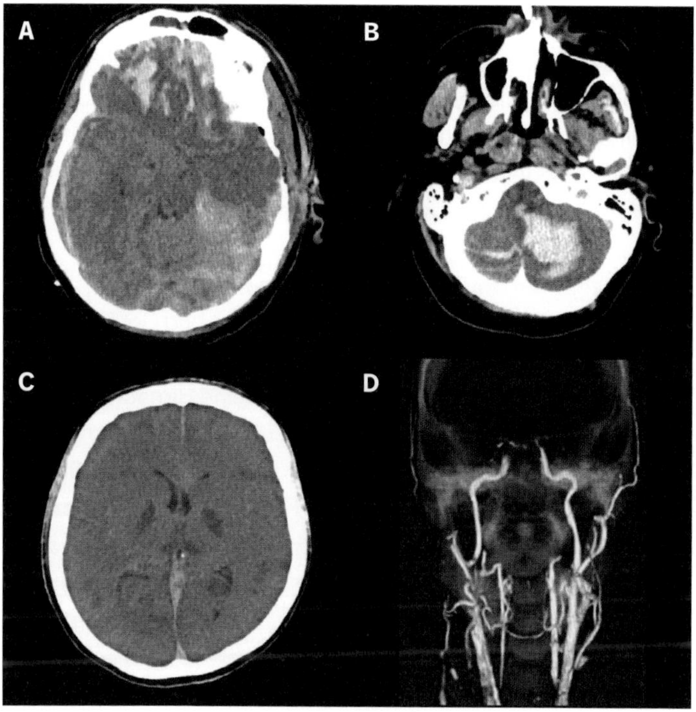

Abbildung 1: Bildgebende DBI-Befunde, die mit dem Eintreten eines IHA kompatibel sind. (A) Primär supratentorielle Hirnschädigung; repräsentativer CT-Scan bei schwerem Schädel-Hirn-Trauma. (B) Primär infratentorielle Hirnschädigung; CT-Scan einer Kleinhirn-Massenblutung. (C) Sekundäre Hirnschädigung; CT-Scan bei globaler zerebraler Hypoxie nach kardiopulmonaler Reanimation mit verzögertem Wiedereintritt der systemischen Zirkulation. (D) 3D-rekonstruierte CT-Angiographie, die den Abbruch der Kontrastierung in den hirnversorgenden Gefäßen auf Höhe des Durchtritts in den Schädelinnenraum zeigt. Dieser bildgebende Befund spricht für einen zerebralen Kreislaufstillstand. Quelle: Diagnostisches Bildbefundungs- und -archivierungs-System (PACS), A.ö. Landeskrankenhaus – Universitätskliniken Innsbruck.

Gewebes. An dieser Stelle sei auf die Nuance zwischen Hirnfunktionsausfall und zerebralem Zirkulationsstillstand hingewiesen, da infolge der Kolliquationsnekrose der intrakranielle Druck unter den arteriellen Mitteldruck abfallen und somit die zerebrale Blutzirkulation wieder einsetzten kann. Somit ist der IHA häufig Folge, jedoch nicht äquivalent zum zerebralen Zirkulationsstillstand.

Das Konzept der Todesdefinition anhand neurologischer Kriterien wurde 1959 von den Neurologen Mollaret und Goulon in ihrer wegweisenden Arbeit „Le Coma Dépassé" aufgegriffen (2). Sie beschrieben 23 komatöse Patienten, die keine Hirnstammreflexe oder spontane Atmung zeigten und in der EEG-Ableitung keine nachweisbare elektrische Aktivität aufwiesen. Im Jahr 1968 veröffentlichte das multidisziplinäre Ad-hoc-Komitee der Harvard Medical School zur Untersuchung der Definition des Hirntods einen Bericht, der die Verfahrensweise zur Feststellung Tods nach neurologischen Kriterien erstmalig systematisch festlegte (3). Die Harvard-Kriterien erforderten den Nachweis des Fehlens jeglicher Hirnfunktion, nach Ausschluss von Hypothermie (definiert als Körperkerntemperatur unter 32,2°C) und den Auswirkungen von zentral wirksamen Substanzen, in zwei klinischen Untersuchungen im Abstand von 24 Stunden und, falls durchführbar, die Ableitung eines isoelektrischen EEG. Diese und die im selben Jahr vom Weltärztebund publizierte Verfahrensweise gelten zurecht als Wegbereiter zahlreicher nationaler Empfehlungen, Leitfäden und Richtlinien für die IHA-Diagnostik.

Zwar beruht die Feststellung des Todes auf medizinisch-wissenschaftlichen Fakten, diverse gesellschaftliche Hintergründe lassen sich jedoch nicht gänzlich ausblenden. Dies zeigt sich auch darin, dass die Verfahrensweisen in verschiedenen Regionen und Ländern bei aller grundlegenden Gemeinsamkeit in manchen Aspekten divergieren. Unterschiede betreffen unter anderem die Anzahl und

Qualifikation der befassten Ärztinnen bzw. Ärzte, die klinische Untersuchung und die Modalitäten der apparativen Zusatzdiagnostik. In diesem Zusammenhang soll auf das im Jahr 2020 publizierte „*World Brain Death Project*" (WBDP), das auf eine globale Harmonisierung des Prozesses zur IHA-Diagnostik abzielt, hingewiesen werden (4).

Nachfolgend wird die für Österreich aktuell geltende Verfahrensanleitung für die Todesfeststellung anhand neurologischer Kriterien eingehender beschrieben. Wenn es für das Erfassen besonderer Facetten der österreichischen Empfehlungen notwendig ist, medizinisch-wissenschaftliche Erkenntnisse sowie klinisch-praktische Anleitungen eingehender zu erläutern, wird auf die WBDP-Veröffentlichung als Referenzquelle zurückgegriffen.

Prinzipiell ist festzuhalten, dass Patienten mit DBI im Rahmen der Prognoseeinschätzung regelmäßig auf Hinweise für einen eingetretenen IHA zu untersuchen sind. Die Feststellung des IHA ist damit unabhängig von einer potentiellen Organentnahme von grundlegender Bedeutung.

4.1.3 Empfehlungen zur Durchführung der IHA-Diagnostik in Österreich

Für Österreich wurden erstmals im Jahr 1997 Empfehlungen zur Durchführung der IHA-Diagnostik bei einer geplanten Organentnahme von einem interdisziplinären Expertengremium ausgearbeitet und vom Obersten Sanitätsrat zur Anwendung empfohlen. Die zweite Entwicklungsstufe dieser Empfehlungen wurde 2006 veröffentlicht. Die aktuelle Version der Empfehlungen wurde 2013 aufgelegt. In den Jahren 2023 und 2024 wurden die Empfehlungen einer neuerlichen Revision unterzogen, die Publikation wird für 2025 erwartet. Die derzeit gültige Verfahrensanleitung wird nun protokollgemäß dargestellt und ausführlicher erläutert.

Ärztliche Qualifikation

Die rechtlichen Rahmenbedingungen geben vor, dass die mit der IHA-Diagnostik befassten Fachärzte über entsprechende Erfahrungen in der klinischen Beurteilung von Patienten mit DBI verfügen müssen. Dies kann in den Sonderfächern Neurologie und Neurochirurgie vorausgesetzt werden, trifft jedoch auch auf Intensivmediziner anderer Fachdisziplinen zu. Sollte für die IHA-Diagnostik eine ergänzende apparative Untersuchung erforderlich sein – dies ist in Österreich für eine geplante Organentnahme bis auf wenige Ausnahmen obligat vorgesehen – wird für diese Methode eine spezielle ärztliche Qualifikation vorausgesetzt. Hier gilt es zu berücksichtigen, dass eine solche Expertise nicht in jeder Krankenanstalt, in der Patienten mit DBI intensivmedizinisch behandelt werden, 24 Stunden/7 Tage angeboten werden kann. Abhängig von der Region wäre dann ein Transfer des Patienten in eine entsprechende Schwerpunktklinik zu organisieren oder Kontakt mit einem mobilen IHA-Diagnostik-Team aufzunehmen. Die in die Todesfeststellung involvierten Ärzte dürfen weder an der Entnahme noch an der Transplantation von Organen beteiligt sein.

Vorgehen (vgl. Protokoll, Abbildung 2)

Die Feststellung des IHA erfolgt standardisiert in mehreren Stufen. Grundsätzlich gilt, dass der nächste Schritt erst erfolgen darf, wenn der vorhergehende abgeschlossen ist. Die IHA-Diagnostik darf erst nach Prüfung spezifischer Voraussetzungen erfolgen (Stufe 1). Die Diagnostik selbst besteht aus einer klinischen (neurologischen) Untersuchung (Stufe 2), einer ergänzenden/apparativen Zusatzuntersuchung (Stufe 3) und dem Irreversibilitätsnachweis der klinischen Ausfallsymptome (Stufe 4).

PROTOKOLL ZUR DOKUMENTATION DES IRREVERSIBLEN FUNKTIONSAUSFALLS DES GEHIRNS (HIRNTODDIAGNOSTIK) (Version vom 16. November 2013)

Patientendaten (Etikette)

Name: ....

Vorname: ....

Geburtsdatum: ....

Station: ....

VORAUSSETZUNGEN

Diagnose: ....

Zeitpunkt des Unfalls/Krankheitsbeginns: ....

Hirnschädigung: Primär supratentoriell ☐ Primär infratentoriell ☐ Sekundär ☐

Bildgebung (CT oder MR): mit der Diagnose vereinbar ☐

Primär ausgeschlossen sind:

- Intoxikation ☐
- Relaxation ☐
- Hypothermie < 34 °C ☐
- hypovolämischer Schock ☐
- Hypokaliämie (< 2,5 mmol K+) ☐
- Metabolisches bzw. endokrines Koma ☐

Behandlung mit Sedativa/Opiaten beendet (Datum/Uhrzeit): ....

Mehr als 2 Bolusgaben oder kontinuierliche Dauermedikation mit Benzodiazepinen ☐ und/oder Barbituraten ☐

Bei Benzodiazepinen: Wurden diese antagonisiert? Ja ☐ Nein ☐ Medikament: .... Dosis: ....

Bei Barbituraten: Spiegel unter Cut-Off-Wert: Ja ☐ Nein ☐

Datum/Uhrzeit: .... Name/Unterschrift: ....

KLINISCH-NEUROLOGISCHE UNTERSUCHUNG	1. Untersuchung Datum/Uhrzeit	2. Untersuchung Datum/Uhrzeit
	....	....
Koma (Glasgow Coma Score 3)	☐	☐
Keine Pupillenreaktion auf Lichtreiz bei mittel- bis maximalweiten Pupillen	☐	☐
Schlaffe Tetraplegie	☐	☐
Fehlen des okulozephalen/vestibulookulären Reflexes	☐	☐
Fehlen des Ziliospinalreflexes	☐	☐
Fehlen des Masseterreflexes	☐	☐
Fehlen des Kornealreflexes	☐	☐
Fehlen des Pharyngealreflexes	☐	☐
Fehlen des Hustenreflexes	☐	☐
Kein Grimassieren auf Druckprovokation u. Ä.	☐	☐
Atropintest (2 mg i. v.) positiv (im Sinne Hirntodsyndrom) ☐ Ja ☐ nein		
Datum/Uhrzeit: .... Name/Unterschrift:	.... Name	.... Name
Apnoetest erfüllt bei art. $PaCO_2$ .... mm Hg: ☐ Ja ☐ nein		
Datum/Uhrzeit: .... Name/Unterschrift:	.... Unterschrift	.... Unterschrift

ERGÄNZENDE UNTERSUCHUNGEN: EEG-Untersuchung

Beginn	Ende	
Datum:	Datum:	EEG-BEFUND: Beim Patienten kommt in der EEG-Ableitung während der angeführten Zeit bei einer Verstärkung von 2 µV/mm, Zeitkonstante 0,3, Frequenzbeschränkung 70 Hz, ein kontinuierliches (lediglich identifizierte Artefakte enthaltendes) Null-Linien-EEG zur Darstellung.
Uhrzeit:	Uhrzeit:	☐ Ja ☐ Nein Name/Unterschrift: ....

Nachweis des Zirkulationsstillstandes mittels TCD/FDS		**CTA**
Erste Untersuchung	Zweite Untersuchung	
Datum:	Datum:	Datum: ....
Uhrzeit:	Uhrzeit:	Uhrzeit: ....

Zerebraler Zirkulationsstillstand festgestellt: ☐ Ja ☐ Nein Name/Unterschrift: ....

Aufgrund der erhobenen Befunde wird der Hirntod festgestellt.

....

Datum/Uhrzeit Name (Blockschrift)/Unterschrift

Abbildung 2: Protokoll zur Dokumentation des irreversiblen Funktionsausfalls des Gehirns (Hirntoddiagnostik). Quelle: Empfehlungen zur Durchführung der Hirntoddiagnostik bei einer geplanten Organentnahme, entsprechend dem Beschluss des Obersten Sanitätsrates vom 16. November 2013.

In streng begründeten Ausnahmesituationen kann auf Durchführung von Stufe 3 und/oder von Stufe 4 verzichtet werden:

- Bei Ausschluss einer hochdosierten Medikation mit zentral wirksamen Substanzen und der Situation, dass die apparativen Zusatzuntersuchungen technisch nicht möglich sind.
- Bei Vorliegen von Kontraindikationen oder eines Widerspruchs gegen eine Organentnahme.

Bei sämtlich gesetzten Maßnahmen der einzelnen Stufen besteht Dokumentationspflicht. Dafür steht eine Vorlage zur Verfügung, die an lokale Gegebenheiten der Krankenanstalt angepasst und ergänzt werden kann.

Stufe 1 - Prüfung der Voraussetzungen

Die Identität des Patienten muss bekannt sein und die Ätiologie des DBI muss mit einer begründbaren klinischen Diagnose hinterlegt sein, die einen IHA plausibel macht. Praktisch bedeutet dies das Vorliegen einer entsprechenden kranialen Bildgebung (Abbildung 1). Die Art und Lokalisation der Hirnschädigung ist relevant für die korrekte Einhaltung von Wartezeiten und die Wahl der eventuell notwendigen Zusatzdiagnostik. **Ausdrücklich wird darauf hingewiesen, dass bei unbekannter Identität und/oder Koma plus Hirnstamm-Areflexie inklusive Apnoe unbekannten Ursprungs eine IHA-Diagnostik für eine geplante Organentnahme nicht zulässig ist.**

Folgende, potentiell reversible Ursachen müssen auf Basis einer genauen Erhebung von Anamnese und Befunden ausgeschlossen werden:

- Hypothermie (primär oder therapeutisch). In den aktuellen Empfehlungen wird eine Körpertemperatur ab 34,0°C als Grenzwert angegeben, d.h. ab dieser Temperatur ist eine IHA-Diagnostik zulässig. Wo und wie die Temperatur-Messung zu erfolgen hat wird nicht spezifiziert.

- Kürzlich erfolgte Applikation von Muskelrelaxantien.

- Ausgeprägte Elektrolyt-, endokrine oder metabolische Störungen. Um mit der Untersuchung fortfahren zu können wird ein Kaliumwert >2,5 mmol/l gefordert.

- Ein hypovolämer Schock erlaubt nicht die IHA-Feststellung. Es muss zunächst eine Kreislaufstabilisierung erfolgen. Die Empfehlungen geben keine Blutdruck-Zielwerte vor. In den Richtlinien angesehener nordamerikanischer Fachgesellschaften werden für Erwachsene als Ziele für den systolischen Blutdruck >100 mmHg und für den arteriellen Mitteldruck >75 mmHg angeführt. In der WBDP-Publikation wird ein arterieller Mitteldruck >60 mmHg als ausreichend angesehen.

- Intoxikationen mit direkt oder indirekt das zentrale und/oder periphere Nervensystem beeinflussende Substanzen, die erwiesenermaßen bei entsprechender Dosis sowohl die Auslösbarkeit von Hirnstammreflexen als auch elektrophysiologische Phänomene vorübergehend unterdrücken können. Spezifische toxikologische (Labor-) Untersuchungen sind immer dann indiziert, wenn durch den bisherigen Verlauf reversible Ursachen nicht ausgeschlossen werden können. Von pharmakologisch-toxikologischer Seite wird bei positivem Testergebnis für eine auf das Nervensystem-wirkende Substanz gefordert, zumindest fünf Halbwertszeiten (unter Berücksichtigung einer allfälligen Leber- und/oder Nierenfunktionsstörung) verstreichen zu lassen, ehe mit der klinisch-neurologischen Untersuchung (vgl. Stufe 2) fortgefahren wird. Für (Äthyl-) Alkohol sollte die Konzentration im Vollblut <80 mg/dl betragen.

- Ein Großteil der Patientinnen und Patienten mit DBI erhalten für die Notfall- und Intensivtherapie hohe Dosen von zentraldämpfenden Hypnotika, Analgetika und Sedativa. Hier ist eine spezifische Vorgehensweise einzuhalten.

Sonderfall hochdosierte Medikation von zentral wirksamen Substanzen. Die Gabe von mehr als zwei *lege artis* dosierten Boli oder die kontinuierliche Applikation von Barbituraten, Benzodiazepinen, Opioiden und/oder Propofol stellt gemäß den Empfehlungen keinen generellen Ausschlussgrund gegen die Durchführung der IHA-Diagnostik dar. Bei klinisch begründetem Verdacht auf Eintritt eines IHA ist die Applikation der angeführten Medikamente zu stoppen und eine Wartezeit von 12 Stunden einzuhalten. Nach Ablauf dieser Zeitspanne kann angenommen werden, dass Opioide und Propofol (sowie die in den Empfehlungen nicht explizit angeführte Substanz Esketamin), die klinische Untersuchung oder die Ableitung der Hirnströme mittels Elektroenzephalographie (EEG) nicht mehr signifikant beeinflussen bzw. verfälschen.

Bei hochdosierter Medikation von Benzodiazepinen ist gemäß Protokoll eine Antagonisierung durchzuführen. Bei Erwachsenen werden hierzu 2 mg Flumazenil intravenös verabreicht. Unmittelbar danach kann die Stufe 2 der IHA-Diagnostik durchgeführt werden. Eine Spiegelbestimmung ist nicht erforderlich.

Bei hochdosierter Medikation von Barbituraten sollte eine Spiegelbestimmung durchgeführt werden. In den Empfehlungen findet sich eine ausführliche Anleitung, für Thiopental wird auch ein zulässiger Grenzwert (6 µg/ml) angegeben. Fakt ist, dass jedoch eine quantitative Bestimmung der Barbituratkonzentration im Blut in keiner Krankenanstalt in Österreich als 24 Stunden/7 Tage-Analytik vorgehalten wird. Folglich wird in den Empfehlungen eine alternative Verfahrensweise zugelassen, nämlich der in dieser Situation obligate Nachweis des zerebralen Kreislaufstillstandes. Kann aufgrund eines besonderen Verletzungsmusters des Patienten der zerebrale Zirkulationsstopp nicht zweifelfrei nachgewiesen werden, ist dies eine der extrem seltenen Konstellationen, in denen eine IHA-Diagnostik nicht durchgeführt werden kann.

Wenn sämtliche Voraussetzungen für die Feststellung des IHA erfüllt sind, kann zur nächsten Stufe übergegangen werden.

Stufe 2 – Überprüfung der klinischen Symptome

Das klinische Syndrom des IHA umfasst Koma, schlaffe Tetraplegie, Fehlen sämtlicher Hirnstammreflexe und Ausfall der Spontanatmung.

Koma. Bei der Untersuchung darf der Patient keine Reaktion auf wiederholte, adäquate externe Reize (i.e., Schmerzreize wie maximaler Nagelbettdruck), weder im Kopf- und Gesichtsbereich noch im Bereich der Extremitäten und Körperstamms zeigen. Weitere Provokationsmanöver sind heftiger Druck an den Augenbulbi, am Nasenseptum oder an den supraorbitalen Austrittsstellen des Nervus trigeminus. Dabei dürfen keine motorischen (vgl. Grimassieren) oder vegetativen Reaktionen (vgl. systolischer Blutdruckanstieg >40 mmHg) ausgelöst werden. Ein weiteres Kardinalsymptom ist die fehlende Muskelspannung, was sich in einer schlaffen Tetraplegie manifestiert.

Anmerkung: Gelegentlich können beim IHA Bewegungen, die durch Reflexmechanismen auf Rückenmarksebene hervorgerufen werden, teils spontan (sogenannte spinale Automatismen), teils durch bestimmte Reize reproduzierbar (sogenannte spinale Reflexe), und spinale vegetative Symptome (vgl. Schwitzen) beobachtet werden, solange die Beatmung und der Körperkreislauf aufrecht erhalten werden (5, 6). Die phänomenologisch eindrücklichste spinale Reflexbewegung ist das sogenannte Lazarus-Zeichen mit Bewegungen im Extremitäten- und Rumpfbereich, die wie eine gerichtete motorische Reaktion wirken kann. Die Dokumentation derartig komplexer Bewegungsmuster ist essentiell, da eine Fehlinterpretation als Lebenszeichen (mit all den problematischen Folgen) jedenfalls zu vermeiden ist.

Hirnstamm-Areflexie. Die Überprüfung der klinischen Symptome sieht eine Testung der Hirnnervenreflexe in kranio-kaudaler Richtung (Abbildung 3) vor. Bei IHA sind die Pupillen mittelweit oder weit und häufig entrundet. Der Lichtreflex ist direkt und indirekt ausgefallen. Die lokale Applikation von Medikamenten (vgl. topische Mydriatika) sowie anatomische Anomalien der Regenbogenhaut bzw. Operationen an den vorderen Augenabschnitten müssen ausgeschlossen sein. Der Kornealreflex ist beidseits ausgefallen, ebenso wie der Masseterreflex. Wurde die Trigeminusschmerzreaktion nicht bereits bei der Feststellung des Komas geprüft, sollte dies nun durch beidseitige, heftige Stimulation (z.B. Stiche mit einem stumpfen Gegenstand) des Nasenseptums erfolgen. Auf eine Veränderung der Pupillenweite (gilt daher als adäquate Prüfung des ziliospinalen Reflexes) sowie auf andere verhaltensbezogene Schmerzreaktionen ist zu achten. Im Zustand des IHA sind keine spontanen Augenbewegungen beobachtbar. Beim okulozephalen Reflex fehlt bei plötzlicher, passiver Kopf-Seitwärtsdrehung (daher nur testbar, wenn keine Halswirbelsäulenverletzung vorliegt) das „Puppenkopf-Phänomen" (i.e., die Bulbus-Abweichung zur Gegenseite). Alternativ kann zur Überprüfung des vestibulookulären Reflexes eine beidseitige kalt-kalorische Vestibularisprüfung

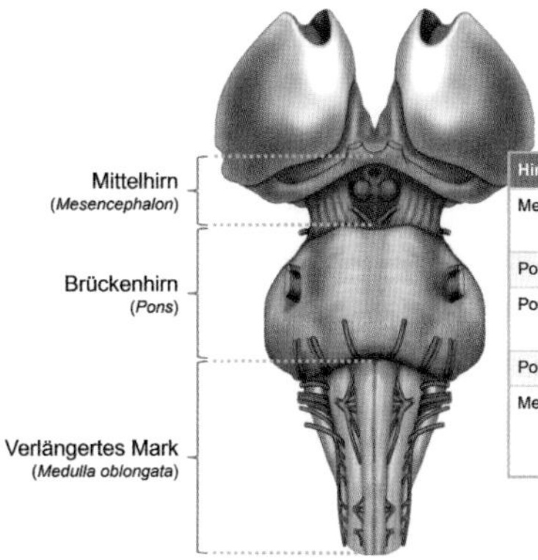

Hirnstammniveau	Funktionsverlust (Symptom)
Mesencephal	Aufsteigendes Aktivierungssystem der Formatio reticularis (Koma) Ausfall der Lichtreaktion bei (mittel-) weiten Pupillen
Pontomesencephal	Okulozephaler Refelx (OCR) und vestibulookulärer Reflex (VOR)
Pontin	Kornealreflex Masseterreflex
Pontomedullär	Trigeminusschmerzreaktion inklusive ziliospinaler Reflex
Medullär	Würge- und Hustenreflex Fehlender Herzfrequenzanstieg nach Atropin-Gabe Ausfall der Spontanatmung (Apnoe) bei fehlender CO_2-Adaptation

Abbildung 3: Topische Zuordnung der Hirnstammreflexe, die in kranio-kaudal absteigender Vorgehensweise (i.e., von mesenzephal bis medullär) geprüft werden.

vorgenommen werden. Auch dabei muss jede Augenbewegung fehlen. Bei der Testung des Pharyngealreflexes wird versucht, Würgereize durch Stimulation der Rachenhinterwand zu induzieren. Schließlich wird der Ausfall des Hustenreflexes durch tiefes endotracheales Absaugen geprüft.

Die österreichischen Empfehlungen sehen nach Protokoll noch die Durchführung des Atropintests zur Überprüfung des fehlenden Anstiegs der Herzfrequenz vor. Genau genommen, darf die Herzfrequenz nach intravenöser Gabe von 2 mg Atropin nicht um mehr als 15% vom Ausgangswert ansteigen, was für einen Ausfall der Kerne des N. vagus im unteren Hirnstamm spricht.

Für den Fall, dass die Überprüfung der klinischen Symptome durch besondere Umstände (vgl. ausgeprägte kardiale Arrhythmie, Enukleation eines Auges) oder das Verletzungsmuster (vgl. Gesichtsschädel-Zertrümmerung) keine ausreichende Beurteilung zulässt, ist die Feststellung des IHA dennoch möglich, wenn zusätzlich zur klinischen Untersuchung *zwei* ergänzende Untersuchungen das Vorliegen des IHA bestätigen.

Apnoe. Der Nachweis des Atemstillstands ist für die Feststellung der klinischen Symptome des IHA obligat. Der Apnoe-Test untersucht den robustesten und am weitesten kaudal gelegenen Hirnstammreflex, welcher durch Aktivierung von Chemorezeptoren des Atemzentrums in der Medulla oblongata (Abbildung 3) bei hohem arteriellen CO_2-Partialdruck (i.e., Hyperkapnie) ausgelöst wird. Effektiver Trigger des Atemantriebs ist der dadurch bedingte, niedrige pH-Wert des Blutes, was als respiratorische Azidose bezeichnet wird. Wegen der (patho-) physiologischen Wirkungen der Hyperkapnie soll die Prüfung des Atemstillstandes als letzte klinisch-neurologische Untersuchung durchgeführt werden. Trotz des Ausfalls anderer Hirnstammreflexe kann die zentrale Steuerung der Atmung als letzte klinisch nachweisbare Hirnfunktion noch erhalten sein und schließt dann das Vorliegen eines IHA aus. Der Apnoe-Test ist aufwendiger als die Prüfung der anderen Hirnstammreflexe und erfordert spezielle intensivmedizinische Kenntnisse bei der Steuerung der Beatmungsparameter, der häufig notwendigen Kreislauf-unterstützenden Therapie, dem Umgang mit einem gegebenenfalls etablierten extrakorporalen Lungenunterstützungsverfahren (vgl. extrakorporale Membran-Oxygenierung, ECMO) und der Interpretation der arteriellen Blutgasanalyse. Aufgrund der Komplexität dieses Untersuchungsschrittes ist es ratsam, der ausführlichen Anleitung zur Durchführung des Apnoe-Test Folge zu leisten und in unklaren Situationen auch eine Expertenmeinung einzuholen. Jedenfalls muss sichergestellt sein, dass es während des Apnoe-Tests zu keiner ungewollten Hypox(äm)ie des Patienten kommt. Dies kann in der Regel durch eine ausreichende Präoxygenierung mit einer inspiratorischen O_2-Fraktion von 100% und der sogenannten apnoischen Oxygenierung mit einem O_2-Flow von 3–7 l/min während der Testdauer gewährleistet werden.

Praktisch wird der Apnoe-Test an die klinische Ausgangssituation (Oxygenierung, Ventilation und Kreislauf) angepasst und erfolgt unter kontinuierlicher pulsoxymetrischer Kontrolle der O_2-Sättigung und des arteriellen Blutdrucks. Für den Beginn des Apnoe-Test sollte ein normokapnischer CO_2-Partialdruck im arteriellen Blut (i.e., $PaCO_2$ 35–45 mmHg) vorliegen. In Situationen, in denen die Eigenatmung chronisch an einen $PaCO_2$ von mehr als 45 mmHg adaptiert ist (z.B. bei chronisch obstruktiver Lungenerkrankung), werden unter Berücksichtigung des arteriellen pH-Werts auch höhere $PaCO_2$-Ausgangskonzentrationen toleriert. Da die Partialdrücke der Atmungsgase von der Körpertemperatur abhängig sind, muss die Blutgasanalyse temperaturkorrigiert erfolgen.

Bis vor kurzem war es Standard, den Apnoe-Test in Form einer Diskonnektion vom Beatmungsgerät durchzuführen. Dies hat negative Auswirkungen auf die Lungenstruktur, da es durch die Aufhebung des positiven endexpiratorischen Drucks (fehlender Glottisschluss bei liegendem Beatmungstubus) zu einem Alveolarkollaps und konsekutiver Atelektasenbildung kommt. Zur Gewährleistung einer optimalen Lungenfunktion, falls eine Organtransplantation realisiert werden kann, setzt sich mehr und mehr das alternative Vorgehen, welches eigentlich bei Vorliegen einer schweren Oxygenierungsstörung empfohlen wird, durch: Dabei wird die Konnektion zwischen Patient und Beatmungsgerät belassen und die permissive Hyperkapnie durch akute Hypoventilation infolge maximal reduzierter maschineller Beatmung (i.e., eingestellte Atemfrequenz 2/min) oder Umstellung des Beatmungsgeräts auf einen Spontanatmungsmodus mit kontinuierlichem positiven Atemwegsdruck (CPAP) erreicht (7). Für die Besonderheiten der Durchführung des Apnoe-Tests bei extrakorporaler Oxygenierung und/oder Kreislaufunterstützung wird auf die entsprechende Fachliteratur verwiesen (8, 9).

Der Ausfall der Atmung ist belegt, wenn bei einem $PaCO_2$-Wert von mindestens 60 mmHg *und* Anstieg des $PaCO_2$-Ausgangswerts um mehr als 20 mmHg keine Thoraxexkursionen bzw. spontane Atemanstrengungen festzustellen sind. Meist ist die erforderliche permissive Hyperkapnie nach einer Dauer von 10 Minuten erreicht, in Einzelfällen muss der Apnoe-Test unter kontinuierlicher Überwachung von Kreislauf und O_2-Sättigung bis zur nächsten Blutgasanaylse für weitere 5–10 Minuten fortgesetzt werden.

Wird der Apnoe-Test am Beatmungsgerät vollzogen, muss im Zweifelsfall das Fehlen der Spontanatmung nach Diskonnektion des Patienten vom Respirator sicher beurteilt werden. Apnoe-Programme oder ein Triggern des Respirators durch pulssynchrone Luftbewegungen im Tubus bzw. Pendelbewegungen von Kondensationswasser in den Beatmungsschläuchen können fälschlicherweise einen Atemantrieb suggerieren.

Bei korrekter Durchführung und sorgfältiger Überwachung können die Risiken des Apnoe-Tests wie Hypoxie und Hypotonie geringgehalten werden. Bei Anzeichen der Kreislaufinstabilität oder bei Absinken der O_2-Sättigung auf Werte unter 85% für mindestens 30 Sekunden ist eine unverzügliche arterielle Blutgasanalyse, Prüfung auf Zeichen der Spontanatmung und Abbruch der Testung (in dieser Reihenfolge) vorzunehmen. Unter Umständen ist der Apnoe-Test bereits als positiv im Sinne des IHA zu werten, ansonsten ist eine Wiederholung des Tests frühestens nach 10 Minuten zulässig.

Wenn der klinische Befund den Ausfall sämtlicher Funktionen des Großhirns, Kleinhirns und Hirnstamm anzeigt, ist gemäß den Empfehlungen zur IHA-Diagnostik bei einer geplanten Organentnahme als nächste Stufe mit den ergänzenden Untersuchungen fortzufahren.

Anmerkung: Da der IHA als klinisches Syndrom definiert ist, ist es nach Ansicht von Fachpersonen in Situationen, in denen eine eindeutige Kontraindikation (vgl. metastastiertes Malignom) gegen eine Organentnahme besteht oder ein Eintrag im Widerspruchsregister vorliegt, medizinisch-rechtlich vertretbar, auch ohne Durchführung der Stufen 3 und 4, den Patienten für tot (anhand neurologischer Kriterien) zu erklären und die Intensivtherapie zu beenden. An dieser Stelle sei jedoch ausdrücklich betont, dass es etablierte Praxis ist, zunächst zweifelsfrei den Tod eines Menschen festzustellen. Erst danach wird der (mutmaßliche) Wille der verstorbenen Person hinsichtlich Zustimmung zur oder Ablehnung einer Organentnahme ermittelt. Das in den Empfehlungen bewusst angeführte Kriterium der „geplanten Organentnahme" wird daher bereits zu einem früheren Zeitpunkt im Prozess der IHA-Diagnostik relevant. Der gesamte Ablauf muss, wie in den Empfehlungen festgehalten, entsprechend erfolgen.

Auch die Situation, dass trotz fortgeschrittenem DBI in der klinischen Untersuchung noch (insbesonders kaudale) Hirnstammfunktionen noch nicht gänzlich erloschen sind, kann vorkommen (sogenanntes inkomplettes Bulbärhirnsyndrom). Je nach Einschätzung, wie wahrscheinlich das Eintreten eines Ausfalls sämtlicher Hirnfunktionen bei der gegebenen intrakraniellen Pathologie ist, ist die Intensivtherapie bis zur Durchführung einer neuerlichen IHA-Diagnostik (Start mit Stufe 1) fortzuführen. Für die Zeitdauer bis zur neuerlichen IHA-Diagnostik gibt es keine allgemeinen Empfehlungen. Falls das Fortschreiten des DBI zum IHA wenig wahrscheinlich ist, wird in der klinischen Realität häufig als neues Therapieziel die Komforttherapie („Comfort Terminal Care") vorgegeben. Konsequenterweise bedeutet dies den Abbruch der lebenserhaltenden Maßnahmen (auch bekannt als „*Withdrawal of Life-Sustaining Treatments*", WLST). In diesem Zusammenhang sollte die Diskussion hinsichtlich einer möglichen Organentnahme nach Todesfeststellung anhand zirkulatorischer Kriterien geführt werden (siehe Kapitel 4.2. „DBD & DCD“).

Stufe 3 - Ergänzende Untersuchungen

Die apparative Zusatzdiagnostik, die laut österreichischer Empfehlungen anzuwenden ist, umfasst das Elektroenzephalogramm (EEG) sowie technisch verschiedene Methoden zum Nachweis des zerebralen Kreislaufstillstandes. An dieser Stelle wird darauf hingewiesen, dass die österreichischen Empfehlungen bei einer primär infratentoriellen Hirnschädigung in jedem Fall eine ergänzende Untersuchung vorsehen. Dies ist medizinisch gut begründet, da es bei einem primär infratentoriellen DBI zum Ausfall sämtlicher Hirnstammfunktionen kommen kann und der klinische Untersuchungsbefund dem des IHA entspricht.

EEG. In den Empfehlungen wird explizit ausgeführt, dass das *EEG als ergänzende Untersuchung eine in allen Belangen vorrangige Stellung* hat, da es die kortikale Aktivität am besten reproduziert, nicht invasiv ist und direkt auf der Intensivstation am Behandlungsplatz einsetzbar ist. Ein isoelektrisches EEG (sogenanntes „Nulllinien-EEG“, hirnelektrische Stille), welches sich über mindestens 30 Minuten artefaktarm registrieren lässt, ist mit einem IHA kompatibel (Abbildung 4).

Die Ableitung wird mit mindestens acht EEG-Kanälen nach dem 10:20-System vorgenommen. Das EKG muss mitregistriert werden, um die regelmäßig auftretenden Artefakte durch QRS-Komplexe und T-Wellen sicher von etwaiger Hirnaktivität abgrenzen zu können. Registrierung und Auswertung erfolgen mit (international) standardisierten Filtereinstellungen (10): Zu Beginn der Ableitung soll durch absichtlich ausgelöste Artefakte (z.B. durch Berühren der Elektroden) die Funktionstüchtigkeit der einzelnen Verstärker

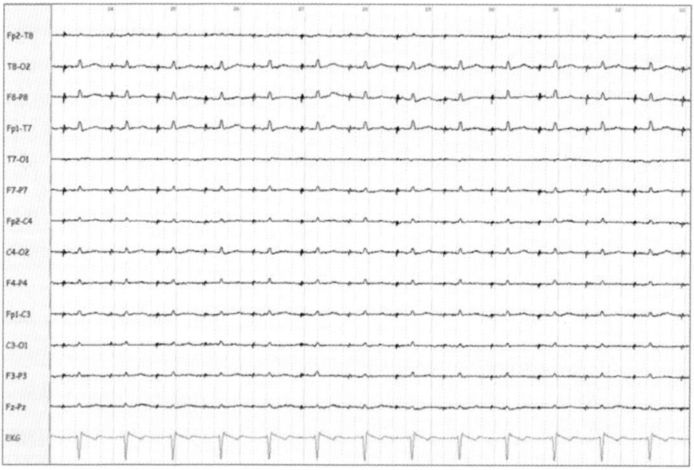

Abbildung 4: Hirnelektrische Stille („Nulllinien-EEG") in einer 10-Sekunden Epoche einer 30-minütigen EEG-Registrierung. Bei einer Verstärkung von 2 µV/mm sind lediglich eindeutig identifizierbare Artefakte (vgl. das parallel mitaufgezeichnete EKG in der untersten Ableitung) ableitbar (Quelle: EEG-Labor, Universitätsklinik für Neurologie, A.ö. Landeskrankenhaus – Universitätskliniken Innsbruck).

überprüft werden. Dann wird mit einer Zeitkonstante von 0,3 s (entsprechend einer unteren Grenzfrequenz von 0,53 Hz) und einer oberen Grenzfrequenz von 70 Hz, bei digitalen Geräten entsprechend höher, abgeleitet. Damit sehr langsame Frequenzen nicht übersehen werden, sollte das EEG über mindestens 10 Minuten mit einer Zeitkonstante von 1 s oder länger (untere Grenzfrequenz 0,16 Hz oder darunter) aufgezeichnet werden. Die Verstärkereinstellung sollte bei einer Empfindlichkeit von mindestens 2 µV/mm liegen. Zu beachten ist, dass die nun sehr hohe Empfindlichkeit des EEG auch die größere Anfälligkeit für externe Einstreuungen anderer technischer Geräte bedingt. Zur Differenzierung rascher Beta-Aktivität von unwillkürlicher Muskelaktivität können kurzwirkende Muskelrelaxantien verabreicht werden. In diesem Fall muss vor der zweiten klinisch-neurologischen Untersuchung gewährleistet sein, dass die Wirkung wieder komplett abgeklungen ist (z.B. Nachweis der Muskelerregbarkeit mittels neuromuskulären Monitorings oder Antagonisierung mit der Substanz Sugammadex, sofern Muskelrelaxantien vom Steroid-Typ appliziert wurden). Die Beurteilung des EEG muss durch einen in dieser Methodik erfahrenen Facharzt erfolgen.

Zeigt das EEG noch eine kortikale, elektrische Restaktivität an, muss die Ableitung wiederholt werden. Für die Zeitdauer bis zum neuerlichen EEG gibt es ebenso keine allgemeinen Empfehlungen. Wiederum sind die spezifischen Umstände des DBI zu berücksichtigen. Eine Wartezeit von 6–24 Stunden zwischen den EEGs erscheint plausibel. Sofern sich keine Änderung bei den Voraussetzungen ergeben hat, besteht kein Anlass, die erste klinisch-neurologische Untersuchung abermals durchzuführen.

Anmerkung: Die österreichischen Empfehlungen messen dem EEG als ergänzende Untersuchung eine hohe Bedeutung bei. Diese Einschätzung wird jedoch im internationalen Vergleich nicht in gleichem Maße geteilt. So schlagen die im Jahr 2023 publizierte, nordamerikanische Konsensus-Leitlinie und das WBDP überhaupt vor, das EEG bei Erwachsenen nicht mehr routinemäßig als apparative Zusatzdiagnostik einzusetzen. Als Gründe werden die Anfälligkeit für Artefakte, insbesondere die Gefahr falsch-positiver Befunde infolge einer starken Dämpfung der elektrischen Hirnaktivität durch unzureichend metabolisierte zentral wirksame Substanzen, und die wenig überraschende Erkenntnis, dass das EEG die Hirnstammfunktion nur teilweise erfassen kann, angeführt (11).

Sofern die Ableitung des EEG aufgrund des besonderen Verletzungsmusters bei dem Patienten (technisch) nicht möglich ist, muss stattdessen der zerebrale Kreislaufstillstand mittels neurosonographischer Methoden oder einer Computertomographie (CT)-Angiographie bewiesen werden.

Anmerkung: Der Stellenwert des zerebralen Kreislaufstillstandes für die IHA-Diagnostik basiert auf der pathophysiologischen Grundlage (siehe oben), dass ein Organ, das ausreichend lange nicht mehr durchblutet ist, irreversibel funktionslos (i.e., „tot“) ist. Die Sensitivität der unterschiedlichen Methoden zum Nachweis des zerebralen Kreislaufstillstandes liegt bei 90–95%. Das bedeutet, dass nicht bei jeder IHA-Feststellung zum Zeitpunkt der Diagnostik ein zerebraler Zirkulationsstopp vorliegen muss. In bestimmten Konstellationen kann ein intrakranieller Blutfluss nachweisbar sein, obwohl sämtliche Hirnfunktionen irreversibel erloschen sind. Dies kann z.B. bei einer sekundären Hirnschädigung (vgl. hypoxische Enzephalopathie) oder bei einem schweren Schädel-Hirn-Trauma mit ausgedehnten Schädelfrakturen der Fall sein.

Da beim Nachweis des zerebralen Kreislaufstillstandes potentiell reversible Ursachen der klinischen Ausfallsymptome ausgeschlossen werden können, ist die Erbringung dieses Nachweises bei Vorliegen einer hochdosierten Medikation von Barbituraten und fehlender Möglichkeit zur quantitativen Bestimmung der Barbituratkonzentration im Blut zwingend erforderlich.

Transkranielle Doppler-/Duplexsonographie. In den Empfehlungen sind die klinischen (systolischer Blutdruck mindestens 80 mmHg, keine Tachykardie mehr als 120/min), personellen und Geräte-technischen Voraussetzungen festgehalten. Für den Untersuchungsablauf gilt als Minimalvoraussetzung die Beschallung von A. carotis interna und A. vertebralis extrakraniell beidseits sowie intrakraniell der A. cerebri media beidseits und der A. basilaris. Die Untersuchung ist zweimal in mindestens 30-minütigem Abstand durchzuführen. Beim zerebralen Kreislaufstillstand finden sich neurosonographisch typische Befunde:

- Pendelfluss (oszillierende Strömung mit gleich ausgeprägter Vorwärts- und Rückwärtsströmung) (Abbildung 5A),
- Frühsystolische Spitzen unter 50 cm/s ohne Vorliegen eines diastolischen Strömungssignals (Abbildung 5B).

Ein komplettes Fehlen von Flusssignalen kann nur dann als zerebraler Kreislaufstillstand gewertet werden, wenn derselbe Untersucher zu einem vorherigen Zeitpunkt dokumentiert hat, dass die entsprechenden Gefäße ein detektierbares Flusssignal aufwiesen.

CT-Angiographie (CTA). Die CTA ist unter standardisierten Bedingungen als Mehrphasen-Untersuchung durchzuführen. Eine fehlende Kontrastierung in beiden Phasen der Aa. pericallosae, der terminalen corticalen Arterien beider Hemisphären, der Vena cerebri interna, Vena magna Galeni und des Sinus rectus bei regelrechter Kontrastierung von Ästen der A. carotis externa (als Beleg für die Ankunft des intravasalen Kontrastmittels im Bereich der hirnversorgenden Arterien) weist den Zirkulationsstopp bei IHA nach. Ein allfälliges „Stasis Filling" ist zu beschreiben und zu bewerten: Am Übergang von extra- nach intradural kann durch arterielle Pulsationen auch bei zerebralem Zirkulationsstillstand eine geringe Kontrastierung der angrenzenden intraduralen Arterienabschnitte und übergangsnah davon abgehender intraduraler Arterien detektierbar sein. Aufgrund dieser Besonderheiten ist die Befundung von einem Facharzt für Radiologie durchzuführen, der mit dem speziellen Untersuchungsprotokoll bzw. Befundinterpretation vertraut ist. Dies schränkt den Einsatz der eigentlich weit verbreiteten und flächendeckend verfügbaren Untersuchungsmethode ein. Weiter sind für die CTA spezifische Risiken wie Überempfindlichkeitsreaktion auf jodhaltige Kontrastmittel

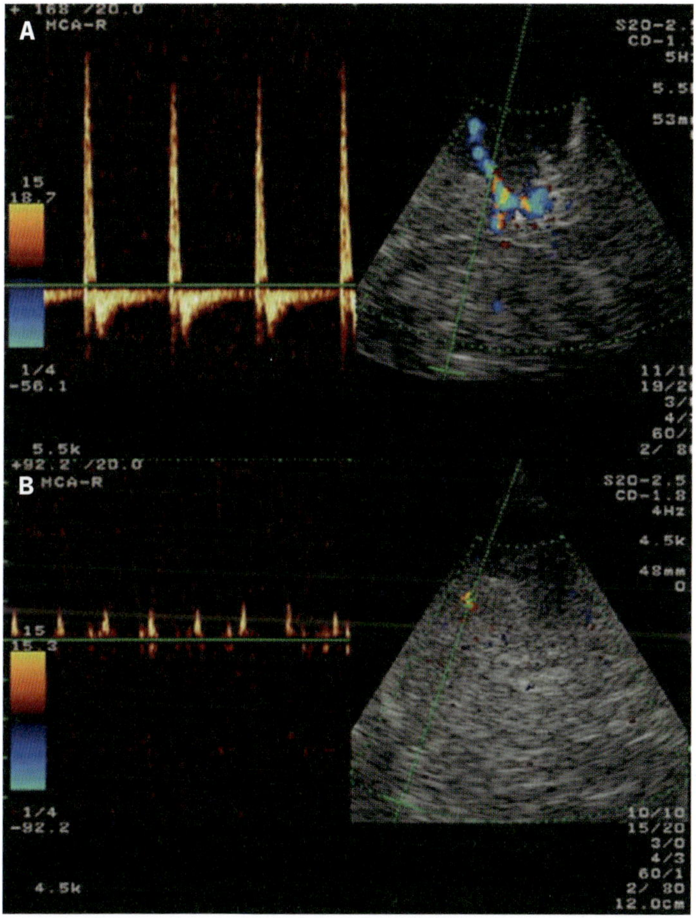

Abbildung 5: Neurosonographischer Nachweis des zerebralen Kreislaufstillstandes anhand typischer Befunde (Quelle: Neurosonographie-Labor, Universitätsklinik für Neurologie, A.ö. Landeskrankenhaus – Universitätskliniken Innsbruck). (A) Biphasische (oszillierende) Strömungssignale mit gleich ausgeprägtem Integral der antero- und retrograden Komponente. (B) Frühsystolische Spitzen, die kleiner als 50 cm/s sind und unter 200 ms anhalten.

und Hyperthyreose zu berücksichtigen.

Anmerkung: Eine zuverlässige Beurteilung der transkraniellen Doppler-/Duplexsonographie und CTA im Falle der extrakorporalen Lungenunterstützung mit veno-venöser ECMO möglich. Bei einer kardiopulmonalen Unterstützung mit veno-*arterieller* ECMO sind Verfahren, die auf dem Nachweis des zerebralen Zirkulationsstillstandes beruhen nicht ausreichend validiert und daher nicht anzuwenden.

Falls keine der ergänzenden Untersuchungen aufgrund des Zustandes der Patientin bzw. des Patienten durchführbar ist, muss vor der zweiten klinisch-neurologischen Untersuchung (Stufe 4) eine definierte Wartezeit eingehalten werden. Die Zeitspanne zwischen der ersten und der zweiten klinisch-neurologischen Untersuchung ist wie folgt festgelegt:

- 12 Stunden für Erwachsene und Kinder mit Vollendung des 2. Lebensjahres,
- 24 Stunden für Kleinkinder älter als 2 Monate bis zur Vollendung des 2. Lebensjahres und
- 72 Stunden für Säuglinge (7. Lebenstag bis 2 Monate).[2]

---

2 In Österreich gibt es keine verbindlich festgelegte Altersgrenze für die Durchführung der IHA-Diagnostik. Dieser Abschnitt der Empfehlungen lässt jedoch rückschließen, dass die Todesfeststellung anhand neurologischer Kriterien erst ab der 2. Lebenswoche erfolgen sollte.

Anmerkung: Die österreichischen Empfehlungen enthalten eine Passage, die Raum für Interpretation lässt. Es ist explizit ausformuliert, dass bei einer geplanten Organentnahme die Durchführung von nur zwei klinisch-neurologischen Untersuchungen zulässig ist, wenn folgende Kriterien erfüllt sind:

- Es liegt eine primär supratentorielle Hirnschädigung vor.
- Es besteht keine Beeinträchtigung durch zentral wirksame Substanzen.

Stufe 4 - Nachweis der Irreversibilität

Wenn die Ergebnisse der klinisch-neurologischen Untersuchung (Stufe 2) und die ergänzende(n) Untersuchung(en) (Stufe 3) den Ausfall sämtlicher Funktionen von Großhirn, Kleinhirn und Hirnstamm bestätigen, muss der Nachweis der Irreversibilität mittels einer zweiten klinischen Untersuchung erbracht werden. Der Untersuchungsablauf entspricht dem Vorgehen auf Stufe 2. Wie im Dokumentationsprotokoll ersichtlich, sind der Atropin-Test und der Apnoe-Test nur einmal durchzuführen. Aus praktischen Gründen bietet sich dies für die erste klinisch-neurologischen Untersuchung an, eine Wiederholung ist dann nicht notwendig.

Das Vorliegen der Voraussetzungen, die Resultate der beiden klinisch-neurologischen Untersuchungen und der Befund der ergänzenden Untersuchung(en) wird auf dem Protokoll dokumentiert (Abbildung 2). Die involvierten Fachärzte bestätigen mit ihrer Unterschrift das Ergebnis der jeweiligen Diagnostik. Gemäß den österreichischen Empfehlungen können die erste sowie die zweite klinisch-neurologische Untersuchung von derselben Person durchgeführt werden. Jede ergänzende Untersuchung ist von einer weiteren Person mit entsprechender Fachkenntnis auszuwerten.

Nach kritischer Würdigung der Befunde wird schließlich von einem weisungsfreien Facharzt bei erfüllten Kriterien der IHA protokollgemäß festgestellt.

Anmerkung: Genau genommen wird der Zustand des *bereits eingetretenen* Todes festgehalten. Als Todeszeit wird die Uhrzeit registriert, zu der die Dokumentation des IHA abgeschlossen ist. Mit der Feststellung des Individualtodes ist eigentlich die Beendigung der intensivmedizinischen Therapie (i.e., Abbruch der mechanischen Beatmung) verknüpft. Nur für den Fall einer geplanten Organentnahme (keine medizinischen Kontraindikationen und kein Vorliegen einer Erklärung mit der der Verstorbene oder, vor dessen Tod, sein gesetzlicher Vertreter eine Organspende ausdrücklich abgelehnt hat) ist es ethisch und rechtlich erlaubt, medizinische Diagnose- und Behandlungsmaßnahmen über den Tod hinaus vorzunehmen, um die Organe funktionsfähig zu erhalten.

Die IHA-Diagnostik stellt ein spezielles Verfahren zur Todesfeststellung dar und hat auch in die Ärzte-Ausbildungsordnung Eingang gefunden. Die Festlegung ärztlicher Qualifikationskriterien ist insofern bedeutsam, da in vielen Krankenanstalten die IHA-Diagnostik nur selten durchgeführt wird und dadurch immer wieder Unsicherheiten entstehen. Geeignete Fachpersonen sollten daher von Anfang an in das Verfahren einbezogen werden und möglichst über den gesamten Zeitraum verfügbar sein.

Wie oben erwähnt, bemühen sich derzeit medizinische Fachgesellschaften unter Federführung der Weltgesundheitsorganisation (WHO) um eine Harmonisierung der national unterschiedlichen diagnostischen Vorschriften. In diesem Zusammenhang sei jedoch betont, dass dadurch die diagnostische Sicherheit des Verfahrens unberührt bleibt. Nach jahrzehntelanger Erfahrung mit der IHA-Diagnostik in Österreich ist zu konstatieren: Es ist kein Fall bekannt, bei dem trotz korrekter Anwendung des empfohlenen Verfahrens die Feststellung des Todes anhand neurologischer Kriterien unzutreffend gewesen wäre. Allgemeinen methodischen Bedenken ist zu entgegnen, dass sich durch die sorgfältige Prüfung der Voraussetzungen und die anschließende Kombination von klinisch-neurologischer Untersuchung und der je nach Art und Lokalisation der Hirnschädigung geforderten apparativen Zusatzdiagnostik alle Zustände nur verminderter oder vorübergehend fehlender Hirnfunktion differentialdiagnostisch eindeutig vom IHA unterscheiden lassen (12).

4.1.4 IHA als sicheres Todeszeichen

Wissenschaftliche Fachgesellschaften und ärztliche Organisationen weltweit akzeptieren den IHA als sicheres Todeszeichen. Der mit dieser Thematik befasste Arbeitskreis des wissenschaftlichen Beirats der Bundesärztekammer hält in einer Übersichtsarbeit so wörtlich fest: „*Naturwissenschaftlich-medizinisch kann es nur einen Tod geben, der abhängig vom jeweiligen Stand der medizinisch-wissenschaftlichen Umstände festgestellt werden kann. Im Mittelpunkt der Todesfeststellung stehen die Irreversibilität der Ausfälle sowie der Verlust der Integration der Körperfunktionen zur Einheit als Lebewesen und der Verlust der Fähigkeit zu jeglicher Selbstreflexion sowie zu jeglicher eigenständigen Interaktion mit der Umwelt. Somit ist der nachgewiesene IHA ein sicheres Zeichen für das Lebensende des Menschen, für seinen Tod, trotz der durch die maschinelle Beatmung sowie die übrige Intensivbehandlung künstlich aufrecht erhaltenen Herzaktion und damit auch der aufrecht erhaltenen Funktionen der anderen Organe.*“ (13).

In zahlreichen Ländern ist die Anerkennung des IHA als Todeskriterium gesetzlich abgesichert. Darüber hinaus haben offizielle Stellungnahmen verschiedener Religionsgemeinschaften wesentlich zur gesellschaftlichen Akzeptanz beigetragen (14).

Die vermutlich größten Schwierigkeiten, die Bedeutung des IHA als sicheres Todeszeichen zu akzeptieren, bestehen noch immer darin, dass Betroffene nicht wie Verstorbene aussehen und sogar gelegentlich spinale Automatismen und Reflexe zeigen können. Auch kommt es nicht zur Ausprägung der allgemein bekannten und äußerlich erkennbaren sicheren Todeszeichen, zunächst die Totenflecke und die Totenstarre, später Fäulnis- und Verwesungserscheinungen, solange die Blutversorgung von Haut- und Muskulatur sowie den extrazerebralen, inneren Organen intensivmedizinisch ermöglicht wird. Es liegt in der Verantwortung der behandelnden Ärzte, die zugrundeliegenden Phänomene zu erklären, um Verständnisschwierigkeiten zu vermeiden. Dabei gilt es zugleich behutsam und sorgfältig vorzugehen sowie Sach- und Sinnfragen auseinander zu halten. Zur Wahrung einer vertrauensvollen Atmosphäre sollte insbesondere den Angehörigen eine entsprechende Begleitung angeboten werden. An dieser Stelle soll nochmals der Arbeitskreis des wissenschaftlichen Beirats der Bundesärztekammer zitiert werden: *„Denn die individuelle Akzeptanz des IHA ist nicht nur eine Frage der Kenntnis der dargelegten medizinisch-wissenschaftlichen Realitäten. Sie ist auch eine Frage des Vertrauens in die medizinische Wissenschaft und deren klinische Anwendung.“* (13).

4.1.5 Weiterführende Literatur, Quellen und Online-Ressourcen

Österreich:

Gesundheit Österreich GmbH, ÖBIG-Transplant. Empfehlungen zur Todesfeststellung.
Webseite: https://transplant.goeg.at/todesfeststellung

Rechtsinformationssystem des Bundes. Organtransplantationsgesetz - OTPG. Webseite: https://www.ris.bka.gv.at/GeltendeFassung.wxe?Abfrage=Bundesnormen&Gesetzesnummer=20008119

Deutschland:

Bundesärztekammer. Fünfte Fortschreibung der Richtlinie gemäß § 16 Abs. 1 S. 1 Nr. 1 TPG für die Regeln zur Feststellung des Todes nach § 3 Abs. 1 S. 1 Nr. 2 TPG und die Verfahrensregeln zur Feststellung des endgültigen, nicht behebbaren Ausfalls der Gesamtfunktion des Großhirns, des Kleinhirns und des Hirnstamms nach § 3 Abs. 2 Nr. 2 TPG. Webseite: https://www.bundesaerztekammer.de/fileadmin/user_upload/BAEK/Themen/Medizin_und_Ethik/RichtlinieIHA_FuenfteFortschreibung.pdf

Schweiz:

Schweizerische Akademie der Medizinischen Wissenschaften. Medizinisch-ethische Richtlinien: Feststellung des Todes im Hinblick auf Organtransplantationen und Vorbereitung der Organentnahme (2017). Webseite: https://www.samw.ch/dam/jcr:4a69851d-bd05-49b3-a209-3ce28d66372e/richtlinien_samw_feststellung_tod_organentnahme.pdf

Fachartikel:

Beecher H. K. (1970). Definitions of „life" and „death" for medical science and practice. *Annals of the New York Academy of Sciences, 169*(2), 471–474.
https://doi.org/10.1111/j.1749-6632.1970.tb54757.x

De Georgia M. A. (2014). History of brain death as death: 1968 to the present. *Journal of critical care, 29*(4), 673–678.
https://doi.org/10.1016/j.jcrc.2014.04.015

Doyle H. R. (2024). Squaring the Circle. Brain death and organ transplantation. *Current opinion in organ transplantation, 29*(3), 212–218. https://doi.org/10.1097/MOT.0000000000001104

Greer, D. M., Lewis, A., & Kirschen, M. P. (2024). New developments in guidelines for brain death/death by neurological criteria. *Nature reviews. Neurology, 20*(3), 151–161.
https://doi.org/10.1038/s41582-024-00929-z

Janzen, R. W. C., Lambeck, J., Niesen, W. D., & Erbguth, F. (2020). Irreversibler Hirnfunktionsausfall – Teil 1: Fallstricke der klinischen Diagnostik [Irreversible loss of brain function-Part 1: pitfalls in clinical diagnosis]. *Der Nervenarzt, 91*(8), 743–757.
https://doi.org/10.1007/s00115-020-00952-7

Kirschen, M. P., Lewis, A., Rubin, M., Kurtz, P., & Greer, D. M. (2021). New perspectives on brain death. *Journal of neurology, neurosurgery, and psychiatry, 92*(3), 255–262.
https://doi.org/10.1136/jnnp-2020-323952

Kondziella D. (2020). The Neurology of Death and the Dying Brain: A Pictorial Essay. *Frontiers in neurology, 11*, 736. https://doi.org/10.3389/fneur.2020.00736

Laureys S. (2005). Science and society: death, unconsciousness and the brain. *Nature reviews. Neuroscience, 6*(11), 899–909. https://doi.org/10.1038/nrn1789

Lewis A. (2024). An Update on Brain Death/Death by Neurologic Criteria since the World Brain Death Project. *Seminars in neurology, 44*(3), 236–262.
https://doi.org/10.1055/s-0044-1786020

Lewis, A., Bakkar, A., Kreiger-Benson, E., Kumpfbeck, A., Liebman, J., Shemie, S. D., Sung, G., Torrance, S., & Greer, D. (2020). Determination of death by neurologic criteria around the world. *Neurology, 95*(3), e299–e309.
https://doi.org/10.1212/WNL.0000000000009888

Lewis, A., & Kirschen, M. P. (2021). Brain Death/Death by Neurologic Criteria Determination. *Continuum (Minneapolis, Minn.), 27*(5), 1444–1464.
https://doi.org/10.1212/CON.0000000000000987

Sulmasy, D. P., DeCock, C. A., Tornatore, C. S., Roberts, A. H., 2nd, Giordano, J., & Donovan, G. K. (2024). A Biophilosophical Approach to the Determination of Brain Death. *Chest, 165*(4), 959–966. https://doi.org/10.1016/j.chest.2023.12.011

Literatur

1 Shemie, S. D., Hornby, L., Baker, A., Teitelbaum, J., Torrance, S., Young, K., Capron, A. M., Bernat, J. L., Noel, L., & The International Guidelines for Determination of Death phase 1 participants, in collaboration with the World Health Organization (2014). International guideline development for the determination of death. Intensive care medicine, 40(6), 788–797. https://doi.org/10.1007/s00134-014-3242-7

2 Mollaret, P., & Goulon, M. (1959). [The depassed coma (preliminary memoir)]. Revue neurologique, 101, 3–15.

3 A definition of irreversible coma. Report of the Ad Hoc Committee of the Harvard Medical School to Examine the Definition of Brain Death. (1968). JAMA, 205(6), 337–340.

4 Greer, D. M., Shemie, S. D., Lewis, A., Torrance, S., Varelas, P., Goldenberg, F. D., Bernat, J. L., Souter, M., Topcuoglu, M. A., Alexandrov, A. W., Baldisseri, M., Bleck, T., Citerio, G., Dawson, R., Hoppe, A., Jacobe, S., Manara, A., Nakagawa, T. A., Pope, T. M., Silvester, W., ... Sung, G. (2020). Determination of Brain Death/Death by Neurologic Criteria: The World Brain Death Project. JAMA, 324(11), 1078–1097. https://doi.org/10.1001/jama.2020.11586

5 Saposnik, G., Basile, V. S., & Young, G. B. (2009). Movements in brain death: a systematic review. The Canadian journal of neurological sciences. Le journal canadien des sciences neurologiques, 36(2), 154–160. https://doi.org/10.1017/s031716710000651x

6 Janzen, R. W. C., Lambeck, J., Niesen, W., & Erbguth, F. (2021). Irreversibler Hirnfunktionsausfall – Teil 2. Spinalisationsphänomene. Der Nervenarzt, 92(2), 169–180. https://doi.org/10.1007/s00115-020-01048-y

7 Lambeck, J., Bardutzky, J., Strecker, C., & Niesen, W. D. (2024). Prospective Evaluation of a Modified Apnea Test in Brain Death Candidates that Does Not Require Disconnection from the Ventilator. Neurocritical care, 41(3), 1038–1046. https://doi.org/10.1007/s12028-024-02035-w

8 Bein, T., Müller, T., & Citerio, G. (2019). Determination of brain death under extracorporeal life support. Intensive care medicine, 45(3), 364–366. https://doi.org/10.1007/s00134-018-05510-z

9 Winter, S., Groesdonk, H. V., & Beiderlinden, M. (2019). Apnoetest beim irreversiblen Hirnfunktionsausfall unter extrakorporaler Zirkulation. Medizinische Klinik, Intensivmedizin und Notfallmedizin, 114(1), 15–20. https://doi.org/10.1007/s00063-017-0287-8

10 Stecker, M. M., Sabau, D., Sullivan, L., Das, R. R., Selioutski, O., Drislane, F. W., Tsuchida, T. N., & Tatum, W. O., 4th (2016). American Clinical Neurophysiology Society Guideline 6: Minimum Technical Standards for EEG Recording in Suspected Cerebral Death. Journal of clinical neurophysiology : official publication of the American Electroencephalographic Society, 33(4), 324–327. https://doi.org/10.1097/WNP.0000000000000322

11 Greer, D. M., Kirschen, M. P., Lewis, A., Gronseth, G. S., Rae-Grant, A., Ashwal, S., Babu, M. A., Bauer, D. F., Billinghurst, L., Corey, A., Partap, S., Rubin, M. A., Shutter, L., Takahashi, C., Tasker, R. C., Varelas, P. N., Wijdicks, E., Bennett, A., Wessels, S. R., & Halperin, J. J. (2023). Pediatric and Adult Brain Death/Death by Neurologic Criteria Consensus Guideline. Neurology, 101(24), 1112–1132. https://doi.org/10.1212/WNL.0000000000207740

12 Gambardella, I., Nappi, F., Worku, B., Tranbaugh, R. F., Ibrahim, A. M., Balaram, S. K., & Bernat, J. L. (2024). Taking the pulse of brain death: A meta-analysis of the natural history of brain death with somatic support. European journal of neurology, 31(5), e16243. https://doi.org/10.1111/ene.16243

13 Brandt, S. A., Angstwurm, H., & Working Group „The relevance of irreversible loss of brain function as a reliable sign of death“ of the Scientific Advisory Board within the German Medical Association (2018). The Relevance of Irreversible Loss of Brain Function as a Reliable Sign of Death. Deutsches Arzteblatt international, 115(41), 675–681. https://doi.org/10.3238/arztebl.2018.0675

14 Battro, A., Bernat, J. L., Bousser, M.-G., Cabibbo, N., Cottier, G., Daroff, R. B., Davies, S., Deecke, L., Estol, C. J., Hacke, W., Hennerici, M. G., Huber, J. C., López Trujillo, A., Martini, C. M., Raichle, M., Ropper, A. H., Rossini, P. M., Sánchez sorondo, M., Schambeck, H., Sgreccia, E., Tandon, P. N., Vicuña, R., Wijdicks, E., & Zichichi, A. (2007). Why the concept of brain death is valid as a definition of death. Statement by the Pontifical Academy of Sciences and response to objections. The Proceedings of the Working Group of 11-12 September 2006, Scripta Varia 110, The Pontifical Academy of Sciences, Vatican City 2007.

4.2

DBD UND DCD

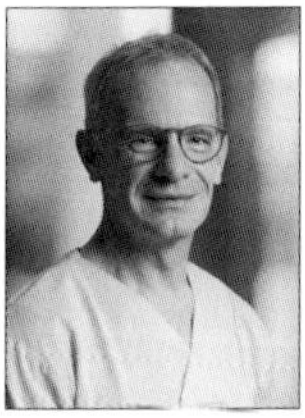

Stephan Eschertzhuber

Weltweit werden die meisten postmortalen Organspenden nach der Feststellung des irreversiblen Hirnfunktionsausfalls (IHA) bei künstlich erhaltenen Kreislauf- und Atemfunktionen durchgeführt. Der irreversible Funktionsausfall des gesamten Gehirns bei erhaltenem Kreislauf wird auch als „Hirntod" und die nachfolgende Organspende als „Spende nach Hirntod" oder ***„Donation after Brain Death - DBD"*** bezeichnet.

Die ersten postmortalen Organspenden wurden jedoch in Ermangelung der Kenntnisse zum IHA und dem fehlenden Konsens über die diagnostischen Voraussetzungen zur zweifelsfreien Feststellung des IHA als Organspenden bei Tod nach Kreislaufstillstand durchgeführt. Diese Form der Organspende wurde mit den Möglichkeiten den Tod eines Menschen durch den Nachweis des irreversiblen Funktionsausfalls des Gehirns festzustellen verlassen, da die Schädigung der Organe durch den Kreislaufstillstand vor einer möglichen Entnahme zu deutlich schlechteren Ergebnissen nach einer Organtransplantation führte.

Erst in den letzten zwei Jahrzehnten begann die Form der Organspende nach Tod in Folge eines permanenten Kreislaufstillstandes wieder an Bedeutung zu gewinnen. Grund dafür sind unter anderem die heutigen Möglichkeiten zur Präservation und Beurteilung von Organen außerhalb des Spenderkörpers, wie auch die Erkenntnisse, dass viele früher als nicht transplantabel eingestufte Organe im dafür geeigneten Setting durchaus eine akzeptable Funktion nach einer Transplantation erreichen können.

Genauso wie bei postmortalen Organspenden im Rahmen von DBD ist der irreversible Funktionsausfall des gesamten Gehirns (= IHA) des Spenders das Kriterium für den Tod. Dieser Funktionsausfall des Gehirns wird bei der Organspende nach Kreislaufstillstand durch die fehlende und nicht wiedereinsetzende Durchblutung und die damit verbundene irreversible Zerstörung des Gehirns begründet. Man bezeichnet diese Form der Organspende als „Spende nach Todesfeststellung bei Kreislaufstillstand" oder ***„Donation after Circulatory Determination of Death – DCD"***.

Da auch mit modernen Konservierungsmethoden der Organe trotzdem die Schädigung der Spenderorgane bei einem Kreislaufstillstand nicht vermieden werden kann, stellt nach wie vor die Organspende im Rahmen einer DBD die zu bevorzugende Vorgehensweise dar. Andererseits gelingt es in kaum einem Land den Bedarf an Organen für Transplantationen durch DBD abzudecken. Daher hat sich in den letzten Jahren der Anteil an DCD an den postmortalen Organspenden vervielfacht. Mittlerweile werden weltweit über 23 % aller postmortalen Organspenden als DCD durchgeführt (1). In manchen Ländern wie etwa Belgien, Großbritannien, den Niederlanden oder Spanien ist der Anteil der DCD-Organspenden bereits auf über 45% aller Organspenden gestiegen (2). Gleichzeitig gibt es Länder, wie zum Beispiel Deutschland, die auch im Jahr 2025 noch die Organspende in Form der DCD ablehnen und auch die Verwendung von DCD-Organen aus anderen Ländern für ihre Patienten nicht gestatten.

In Europa sind derzeit in folgenden Ländern DCD-Programme etabliert: Belgien, Dänemark, Finnland, Frankreich, Großbritannien Irland, Italien, Island, Kroatien, Lettland, Litauen, Niederlande, Norwegen, Österreich, Polen, Portugal, Schweden, Schweiz, Spanien und Tschechien (1).

Die Zahl der DCD-Organspenden hat in Österreich in den letzten 10 Jahren deutlich zugenommen. Im Jahr 2024 wurden in Österreich insgesamt 38 DCD-Organspenden durchgeführt und dabei von 30 Organspendern auch erfolgreich Organe transplantiert. Dies entspricht einem Anteil von 18% aller Organspenden mit nachfolgend erfolgreich durchgeführten Transplantationen.

Die verschiedenen Möglichkeiten, unter welchen Umständen eine DCD-Organspende zu Stande kommen kann, wurden in einer Konferenz 1995 in Maastricht in vier Kategorien unterteilt.

Kategorie 1: Ein Patient wird unerwarteterweise tot aufgefunden und es wurden keine Reanimationsmaßnahmen eigeleitet. In diesen Fällen ist die Durchführung einer Organspende tatsächlich nicht sinnvoll.

Kategorie 2: Bei einem Patienten kommt es zu einem beobachteten Kreislaufstillstand und es wird versucht den Patienten wiederzubeleben. Es tritt jedoch der Tod in Folge erfolgloser Reanimationsmaßnahmen ein.

Kategorie 3: Hierbei handelt es sich um Patienten auf Intensivstationen, bei denen der Tod in Folge der geplanten Beendigung von lebenserhaltenen Maßnahmen bei infauster Prognose eintritt.

Kategorie 4: Diese Kategorie umfasst die seltene Situation, dass es bei Patienten zu einem Kreislaufstillstand nach bereits abgeschlossenem Nachweis des irreversiblen Hirnfunktionsausfalls (IHA) kommt.

Später wurde in den Ländern, in denen eine aktive Sterbehilfe im Krankenhaus zulässig ist, noch eine fünfte Kategorie zu den Maastricht-Kriterien hinzugefügt.

Kategorie 5: In diese Kategorie fallen Patienten, bei denen der Tod nach medizinisch assistiertem Suizid eintritt.

In Österreich kommen im Rahmen von DCD-Organspenden hauptsächlich die Kategorie 3 und in wenigen Einzelfällen die Kategorie 2 und 4 zur Anwendung, während die Kategorie 1 und 5 überhaupt nicht durchgeführt wird. Hauptvorteil der DCD-Kategorie 3 ist, dass es sich um eine sogenannte kontrollierte DCD handelt. Dies ermöglicht eine umfassende Planung und Vorbereitung der Organspende sowohl aus medizinisch-organisatorischer Sicht als auch vor allem aus ethischen Gesichtspunkten.

Die anfängliche Sorge, dass sich die Implementierung von DCD-Programmen negativ auf die Zahl der durchgeführten DBD-Organspenden auswirken könnte, bewies sich als unbegründet. So konnte gezeigt werden, dass die Rate der DBD-Organspenden auch in Ländern mit hoher DCD-Aktivität weitgehend konstant bliebt (3).

Obwohl auf österreichischen Intensivstationen die Beendigung von lebenserhaltenen Maßnahmen bei einer infausten Prognose sowohl *quod ad vitam* als auch *quod ad functionem* des Gehirns ein routinemäßiges Vorgehen im Sinne der Patienten ist, wird bei einer nach dem Tod geplanten Organspende einmal mehr die genaue Begründung und Dokumentation der Entscheidung zur Therapiezieländerung gefordert. Die Entscheidungen zur Begrenzung von lebenserhaltenen Therapien bei infauster Prognose werden in Einklang mit nationalen und international anerkannten Empfehlungen von intensivmedizinischen und medizinethischen Gesellschaften getroffen. Diese Entscheidungen werden stets völlig unabhängig von einer potenziellen Organentnahme getroffen. Die Durchführung der Beendigung von lebenserhaltenen Therapien wird, nachdem diese Entscheidung nach sorgsamer Prüfung der medizinischen und ethischen Gesichtspunkte im besten Interesse des Patienten getroffen wurde, in jedem Fall durchgeführt.

Sollte eine Organspende nach dem Versterben eines Patienten nach Beendigung der lebenserhaltenen Therapien geplant sein, so wird der Tod des Patienten nach den Empfehlungen des Obersten Sanitätsrats (4) nach einer 10-minütigen Beobachtungsphase des Kreislaufstillstandes von zwei unabhängigen Ärzten festgestellt. Diese Beobachtungsphase wird auch *„no touch period“* genannt und ist in ihrer Dauer international unterschiedlich definiert. In den meisten Ländern, in denen DCD-Organspenden durchgeführt werden, beträgt die Dauer der *„no touch period“* 5 Minuten. Die in Österreich gültige Dauer von 10 Minuten ist somit deutlich länger und wird nur von sehr wenigen Ländern, zum Beispiel Italien (20 Minuten), übertroffen. Sinn der Beobachtungsphase ist es auszuschließen, dass es bei den Patienten zu einer spontanen Wiederkehr einer Kreislauffunktion nach dem Eintritt des Herz-Kreislaufstillstands kommt. Dhanai und Kollegen untersuchten das Wiedereinsetzen von Herzkreislauffunktionen (EKG oder Blutdruck) nach einem Herz-Kreislaufstillstand in Folge der Beendigung von lebenserhaltenen Maßnahmen auf Intensivstationen bei 631 Patienten. Die Wissenschaftler konnten bei 14 % der retrospektiv ausgewerteten EKG- und Blutdruckauszeichnungen eine vorübergehende Rückkehr der bereits erloschenen Herz-Kreislauffunktionen detektieren. Hierbei wurde der späteste Zeitpunkt des Wiedereinsetzens einer kardialen Funktion 4 Minuten und 20 Sekunden nach dem Eintritt des ersten Herz-Kreislaufstillstands beobachtet (5). Demzufolge ist eine Dauer der *„no touch period“* von mindestens 5 Minuten gerechtfertigt.

Nach der Feststellung des Todes kann mit der direkten Organentnahme oder mit anderen Maßnahmen zum Zwecke der späteren Organentnahme begonnen werden. Hierbei wird versucht die Zeit, in der sich die nicht mehr durchbluteten Organe in körpertemperaturwarmen Zustand befinden, möglichst kurz zu halten, um eine weitere Schädigung der Organe zu vermeiden. Mit Beginn der Durchspülung der Organe mittels einer kalten zellfreien Perfusionslösung beginnt die Konservierungsphase der Organe. Abschließend werden die Organe entnommen und gekühlt in entsprechende Transportboxen verpackt, um sie an den Ort der Transplantation zu bringen.

Neben der Möglichkeit die Organe nach dem Verstreichen der vorgegebenen Wartezeit nach Eintritt des Kreislaufstillstands möglichst schnell mit der Konservierungslösung zu perfundieren und zu entnehmen, gibt es auch die Möglichkeit, ebenfalls nach Verstreichen der Beobachtungszeit, die Organe im Körper des Verstorbenen wieder mit sauerstoffreichem Blut zu versorgen. Dies geschieht mittels eines Systems, das ähnlich einer Herz-Lungen-Maschine, unter anderem mit einer Blutpumpe, einem Wärmetauscher und einem Oxygenator ausgestattet ist. Dieses System wird mittels Kanülierung der Leistengefäße an das Gefäßsystem des Verstorbenen angeschlossen und die Organe können künstlich durchblutet werden. Diese Form der Organpreservation nennt man normotherme, regionale Perfusion (normothermic regional perfusion = NRP). Die ersten NRP-Anwendungen im Rahmen einer DCD-Organspende fanden bereits 1989 in Spanien statt (6).

Wichtig bei der Anwendung von NRP ist, dass auf keinen Fall eine Durchblutung des Gehirns wiederhergestellt wird. Wenn gleich das Gehirn zwar bereits durch die lange Unterbrechung der Sauerstoffversorgung unwiederbringlich zerstört ist, so muss trotzdem der permanente Perfusionsausfall, also das weitere Ausbleiben der Blutversorgung des Gehirns, gewährleistet bleiben. Um dies sicherzustellen, wird entweder die Blutzufuhr zum Gehirn im Bereich der thorakalen Aorta oder aber im Bereich der vom Aortenbogen abgehenden Halsgefäße unterbunden, bevor die Perfusion der anderen Organe begonnen wird. Dies kann entweder durch Verschluss der thorakalen Aorta mittels eines endoluminalen Ballonblock-Katheters erreicht werden, oder aber der Blutfluss zum Gehirn wird chirurgisch-operativ im Bereich der Aorta oder im Bereich der Abgänge der Halsgefäße am Aortenbogen unterbrochen. In einer Studie an 493 abdominalen DCD-Organspendern mit NRP konnte gezeigt werden, dass es mittels der Anwendung der oben beschriebenen Maßnahmen zu einer suffizienten Unterbindung der Blutzufuhr zum Gehirn kam und in keinem einzigen Fall eine spontane Rückkehr einer zerebralen Aktivität nachgewiesen werden konnte (5). Auf Grund der in verschiedenen Ländern unterschiedlichen Techniken und auch differierenden gesetzlichen Vorgaben zur Anwendung von NRP im Rahmen von DCD-Organspenden, wurden die Themen des Ausschlusses einer postmortalen Reperfusion des Gehirns sowie der Sicherstellung der Einhaltung der *„Dead Donor Rule“* intensiv beforscht und diskutiert. Zum heutigen Zeitpunkt kann bei Einhaltung der einfachen Grundprinzipien der Durchführung von NRP ausgeschlossen werden, dass es zu einer Unterbrechung des Perfusionsstops im Gehirn kommt (7,8,9,10).

Nach zwei bis vier Stunden der Organperfusion mittels NRP wird dann schließlich die Organentnahme durchgeführt.

Die Anwendung von NRP bei kontrollierten DCD-Organspenden (Maastricht Kategorie III) führt zu einer deutlich höheren Utilisierungsrate der Spenderorgane und zu einem besseren Outcome der transplantierten Organe im Vergleich zu DCD-Organspenden ohne NRP. So konnte beispielsweise gezeigt werden, dass die Wahrscheinlichkeit der Utilisierung von Spenderorganen durch den Einsatz der NRP für Lebern 3-fach, für Bauchspeicheldrüsen 1,6-fach und für Nieren 1,5-fach erhöht werden kann (11). Auch für die Anwendung von NRP im Rahmen von Herztransplantationen nach DCD-Organspenden gibt es Hinweise, dass diese Technik der *ex-situ* Perfusion, beispielsweise mittels des Organ Care Systems (OCS™), überlegen sein könnte (12).

Wenngleich es Vorbehalte gegenüber dem Einsatz von NRP bei geplanten Lungentransplantationen nach DCD-Organspenden gibt, zeigen die jüngsten Studien, dass die Ergebnisse der Transplantationen von Lungen nach Anwendung von NRP bei DCD-Organspenden nicht negativ beeinflusst werden. Dies gilt sowohl für die Anwendung der rein abdominellen (A-)NRP, als auch für den Einsatz der thorako-abdominellen (TA-)NRP (13).

Die zunehmende Zahl der durchgeführten DCD-Organspenden und die verschiedenen technischen, operativen und logistischen Vorgehensweisen haben das Feld der postmortalen Organspende in den vergangenen Jahren deutlich beeinflusst. Die kritische Auseinandersetzung mit dem gesamten Themenbereich ist für die Transplantationsmediziner sowie für die Teams der Intensivstationen eine andauernde Verpflichtung. Gleichzeitig zeigen die Erfahrungen mit DCD-Organspenden, dass neben der hohen Akzeptanz dieses Verfahrens durch die Familien der verstorbenen Patienten, die Ergebnisse der dadurch ermöglichten Transplantationen quantitativ und qualitativ sehr gut sind. Daher ist eine konsequente Umsetzung von DCD-Organspenden eine medizinisch-ethische

Verpflichtung, um lebensrettende Transplantationen in einem möglichst großen Umfang zu gewährleisten.

Literatur

1 International figures on donation and transplantation – 2022. Newsletter Transplant 2023; 28. European Directorate for the Quality of Medicines & HealthCare. https://edqm.eu/freepub, accessed 18 Mar 2024.

2 IRODaT Newsletter, Dezember 2024. https://www.irodat.org, accessed 28 Feb 2025

3 Lomero, M., Gardiner, D., Coll, E., Haase-Kromwijk, B., Procaccio, F., Immer, F., Gabbasova, L., Antoine, C., Jushinskis, J., Lynch, N., Foss, S., Bolotinha, C., Ashkenazi, T., Colenbie, L., Zuckermann, A., Adamec, M., Czerwiński, J., Karčiauskaitė, S., Ström, H., . . . Enckevort, A. (2019). Donation after circulatory death today: an updated overview of the European landscape. Transplant International, 33(1), 76–88. https://doi.org/10.1111/tri.13506

4 Oberster Sanitätsrat. (2013). Empfehlungen zur Durchführung der Todesfeststellung bei einer geplanten Organentnahme nach Hirntod durch Kreislaufstillstand. https://transplant.goeg.at/sites/transplant.goeg.at/files/inline-files/Empfehlungen%20zur%20Durchf%C3%BChrung%20der%20Todesfeststellung%20bei%20einer%20geplanten%20Organentnahme%20nach%20Hirntod%20durch%20Kreislaufstillstand.pdf

5 Shapey, I.M., Summers, A., Augustine, T., van Dellen, D. (2019) Systematic review to assess the possibility of return of cerebral and cardiac activity after normothermic regional perfusion for donors after circulatory death. Br J Surg, 106(3), 174-80. https://doi.org/10.1002/bjs.11046

6 Dhanani, S., Hornby, L., van Beinum, A., Scales, N.B., Hogue, M., Baker, A., Beed, S., Boyd, J.G., Chandler, J.A., Chassé, M., D'Aragon, F., Dezfulian, C., Doig, C.J., Duska, F., Friedrich, J.O., Gardiner, D., Gofton, T., Harvey, D., Herry, C., ... Shemie, S.D. for the Canadian Critical Care Trials Group and the Canadian Donation and Transplantation Research Program. (2021) Resumption of Cardiac Activity after Withdrawal of Life-Sustaining Measures. N Engl J Med, 384 (4), 345-52. https://doi.org/10.1056/NEJMoa2022713

7 7. Domínguez-Gil, B., Miñambres, E., Pérez-Blanco, A., Coll, E., Royo-Villanova, M. (2025) Sustained Absence of Perfusion to the Brain Must Be Ensured During Thoracoabdominal Normothermic Regional Perfusion. Transplantation, 109 (1), e78. https://doi.org/10.1097/TP.0000000000005230

8 Manara, A., Shemie, S.D., Large, S., Healy, A., Baker, A., Badiwala, M., Berman, M., Butler, A.J., Chaudhury, P., Dark, J., Forsythe, J., Freed, D.H., Gardiner, D., Harvey, D., Hornby, L., MacLean, J., Messer, S., Oniscu, G.C., Simpson, C., ..., Watso, C.J.E. (2020) Maintaining the permanence principle for death during in situ normothermic regional perfusion for donation after circulatory death organ recovery: A United Kingdom and Canadian proposal. Am J Transplant, 20, 2017–2025. https://doi.org/10.1111/ajt.15775

9 Royo-Villanova, M., Miñambres, E., Sánchez, J. M., Torres, E., Manso, C., Ballesteros, M. Á., Parrilla, G., de Paco Tudela, G., Coll, E., Pérez-Blanco, A., & Domínguez-Gil, B. (2024). Maintaining the permanence principle of death during normothermic regional perfusion in controlled donation after the circulatory determination of death: Results of a prospective clinical study. Am J Transplant, 24(2), 213–221. https://doi.org/10.1016/j.ajt.2023.09.008

10 Jochmans, I., Hessheimer, A. J., Neyrinck, A. P., Paredes, D., Bellini, M. I., Dark, J. H., Kimenai, H. J., Pengel, L. H., Watson, C. J., Abelli, M., Antoine, C., Barrou, B., Bello, I., Degezelle, K., De Beule, J., De Carlis, R., de Jonge, J., Foss, S., Huurman, V. A. L., ... Zanierato, M. (2021). Consensus statement on normothermic regional perfusion in donation after circulatory death: Report from the European Society for Organ Transplantation's transplant learning journey. Transplant International, 34(11), 2019–2030. https://doi.org/10.1111/tri.13951

11 Oniscu, G. C., Mehew, J., Butler, A. J., Sutherland, A., Gaurav, R., Hogg, R., Currie, I., Jones, M., & Watson, C. J. E. (2023). Improved organ utilization and better transplant outcomes with in situ normothermic regional perfusion in controlled donation after circulatory death. Transplantation, 107(2), 438–448. https://doi.org/10.1097/tp.0000000000004280

12 Bashian, E. J., Gardner, G. B., Ambrosio, M., Tchoukina, I., Shah, K., Chery, J., Kasirajan, V., & Hashmi, Z. (2024). Outcomes of DCD heart transplant: NRP and OCS. J Heart Lung Transplant, 43(4). https://doi.org/10.1016/j.healun.2024.02.060

13 Minasyan, A., de la Torre, M., Rodriguez, J.R., Abularach, A.J., Román, A.R., Valentin, N.N., Martínez Serna, I., García, P.G., Fontana, A., Badia, G.S., García, F.J.G., Velazquez, A.S., Berjon, L., Lera, R.M., Suarez, P.R., Coll, E., Miñambres E., Domínguez-Gil B., Campo-Cañaveral de la Cruz, J.L. (2024) Outcomes of controlled DCDD lung transplantation after thoraco-abdominal vs abdominal normothermic regional perfusion: The Spanish experience. J Heart Lung Transplant, 30, S1053-2498(24), 01870-9. doi: 10.1016/j.healun.2024.09.018

4.3

HIRNTODKONZEPT UND ORGANSPENDE AUS ETHISCHER, THEOLOGISCHER UND PHILOSOPHISCHER SICHT

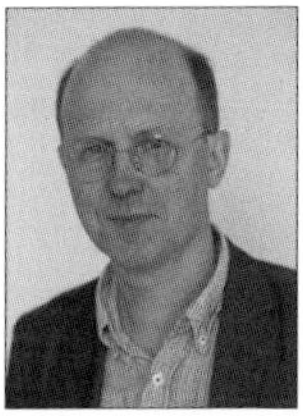

Josef Quitterer

Organspende rettet viele Menschenleben, daran besteht kein Zweifel. Dennoch würden manche Menschen die Frage, ob sie ihre eigenen Organe fremden Menschen spenden, nicht mit einem uneingeschränkten Ja beantworten. Im Jahr 2022 umfasste in Österreich die Anzahl derer, die ausdrücklich erklärt haben, im Falle ihres Todes keine Organe spenden zu wollen, 58.619 Personen – das entspricht in etwa 0,5 Prozent der Bevölkerung (1). Die Gründe dafür sind sicher komplex und unterschiedlich, eine entscheidende Rolle für die Zurückhaltung mancher Menschen, ihre eigenen Organe zu spenden, ist wohl auch die Unsicherheit darüber, ob sie zum Zeitpunkt der Organentnahme wirklich tot sind.

Bekanntlich erfolgt ein Großteil der Organentnahmen bei Menschen, deren Gehirntod diagnostiziert wurde. In der Regel wird dabei die Funktion des Organismus künstlich aufrechterhalten, um die Funktionsfähigkeit der Organe bis zur Transplantation zu gewährleisten. Das bedeutet, der Mensch wird für tot erklärt, obwohl der Organismus noch am Leben erhalten wird. Von außen sehen Menschen, deren Gehirntod diagnostiziert wurde, oft so aus, als würden sie schlafen: Sie sind durchblutet, der Stoffwechsel ist aktiv, die Atmung wird künstlich aufrechterhalten.

Tot und doch noch irgendwie lebendig, so könnte man die Situation von Menschen beschreiben, die gerade für eine Organentnahme vorbereitet werden. Das verursacht bei manchen Unbehagen und eine gewisse Unsicherheit. Sind Menschen, die als hirntot diagnostiziert wurden, wirklich tot?

Dazu ist zu sagen, dass der Gehirntod in der Geschichte der Medizin erst relativ spät als ein Kriterium zur Feststellung des Todes auftaucht. Allgemein wird als Datum hier der 5. August 1968 angegeben, als in der sogenannten „Declaration of Sidney" in einer Erklärung der World Medical Assembly zum ersten Mal zwischen dem Zelltod und dem „Tod der Person" unterschieden wird. Diese Declaration of Sidney wird schließlich 1983 durch die explizite Gleichsetzung von Gehirntod und Tod des Individuums ergänzt:

"An individual who has sustained either (1) irreversible cessation of circulatory and respiratory functions, or (2) irreversible cessation of all functions of the entire brain, including the brain stem, is dead. A determination of death must be made in accordance with accepted medical standards" (2).

Das Gehirntodkriterium bildet in der Medizingeschichte also gewissermaßen den vorläufigen Endpunkt in einer Reihe von Todeskriterien, welche dem Gehirntod normalerweise zeitlich vorausgehen, die aber für sich genommen keine sicheren Todeskriterien darstellen: Das Aussetzen der Atmung geht zwar mit dem Tod einher, kann jedoch für sich allein genommen nicht als sicheres Kriterium für das Eintreten des Todes gelten. Ebenso geht der

Stillstand der Herz-Kreislauftätigkeit mit dem Tod einher, jedoch wird er erst dann zu einem Kriterium für den Tod des Menschen, wenn der Herzstillstand so lange anhält, dass er zum irreversiblen Erlöschen der gesamten Gehirnaktivität führt. Seit es möglich ist, ihn zweifelsfrei festzustellen, gilt der Gehirntod also als das letzte und sicherste Indiz für das Eintreten des Todes. Alle anderen Zeichen des Todes erhalten durch den Gehirntod sozusagen ihre endgültige Bestätigung.

Allerdings erfolgte durch die Techniken der modernen Medizin, die für die Organentnahme von entscheidender Bedeutung sind, gewissermaßen eine Umkehr in der Reihenfolge des Eintretens dieser Todeskriterien. Ist der Gehirntod im normalen Sterbeprozess das entscheidende und sicherste Kriterium, welches nach Ausfall der Atmung und Herztätigkeit zur Feststellung des Todes herangezogen werden kann, ändert sich bei der Organentnahme die zeitliche Abfolge. Vor der Organentnahme wird zwar der Gehirntod festgestellt, der Organismus aber weiter am Leben erhalten. Erst vor diesem Hintergrund stellt sich die Frage, ob man tatsächlich den Tod des Menschen annehmen kann, wenn der Gehirntod festgestellt wird, obwohl der menschliche Organismus noch am Leben erhalten wird.

Ist der künstlich am Leben gehaltene Organismus von Hirntoten noch menschliches Leben, oder ist der Mensch zu diesem Zeitpunkt bereits tot? Von der Antwort auf diese Frage hängt es ab, ob jemand für sich oder seine Angehörigen eine Organentnahme akzeptieren kann oder nicht. Bei der Beantwortung dieser Frage ist folgendes festzuhalten: Zweifellos kann nur die Medizin feststellen, ob ein Todeskriterium vorliegt oder nicht. Das heißt, die Feststellung des Gehirntodes fällt ausschließlich in den Aufgabenbereich des Arztes oder der Ärztin. Ob allerdings das von der Medizin festgestellte Kriterium als Todeskriterium akzeptiert wird oder nicht, hängt auch davon ab, was die Betroffenen unter dem Begriff „Tod“ verstehen.

Genau an diesem Punkt spielen somit auch persönliche weltanschauliche und religiöse Überzeugungen eine Rolle.

Es gibt tatsächlich weltanschauliche und religiöse Überzeugungen - vor allem im asiatischen Raum (z.B. Japan) - wonach der Tod erst dann festgestellt werden kann, wenn das Leben des ganzen Körpers erloschen ist (3). Gesellschaften, in welchen diese Auffassung vertreten wird, zeigen nachweislich eine erheblich geringere Akzeptanz des Gehirntodkriteriums und als Folge eine viel geringere Zahl an postmortalen Spenden. So lag die Quote von durchgeführten Explantationen bei (gehirn)toten Menschen 2023 in Japan bei 1,21 pro einer Million Einwohnern, in Österreich bei 20,89 und in Spanien bei 49,38 (4).

Die Frage, ob die Lebensaktivitäten des menschlichen Körpers auch ohne ein funktionierendes Gehirn noch menschliches Leben sind oder nicht, kommt bereits bei jüdischen, christlichen und islamischen Gelehrten des Mittelalters indirekt zur Sprache. Zwar ist dort der Gehirntod als solcher kein Thema, es geht aber zum Beispiel bei dem jüdischen Gelehrten Moses Maimonides (1135-1204 n.Chr.) um die Frage, wie noch vorhandene Körperbewegungen von Enthaupteten zu bewerten sind. Handelt es sich da um Bewegungen, die noch dem Menschen zugeschrieben werden können (5)? Moses Maimonides kommt zu dem Schluss, dass die noch feststellbaren Bewegungen des Körpers nicht mehr Bewegungen des Menschen sind, da jenes Organ fehlt, welches nicht nur für die physische Konstitution des typisch menschlichen Seelenvermögens der Vernunft, sondern auch für die Einheit des gesamten Organismus zuständig ist. Es scheint, dass diese Position Eingang gefunden hat in jüdische, islamische und christliche Rechtfertigungen des Gehirntodkriteriums (6). So diskutiert Thomas von Aquin (1225-1274 n.Chr.) die Frage, ob vermeintliche Wachstumsprozesse von Haaren und Nägeln verstorbener Menschen noch

Lebensprozesse der Menschen sind. Thomas kommt hier – ähnlich wie Moses Maimonides – zu einer negativen Antwort. Obwohl es sich in beiden Fällen seiner Auffassung nach um Lebensprozesse des organischen Körpers handelt (7), sind es keine menschlichen Lebensprozesse. In diesen Fällen ist der Mensch tot, obwohl sein Körper noch (in Teilen) lebendig ist. Sowohl Thomas von Aquin als auch Moses Maimonides verweisen zur Begründung ihrer Behauptung darauf, dass in beiden Fällen das für Menschen typische Seelenvermögen – die Vernunfttätigkeit – durch den Ausfall des Gehirns irreversibel erloschen ist und somit der Mensch tot ist. Der „Rest" des Körpers ist – auch wenn er noch Lebensaktivitäten zeitigt – eigentlich kein menschlicher Körper mehr.

Diese traditionelle Bestimmung des Menschen als wesentlich vernunftbegabt, geistig oder bewusstseinsfähig ist wohl der Hauptgrund dafür, warum in den drei großen abrahamitischen Religionen (Judentum, Islam und Christentum) das Gehirntodkriterium als Todeskriterium weitgehend akzeptiert wird. Obwohl im Judentum bei der Organentnahme auch andere Aspekte eine wichtige Rolle spielen, wie zum Beispiel der Erhalt der körperlichen Integrität, die Bedeutung des Atems für das Leben (auch bei künstlicher Beatmung), erkennen doch wichtige Autoritäten der jüdischen Bioethik – wie zum Beispiel Avraham Steinberg – den Gehirntod als sicheres Kriterium für den Tod des Menschen an (8). Auch von den christlichen Kirchen wird die wesentliche Verbindung von menschlichem Leben und geistigem Leben ganz explizit bei der Rechtfertigung des Gehirntodkriterium das Todeskriterium herangezogen:

„Der Hirntod bedeutet ebenso wie der Herztod den Tod des Menschen. Mit dem Hirntod fehlt dem Menschen die unersetzbare und nicht wieder zu erlangende körperliche Grundlage für sein geistiges Dasein in dieser Welt. Der unter allen Lebewesen einzigartige menschliche Geist ist körperlich ausschließlich an

das Gehirn gebunden. Ein hirntoter Mensch kann nie mehr eine Beobachtung oder Wahrnehmung machen, verarbeiten und beantworten, nie mehr einen Gedanken fassen, verfolgen und äußern, nie mehr eine Gefühlsregung empfinden und zeigen, nie mehr irgendetwas entscheiden" (9).

Nach dieser Argumentation ist unsere Existenz im Wesentlichen bewusste bzw. geistige Existenz. In dieser Verlautbarung kommt eine Auffassung zum Ausdruck, die wahrscheinlich von sehr vielen Menschen geteilt wird, unabhängig davon, ob sie religiös sind oder nicht: Wenn wir darüber nachdenken, worin unsere Existenz letztlich besteht, enden wir immer wieder bei unserer bewussten Existenz. Entscheidend für unser Leben ist unser Bewusstsein. Ich erlebe mich als ein denkendes, fühlendes Wesen. Auch mein Körper ist mir in der Propriozeption (körperlicher Selbstwahrnehmung) nur als bewusst erlebter Körper zugänglich. Mit einem rein körperlich-organischen Leben ohne Bewusstsein könnte ich mich wohl kaum identifizieren. Ein bloß organischer Körper ohne Bewusstsein wäre nicht mehr ich. Das ist wohl eine der entscheidenden Voraussetzungen für die breite Akzeptanz des Gehirntodkriteriums zur Feststellung des Todeszeitpunkts. Wenn mein Bewusstsein irreversibel erloschen ist, weil die dafür notwendige neuronale Grundlage unwiederbringlich zerstört ist, dann bin ich tot. Meine Existenz ist zu Ende, auch wenn mein Organismus, mein Körper, weiterlebt oder weiterhin künstlich am Leben gehalten wird.

Fast die gesamte neuzeitliche westliche Philosophie vertritt diese Gleichsetzung von menschlicher Existenz mit geistiger bzw. bewusster Existenz. Von dem englischen Philosophen John Locke wurde dafür der Begriff „Person" geprägt. Demnach bin ich als Mensch wesentlich Person, das heißt ein bewusstes Lebewesen, das Erinnerungen und Wahrnehmungen besitzt und sich selbst als jemand begreifen kann (10). Es versteht sich von selbst, dass nach dieser Auffassung mein Leben zu Ende ist, wenn die Grundlage meines Bewusstseins – das Gehirn – irreversibel zerstört ist. Mein Leben als Person ist in diesem Fall zu Ende, auch wenn noch Lebensaktivitäten meines Organismus nachweisbar wären oder künstlich aufrechterhalten würden. Genau darauf zielt auch offenbar die *Declaration of Sidney* in ihrer ersten Fassung von 1968 ab, wenn darin zwischen dem Zelltod und dem „Tod der Person" unterschieden wird.

Es gibt aber noch einen weiteren Grund, welches für das Gehirntodkriterium als Kriterium für den Tod des Menschen spricht. Allgemein wird das funktionierende Gehirn als jenes Organ angesehen, welches den Organismus zu einer integrativen Einheit macht. (11) Diese Sichtweise ist zwar durch die Möglichkeiten einer längeren künstlichen Aufrechterhaltung fundamentaler Lebensprozesse von Gehirntoten zur Vorbereitung von Organspenden in die Kritik geraten (12). Es bleibt aber festzuhalten, dass in diesen Fällen zwar Stoffwechsel- und Wachstumsprozesse des Organismus weiterlaufen, diese aber nur durch äußere Interventionen aufrechterhalten werden. Der Organismus ist nach dem Gehirntod nicht mehr in der Lage seine integrative Einheit von sich aus aufrechtzuerhalten. Dagegen ist es wesentlich für einen lebendigen Organismus, dass er die fundamentalen Lebensprozesse selbstständig in einem lebendigen Zusammenhang integrieren kann. Ohne funktionierendes Gehirn, erlischt diese Fähigkeit und der Organismus hört auf als Einheit zu funktionieren (13).

Zusammenfassend lässt sich festhalten, dass im Wesentlichen zwei Gründe für die Akzeptanz des Gehirntodkriteriums sprechen: Zum einen ist es die Gleichsetzung unseres Lebens mit dem personalen Leben – das heißt Leben ist gleichbedeutend mit bewusstem Leben. Wenn unser Bewusstsein und die neuronalen Grundlagen dafür irreversibel erloschen sind, dann sind wir tot, auch wenn der

Organismus weiter künstlich am Leben erhalten wird. Zum anderen ermöglicht das Gehirn die integrative Einheit des ganzen Organismus. Das irreversible Erlöschen des Gehirns ist somit nicht nur gleichbedeutend mit dem Ende unserer personalen bewussten Existenz, sondern auch mit dem Ende des menschlichen Organismus. Akzeptiert man diese Gründe, dann ist die Bereitschaft bei Gehirntod Organe zu spenden nicht nur gerechtfertigt, sondern auch moralisch geboten. Es ist dann fast eine ethische Verpflichtung, Organe, die nicht mehr benötigt werden, jemandem zu spenden, der oder die sie dringend braucht, um so Leben zu retten.

Allerdings gibt es auch weltanschauliche und religiöse Annahmen, welche diese Gründe für das Gehirntodkriterium hinterfragen. Identifiziert man sich und das eigene Leben zum Beispiel mit dem Leben des Organismus bis zur kleinsten zellulären Ebene, dann wird es schwierig das Gehirntodkriterium als Todeskriterium zu akzeptieren.

Literatur

1 ÖBIG-Transplant (2023). *Transplant-Jahresbericht 2022. Gesundheit Österreich*, 15.

2 Machado, C., Korein, J., Ferrer, Y., Portela, L., García Mde, L., Chinchilla, M., Machado, Y., Machado, Y., Manero, JM. (2007). The Declaration of Sydney on human death. *J Med Ethics* 33(12), 699-703.

3 Zeiler, K. (2009). Self and other in global bioethics: critical hermeneutics and the example of different death concepts. *Med Health Care and Philos* 12, 137–145.

4 International Registry in Organ Donation and Transplantation. https://www.irodat.org/?p=database

5 Shewmon, D. A. (2007). Mental Disconnect: ‚Physiological Decapitation' as a Heuristic for Understanding ‚Brain Death'. In M. Sánchez Sorondo (Ed.), *The Signs of Death.* (pp. 292-333, p. 300). Pontifical Academy of Sciences.

6 Messina, E. (2015). Beyond the Officially Sacred, Donor and Believer: Religion and Organ Transplantation. *Transplantation Proceedings* 47(7), 2092-2096, 2094.

7 Thomas von Aquin (1959). *Sancti Thomae Aquinatis in Aristotelis Librum de Anima Commentarium.* In Corpus Thomisticum – S. Thomae de Aquino Opera Omniae. Marietti, 225 (S. 61). Thomas von Aquin war irrtümlich der Meinung, dass das Wachstum von Haaren und Fingernägeln normale biologische Wachstumsprozesse sind.

8 Messina, E. (2015), 2094

9 Deutsche Bischofskonferenz (1990). *Organtransplantationen - Erklärung der Deutschen Bischofskonferenz und des Rates der EKD,* 10f.

10 Locke, J. (1690). *Essay Concerning Human Understanding,* Book II. Thomas Basset, Ch. 27.

11 Diese Auffassung findet sich auch in Deutsche Bischofskonferenz (1990), 11: *„Nach dem Hirntod fehlt dem Menschen zugleich die integrierende Tätigkeit des Gehirns für die Lebensfähigkeit des Organismus: die Steuerung aller anderen Organe und die Zusammenfassung ihrer Tätigkeit zur übergeordneten Einheit des selbständigen Lebewesens, das mehr und etwas qualitativ anderes ist als eine bloße Summe seiner Teile. Hirntod bedeutet also etwas entscheidend anderes als nur eine bleibende Bewusstlosigkeit, die allein noch nicht den Tod des Menschen ausmacht.“*

12 Vgl. dazu Shewmon, D. A. (2007)

13 "The crucial feature of life, according to this argument, is the autonomy of the organism in sustaining its own life by an autonomous integration of vital functions (Condic 2016: 257ff.). Accepting this argument leads to a full legitimization of the brain death criterion." (Birnbacher, D. (2021). Determining Brain Death - Controversies and Pragmatic Solutions. In S.L. Hansen & S. Schicktanz (Eds), *Ethical Challenges of Organ Transplantation – Current Debates and International Perspectives* (pp. 103-116). Transcript, 108.

4.4

WIE WIRD MAN ZUM ORGANSPENDER?

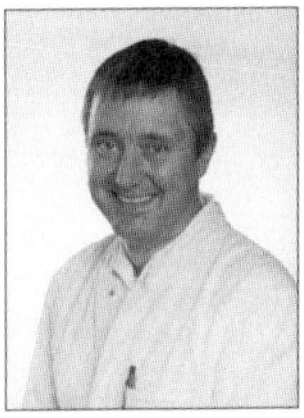

Michael Zink

Es gibt verschiedene Wege, um Organspender zu werden. Als erster sei der Lebendspender genannt. Auf diese Art und Weise können Nieren, Teile der Leber und Teile der Lunge für eine Transplantation gewonnen werden. Die Details hierzu werden am Beispiel der Nierenlebendspende im Kapitel 5.1. behandelt.

Für die Organspende nach dem Tod gibt es 2 Wege. Zum einen DCD (Donation after Cardiocirculatory Determination of Death) oder DBD (Donation after Brain Death). DCD wird ebenfalls in einem separaten Kapitel behandelt (Kapitel 4.2.). Besonders eingehen möchte ich im Weiteren auf DBD.

Bei der Organspende nach dem Hirntod ist Voraussetzung, dass der irreversible Funktionsausfall des Gehirns (siehe Kapitel 4.1.) nach den Empfehlungen des Obersten Sanitätsrates festgestellt wurde. Die Anzahl der potentiellen Organspender ist grundsätzlich sehr hoch und liegt etwa bei 80-100 potentieller Organspender/

Mio. Einwohner. In den letzten Jahrzehnten haben sich die Charakteristika der Organspender massiv geändert. Vor 30 Jahren handelte es sich bei mehr als der Hälfte um Unfallopfer mit einer schweren Schädigung des Gehirns. Diese Patienten sind typischerweise jung und männlich. Heute stellt diese Gruppe weniger als 20% der Organspender. Patienten mit einer intrazerebralen Blutung oder einem Schlaganfall haben nun den Großteil mit fast 2/3 der Organspender übernommen. Diese Patienten mit Begleiterkrankungen sind typischerweise weiblich und älter. Das Bild des typischen Organspenders hat sich also vom jungen Motorradfahrer hin zur älteren Frau mit vielen Begleiterkrankungen verändert. Dies betrifft natürlich auch die Qualität der Organe und damit die mögliche Akzeptanz zur Transplantation. Es ist dabei zu bedenken, dass der Intensivmediziner, der einen potentiellen Organspender betreut, nicht sagen kann, ob ein Organ für eine Transplantation tauglich ist. Denn nur die Zusammenschau von Organqualität, der geplanten Transplantation und dem medizinischen Zustand des potenziellen Empfängers erlauben eine Aussage über die Machbarkeit und die Sinnhaftigkeit der Transplantation.

Der Weg bis zur Organspende ausgehend von der Schädigung des Gehirns durch Krankheit oder Unfall ist jedoch noch ein weiter. Als erstes müssen die behandelnden Persönlichkeiten des ärztlichen und pflegerischen Teams an die Möglichkeit einer Organspende denken. Es folgt üblicherweise die Kontaktaufnahme mit dem Transplantationszentrum, um abzuklären, ob die Organe des verstorbenen Patienten für eine Transplantation grundsätzlich in Frage kommen. Diese erste Kontaktaufnahme ist sicher die größte Hürde auf dem Weg zur Organspende, da es sehr viel mehr Gründe gibt, nicht Organspender zu werden, als sich als Organspender zu qualifizieren. Das auf der Intensivstation arbeitende Personal ist heutzutage in einem Spannungsfeld zwischen Personalmangel, Überlastung, Patientendruck und Angehörigen. Dies kann dazu führen, dass der Anruf im Transplantationszenturm leicht vergessen wird.

Der Verdacht, dass der Hirntod vorliegt, besteht, wenn folgende Symptome zu beobachten sind:

- tiefes Koma ohne Reaktion auf das Absaugmanöver
- keine Pupillenreaktion auf Licht
- kein Cornealreflex
- keine Trigeminus-Schmerzreaktion
- „Puppenkopfphänomen" (bei Drehung des Kopfes: Augen bleiben starr/geradeaus)
- Ausfall der Spontanatmung

Nach der ersten Kontaktaufnahme werden nun die medizinischen Details des Verstorbenen geprüft. Es geht bei dieser Überprüfung vor allem um die Sicherheit der Empfänger bei der Übertragung des Organs. Es muss vermieden werden, dass Tumore oder Infektionen oder ein funktionsuntaugliches Organ transplantiert wird und der Empfänger durch die Transplantation Schaden erleidet. Die Tumorsuche beispielsweise findet in der Krankengeschichte, in der Anamnese des Patienten, die auch mit den Angehörigen erhoben werden kann und durch bildgebende Verfahren wie z.B. Ultraschall und CT statt. Ein wichtiger Punkt ist auch die genaue Untersuchung der Haut, um bösartige Hauttumore nicht zu übersehen. Laborwerte, die Hinweis auf Infektionserkrankungen wie zum Beispiel HIV, Hepatitis B oder C, etc. geben, werden entsprechend einer Standardvorgehensweise analysiert. Bedenkt man die Hürden, die bis hierher genommen werden müssen, so versteht man, dass bereits viele potentielle Organspender sich als nicht realisierbar erweisen.

Bevor die Meldung des Verstorbenen als Organspender durchgeführt wird, muss eine Abfrage im Widerspruchsregister bei der GÖG (Gesundheit Österreich GmbH, Wien) gemacht werden, um sicherzustellen, dass der Verstorbene nicht zu Lebzeiten seinen Widerspruch gegen eine Organentnahme eintragen hat lassen. Bei Personen, die zu Lebzeiten im Sinne des Erwachsenenschutzgesetztes oder als Minderjährige durch ihre Eltern vertreten werden, ist ein möglicher Widerspruch auch bei diesen Vertretungsberechtigten abzufragen. Bei allen anderen potentiellen Organspendern wird versucht, mit einem Familienangehörigen oder einem nahen Zugehörigen zu klären, ob der Verstorbene zu Lebzeiten sich gegen eine Organspende geäußert hat. Lässt sich bei dieser Abklärung kein Widerspruch gegen die Organspende feststellen, so gehen wir in Österreich davon aus, dass eine Zustimmung zur Organspende besteht und der Prozess der Organspende kann somit weitergeführt werden.

Das Gespräch mit den An- oder Zugehörigen ist eine besondere Herausforderung für das Team der Intensivstation. Nach der Überbringung der Todesnachricht soll der mutmaßliche Wille des Verstorbenen erkundet werden. Dieses ausgesprochen schwierige und auch belastende Gespräch mit den Trauernden wird von der GÖG in einem geförderten Projekt mittels Kommunikationsseminaren für Intensivmitarbeiter aus Pflege- und Ärzteschaft trainiert. Mit einer Ablehnungsrate von 9 % (TX-Jahresbericht 2023, GÖG) ist ersichtlich, dass der Wille der Verstorbenen respektiert wird und somit das Gesetz aktiv gelebt wird. Der Großteil der Widersprüche wird von den Angehörigen mündlich überbracht.

Intensivmedizinische Betreuung potentieller Organspender:

Durch das Absterben des gesamten Gehirns (Großhirn, Kleinhirn und Hirnstamm) ist der Tod des Patienten eingetreten. Der Kreislauf und die Atmung werden nur noch durch die intensivmedizinischen Geräte mit der dazugehörigen Intensivtherapie aufrechterhalten. Betroffen durch den Ausfall des Gehirns sind unter anderem folgende Systeme:

Atmung, Kreislauf, Flüssigkeits- und Elektrolythaushalt, Stoffwechsel, Gerinnung und Temperaturregelung.

Für eine DBD-Organspende muss der Körper des Verstorbenen in einem Funktionszustand gehalten werden, der den Organen keinen Schaden zufügt. Das bedeutet, dass mehr oder weniger dieselben Bemühungen wie vor dem Tod weitergeführt werden mit Ausnahme der Therapie des Gehirns. Insgesamt ist durch den Wegfall der Steuerfunktion des Gehirns jedoch die Situation sehr viel schwieriger und instabiler geworden.

Gehen wir nun im Folgenden auf die einzelnen Systeme ein:

Die Atmung wird aufrechterhalten durch Beatmung mit einem Beatmungsgerät, das entsprechend verschiedener Messparameter und an Hand der Blutgasanalysen, die typischerweise alle 2-4 Stunden durchgeführt werden, angepasst wird.

Maßnahmen zum Aufrechterhalten der Oxygenierung wie das Absaugen von Schleim oder die Durchführung von Bronchoskopien werden in dieser Zeit weiter angewandt.

Auch der Kreislauf ist betroffen. Die zentrale Regelung des Blutdrucks und der Herzfrequenz über Sympathikus und Parasympathikus ist weggefallen. Das Herz und die Gefäße befinden sich in einem Zustand, der ohne Unterstützung durch Katecholamine meist keine suffiziente Versorgung der Organe erlaubt. Typisch ist zu diesem Zeitpunkt die Unterstützung des Herz-Kreislaufsystems mit zum einen Infusionslösungen und zum andern durch Katecholamine wie z. B. Noradrenalin oder Dobutamin.

Der Flüssigkeits- und Elektrolythaushalt ist durch die wegfallende Regelung des Gehirns mittels antidiuretischem Hormon (ADH) sehr beeinträchtigt. Zum Zeitpunkt des inkompletten Hirntods können bereits Funktionen ausfallen. Die Patienten verlieren literweise reines Wasser ohne Elektrolyte über die Niere. Auf der anderen Seite erhalten sie typischerweise vom Intensivteam balancierte Elektrolytlösungen zum Ausgleich des Defizites. Es kommt somit zur Anreicherung von Blutsalzen (vor allem Natrium), die auf lange Sicht zu einer Instabilität führen. Der Verlust des Wassers mündet in einem Volumenmangel in den Gefäßen und dem Herzen, der in einer Bedrohung der adäquaten Blutversorgung der Organe resultieren kann. Hier müssen zum Ausgleich Maßnahmen wie die Verabreichung von antidiuretischen Hormonen, elektrolytarmen oder elektrolytfreien Flüssigkeiten, sowie die medikamentöse Unterstützung der Ausscheidung von Natrium eingeleitet werden.

Der Stoffwechsel ist durch den großen Stress, den der Körper im Rahmen des Absterbens des Gehirns hat, schwer gezeichnet. Während des Absterbeprozesses des Gehirns, das mit aller Gewalt versucht, seine Durchblutung aufrecht zu erhalten, kommt es zu einem immensen Anstieg der Katecholamine im Blut des sterbenden Patienten. Dies beeinflusst nicht nur die Kreislauffunktion, sondern auch den Stoffwechsel. Die unter dem Begriff antiinsulinäre Hormone zusammengefassten Botenstoffe führen zu einer massiven Erhöhung des Blutzuckers. Hohe Blutzuckerwerte wiederum schaden den zu transplantierenden Organen und müssen

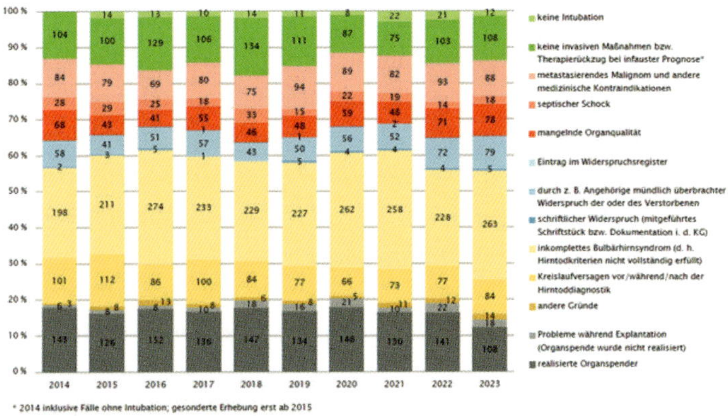

Gründe für das Nichtzustandekommen einer Organentnahme bei Verstorbenen mit Hirnschädigung auf Intensivstationen in Krankenanstalten mit lokalen Transplantationsbeauftragten und mit Neurochirurgie-Abteilung 2014–2023. Quelle und Darstellung: ÖBIG-Transplantat

deshalb typischerweise mit Insulin behandelt werden. Zusätzlich ist auch das Kortison-System der Nebennieren mitbetroffen. Deshalb wird Kortison substituiert. Auch die Schilddrüse kann eine Unterfunktion aufweisen. Hier gibt es ebenfalls einen therapeutischen Ansatz, der vor allem im amerikanischen Raum mit verwendet wird.

Die Blutgerinnung ist relevant, wenn man bedenkt, dass doch ein beträchtlicher Anteil der Organspender auch Verletzungen, Operationen oder Instrumentalisierungen hat. Hier ist neben dem Erhalt der Körpertemperatur eventuell der Ersatz von Blutgerinnungsfaktoren oder auch Co-Faktoren wie beispielsweise Kalzium notwendig.

Die Temperaturregelung, die normalerweise ebenfalls zentral erfolgt, fällt nach dem Hirntod weg und der Organspender ist potentiell wechselwarm. Das bedeutet er nimmt die Temperatur der Umgebung an. Dies bedeutet, dass man engmaschig die Temperatur kontrollieren muss, um das Abkühlen zu verhindern. Eine

Hypothermie führt zur Beeinflussung des Stoffwechsels und der Enzyme mit einer Verminderung deren Funktion. Es kann zu Herzrhythmusstörungen und Kreislaufinstabilitäten kommen. Durch die Linksverschiebung der Sauerstoffdissoziationskurve ist die Sauerstoffversorgung erschwert. Die Funktion der Nieren nimmt ab, und, ganz wichtig, eine Durchführung der Hirntoddiagnostik ist nur bei normaler Temperatur möglich.

Zusammenfassend lässt sich festhalten, dass Organspender im Verlauf der Jahre immer älter und mit mehr Begleitdiagnosen behaftet sind, dies macht die Situation immer schwieriger. Im Organspendeprozess, der einer Kette gleicht, ist es ausreichend, wenn im Verlauf, einer der vielen Gründe für einen Abbruch vorhanden ist, sodass die Organspende nicht zustande kommt.

Literatur

ÖBIG Leitfäden unter https://transplant.goeg.at/leitfaeden

Transplant-Jahresbericht 2023, Gesundheit Österreich GmbH, www.goeg.at

4.5

ORGANSPENDE AUS DER SICHT EINER BETROFFENEN ANGEHÖRIGEN

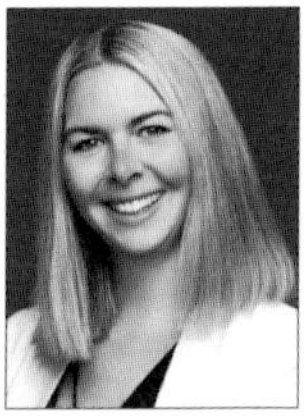

Katharina K. 35 Jahre

In diesem Kapitel möchte ich einen Einblick geben, wie es ist von heute auf morgen die Tochter eines Organspenders zu werden und täglich damit zu leben. Vorab möchte ich einen kleinen Einblick in die Beziehung zu meinem Vater geben, damit alles weitere besser nachvollziehbar ist. Mein Vater und ich hatten eine sehr gute Beziehung, wir wussten, was der andere denkt, ohne miteinander zu reden und waren im Leben entspannter, wenn wir uns regelmäßig sahen oder zumindest kommunizierten, sei es eine WhatsApp-Nachricht oder ein Telefonat. Wir haben viel gemeinsam gemacht, Golf gespielt, musiziert oder Schach gespielt, wobei man gegen ihn kaum eine Chance hatte. Für mich war er mein Felsen, egal wie schwierig sich mein Leben anfühlte, mit der Gewissheit, dass er da war, war es leichter. Ich wurde von meinen Eltern zu Selbständigkeit erzogen und so bin ich auch in der Lage, das Leben mit all seinen Herausforderungen zu meistern, aber mit dieser Gewissheit war es doch einfacher. Ich habe auch zum Rest meiner Familie ein gutes Verhältnis, aber unseres war doch anders.

Wie kam es zum Heute... Meine Geschwister und ich bekamen von meiner Mutter die Nachricht, dass unser Vater mit Verdacht auf Schlaganfall ins Krankenhaus gebracht wurde. Ich erinnere mich an diesen Moment, als wäre es soeben passiert. Ich war arbeiten und als ich die Nachricht las, stand die Zeit still. Ich holte eine Kollegin und ging eine rauchen, ich stand neben mir, ohne etwas sagen zu können. Ich konnte die Information aus der Nachricht erst nicht zuordnen, es war, als würde mein Kopf abschalten und wie sehr ich es auch versuchte, es war nur Leere. Nachdem ich den ersten klaren Gedanken fassen konnte, traf ich meine Schwester bei meiner Wohnung und wir fuhren gemeinsam ins Krankenhaus. Wir hatten keine Ahnung was uns dort erwarten würde. Wir trafen unsere Mutter und gingen gemeinsam zu meinem Vater, der bereits die ersten Untersuchungen hinter sich hatte. Es wurde auf den Helikoptertransport gewartet, da das Erstkrankenhaus nicht für derartige Fälle ausgerichtet war. Das bevorzugte Krankenhaus, mit den besten Spezialisten konnte ihn leider nicht aufnehmen, da sie keine Kapazitäten übrighatten.

Die erste Information zu seinem Gesundheitszustand war, dass es sich um eine Hirnmassenblutung handelt. Nach wenigen Minuten die nächste Information, dass der Abflug vorbereitet wird und wir in das andere Krankenhaus fahren sollen, wo wir dann auch meinen Bruder antrafen. Wir haben gemeinsam gewartet, da wir nicht wussten, wie es ihm geht oder was mit ihm gemacht wurde. Nach gefühlten 1000 Stunden des Wartens, erfuhren wir, dass eine Operation am Kopf gemacht wurde und er sich im künstlichen Tiefschlaf befindet. Wir wurden nach Hause geschickt und durften ab dem nächsten Tag täglich für maximal 2 Stunden zu einer bestimmten Uhrzeit ins Krankenhaus kommen.

In der Arbeit meldete ich mich krank, da ich zu sehr neben mir stand, um meinen Alltag bewältigen zu können. Wir trafen uns fast täglich vor dem Krankenhaus. Ich freute mich über jeden Tag, an dem ich keine schlechten Nachrichten erhielt. Wenn mir die Pflegekräfte/Ärzte sagten, dass sich der Zustand von gestern auf heute nicht verändert hatte, war ich zufrieden, denn ich wusste, dass die Blutung im Gehirn weitere Krampfanfälle im Kopf auslösen und zu weiteren Schlaganfällen führen könnte und folglich Teile des Gehirns absterben konnten. Dass es jeden Tag ein Balanceakt zwischen Leben und Tod war, hatte ich nicht in Betracht gezogen. Ich dachte immer, dass Menschen deswegen im Koma liegen, damit sich der Körper um nichts anderes kümmern muss als um die eigene Heilung. All seine Energie kann dafür verwendet werden, um sich selbst zu reparieren, mit medizinischer Unterstützung durch Medikamente und den angeschlossenen Maschinen und Geräten. Die vielen Schläuche und Kabel, die seinen Körper mit den Geräten verbanden und die Infusionen die er laufend erhielt, waren für mich Grund genug anzunehmen, dass er bald wieder die Augen aufmachen und er selbst sein würde und falls er etwas nicht mehr können würde, wusste ich, dass sein Willen so stark war, dass er es wieder lernen würde und es so weit zurückschaffen würde, dass er wieder mit sich selbst zufrieden wäre. Aufgrund seines Anspruches an sich, an uns und alle anderen in seinem Umfeld, wusste ich, dass es eine Weile dauern würde, aber sein stures Wesen würde ihm da definitiv zugutekommen.

Ich fuhr bis auf zwei Ausnahmen täglich zu ihm ins Krankenhaus. Ich war im Straßenverkehr aufmerksam und widmete diesem meine volle Konzentration, trotzdem kann ich mich bis heute nicht an die Fahrten erinnern. Ich schlief mit dem Handy in meiner Hand auf meiner Couch, da ich die Rückwand als Schutz beim Schlafen verspürte. Wenn meine Mutter anrief, bekam ich jedes Mal Panik, dabei war es nur (ausgenommen der letzte Anruf), um zu besprechen, wo wir uns wann trafen und zu hören, ob es uns soweit gut geht.

Täglich änderten sich die Informationen, die wir erhielten, heute Hand halten und Berühren erlaubt, morgen nicht mehr. Heute glauben sie, dass es gut ist, wenn wir mit ihm reden, morgen hört er uns eh nicht. Er lag so friedlich in seinem Bett, wie ich ihn noch nie gesehen hatte, sein Gesicht war frei von jedem Schmerz, im Gegensatz zu dem Anblick, als wir ihn im ersten Krankenhaus antrafen, denn dort sah ich, wie er vom Schmerz gequält wurde. Beides sind Bilder, die ich nicht mehr vergessen habe, die aber glücklicherweise sehr in den Hintergrund gerückt sind.

Nach ca. 1 Woche versuchte ihn das Ärzteteam langsam aufzuwecken, die Verlegung in das ursprünglich bevorzugte Krankenhaus wurde überlegt. Da sie sehr vorsichtig vorgingen, dauerte es eine Weile, bis man eine Reaktion erwarten konnte. Sie war nur anders als gedacht, es war ein weiterer Schlaganfall. Er wurde wieder in den Tiefschlaf versetzt und es wurde weiter abgewartet. Ich glaube, dass die Ärzte genauso ratlos waren wie wir und, dass alle nur abwarten konnten. Die Verlegung war folglich auch nicht möglich, da sein Zustand nicht stabil genug war. Wieder eine Woche später kam DER Anruf, wir sollten alle so rasch als möglich in das Krankenhaus zur Intensivstation kommen. Es war ein Montagmorgen und ich wollte wieder zu arbeiten beginnen, um mich abzulenken. Dieses Mal waren wir in einem Besprechungsraum, meine Familie, Onkel und Tanten (die Geschwister meines Vaters) und ein Team aus Ärzten und Pflegern und, wie sich herausstellte, auch Psychologen. Mein Vater hatte in der vergangenen Nacht einen weiteren Schlaganfall, bei dem 2/3 des Gehirns abgestorben waren. Damit wir die Information leichter verstehen konnten, zeigten sie uns eine aktuelle Aufnahme seines Gehirns, mit der Aussage alles, was schwarz ist, ist tot. Ein Schock oder besser gesagt, der Schock!

Ob wir an diesem Tag oder schon früher über das Thema Organspende und die Rechtslage in Österreich informiert wurden, kann ich nicht sagen. Auch nach Rücksprache mit meiner Familie wissen wir es nicht mehr, der Fokus zum damaligen Zeitpunkt lag bei meinem Vater und seiner Genesung. Keiner konnte mir eine Information zu diesem Gespräch geben. Eine schöne und schockierende Feststellung zugleich, einerseits hat uns alle der Verlust meines Vaters so sehr berührt, dass alle gleichermaßen unter Schock standen und andererseits war es so, dass bei so vielen Personen in so einem Moment keine Erinnerungen gespeichert wurden.

Bis zu dem Tag, an dem ich diesen Text geschrieben habe, habe ich die Auseinandersetzung mit diesem Moment größtenteils gemieden, er gehört zu den schlimmsten in meinem Leben und die Emotionen kommen mit den Gedanken daran immer wieder zurück.

Für uns wurde die zeitliche Beschränkung der Besuchszeiten aufgehoben, ab sofort durften wir die ganze Zeit an seiner Seite sein, denn es handelte sich um die Begleitung des Sterbens, also um das Handhalten und neben dem Bett stehen und darauf zu warten, dass mein Vater stirbt. Selbst in diesem Moment glaubt man es noch nicht zu 100%, denn er liegt ja quasi so in seinem Bett, wie auch schon die letzten beiden Wochen. Optisch gab es kaum eine Veränderung und die Schläuche und Geräte waren auch noch alle mit seinem Körper verbunden. Es durften alle zu ihm, um sich zu verabschieden, vorher war es nur dem engsten Familienkreis gestattet ihn zu besuchen. Meine Cousinen, Cousins, Onkel und Tanten bekamen die Möglichkeit sich von ihm zu verabschieden. Nicht alle kamen, weil sie ihn in „lebendiger" Form, so wie sie ihn kannten, in Erinnerung behalten wollten. Wir stellten es jedem frei und tragen es bis heute keinem nach, dass er nicht im Krankenhaus war. Es ist ein Moment, den man nicht mehr vergisst und jeder sollte in dieser Situation für sich selbst entscheiden.

Nachdem diese emotionale Talfahrt vorüberging und sich alle von meinem Vater verabschiedeten und wir uns umarmten und uns zusprachen, kamen wir, meine Mutter, meine Geschwister und ich am Dienstag wieder zu ihm ins Krankenhaus. Er lag noch immer so da wie die letzten Male, doch diesmal war es anders. Es waren nur noch die Geräte, die ihn so wirken liesen, als würde er schlafen. Es stellte sich jemand neben mich an das Bett, legte mir die Hand auf die Schulter und sagte, dass er tot ist. Meine Schwester und Mutter waren in diesem Moment dabei, mein Bruder aber nicht. Ich wollte sofort zu ihm ins Wartezimmer und es ihm sagen, als mich die Psychologin abstoppte und fragte, was ich ihm sagen möchte, dass ich es vorher einmal aussprechen soll. Wir einigten uns darauf, dass wenn ich es nicht kann, sie es für mich übernimmt. Der schwerste Satz in meinem Leben. Und damit begann die nächste emotionale Talfahrt, obwohl man denkt, dass es nicht mehr weiter bergab gehen kann.

Bei der Diagnose des Hirntods müssen zwei voneinander unabhängige klinische Untersuchungen durchgeführt werden und mittels einer apparativen Untersuchung (z.B. EEG) bestätigt werden, dass keine Hirnaktivität mehr gegeben ist. Die eine Untersuchung hat dies am Dienstag, die Zweite am folgenden Samstag bestätigt. Ab Dienstag fuhren wir nicht mehr ins Krankenhaus, für uns war er mit dem letzten Besuch gestorben.

Wie ging es mir in der Zeit danach, bis heute...Ich habe aufgehört zu rauchen und in den ersten Monaten keinen Schluck Alkohol getrunken, weil ich wusste, dass er meinen Schmerz betäuben und ich am Tag der Ausnüchterung noch mehr leiden oder nicht mehr mit dem Trinken aufhören würde. Obwohl es jetzt schon ein paar Jahre her ist, trinke ich kaum noch Alkohol und wenn dann genüsslich im Sommer ein Glas, aber über den Durst getrunken habe ich nur noch wenige Male. Die Kontrolle behält man nüchtern besser als im berauschten Zustand.

Als einzige meiner Familie machte ich eine Psychotherapie, um mit dem Verlust einigermaßen klarzukommen, das waren auch die letzten Male bis heute, an denen ich mich bewusst mit dieser Situation auseinandersetzte. Ich konnte ohne jede Emotion anderen von all dem erzählen, ich lernte blitzartig, wie man Gefühle vorübergehend ausblendet. Damals verspürte ich nur noch Wut, ich wollte Menschen schlagen, nur weil sie mich angesehen haben und ich hatte ein ständiges Gefühl, explodieren zu wollen. In meiner Psychotherapie lernte ich die Wut, die eigentlich Trauer war, zu verarbeiten. Jedes Mal, wenn ich wütend wurde, musste ich diese Wut hinterfragen und schon war die Trauer da. Es waren meistens keine rationalen Momente und es klingt leichter, als es war, dennoch finde ich mich bis heute immer wieder in diesen Momenten wieder.

Ich habe erkannt, dass die Traurigkeit, die Leere, die Wut und alle anderen Gefühle, die zum Tod meines Vaters gehören, nicht weggehen werden. Aber ich habe gelernt damit umzugehen und manchmal gelingt es mir gut und an manchen Tagen könnte ich „grundlos" explodieren. Mein Leben fühlt sich seitdem oft schwerer an und manchmal frage ich mich, wie es wäre, wenn all das nicht passiert wäre. Was-Wäre-Wenn Fragen, helfen mir in dieser Zeit insofern, um alles Gute in meinem aktuellen Leben zu schätzen. Mit diesen Was-Wäre-Wenn Fragen bin ich sehr vorsichtig, da es auch negativ ausfallen und mich letztendlich in eine Negativspirale ziehen könnte und davon möchte ich mich so weit wie möglich fernhalten. Denn es ist wie es ist und daran kann ich nichts ändern, ich kann nur entscheiden, wie ich damit lebe.

Für Andere ist der Sterbetag meines Vaters ein zweiter Geburtstag geworden, denn durch seinen Hirntod konnten für andere zum Teil lebenswichtige Organe entnommen und transplantiert werden. Sie haben eine zweite Chance erhalten und dürfen weiterleben. An den meisten Tagen ist es ein Trost, vor allem, weil ich so weiß, dass ein

Teil von ihm in anderen Menschen weiterlebt und dass all das auch eine positive Seite hat, aber an manchen Tagen, werde ich wütend, wenn ich daran denke, dass andere fröhlich zusammensitzen und den Neubeginn feiern, denn in diesen Momenten fühle ich mich mit meiner Leere allein und beneide die anderen.

Wenn man die traurige Seite der Organspende außer Acht lässt, finde ich es eine sehr gute Sache, dass man in Österreich automatisch Spender ist und nicht vorab zustimmen muss. Wenn es in allen Ländern so wäre, wären die Wartelisten nicht so lange und mehr Menschen hätten die Möglichkeit länger und gesünder zu leben. Warum dies nicht der Fall ist, würde ich auf politische und gesellschaftliche Gründe schieben. Ethisch gesehen, finde ich die Organspende das Beste, das man tun kann, respektiere aber auch jene, die sich dem aktiv verweigern. Ich bin mir zu 100% sicher, dass sich niemand, der nicht direkt oder indirekt mit dem Thema Organspende und Transplantation konfrontiert wird, Gedanken darüber macht. Bezüglich der Organempfänger meines Vaters und auch generell, hoffe ich, dass diese ihre zweite Chance wertschätzen und dankbar über diese Situation sind. Ich möchte kein Danke hören, aber Wertschätzung des „Geschenkes", das die Empfänger erhalten haben, ist in meiner Vorstellung angemenssen, da für dieses Geschenk jemand anderes Trauernde zurücklässt. Ehrlicherweise denke ich nur über die Empfänger nach, wenn ich danach gefragt werde, ich versuche mein Leben so gut es geht weiterzuleben, ohne mir Fragen über die Personen zu stellen. Was wurde alles gespendet? Wer hat die Organe bekommen? Gehen die Empfänger gut damit um? Werden die jetzt wie er? Man spricht oft von Menschen mit einem guten Herzen und verknüpft das mit dem Charakter der Person, also könnte es doch sein, dass jemand ihm ähnlich wird? Solche Fragen könnte ich mir laufend stellen und gefühlt 1000 weitere. Nur bringt es mir nichts, außer dass es mich in diese Zeit zurückwirft und mich lähmt, und dort möchte ich nicht mehr hin.

Die ersten Monate habe ich mich nur zwischen meiner Wohnung, meiner Arbeit und meinem Elternhaus aufgehalten, weil ich den absurden Gedanken nicht loswurde, dass mein Vater mich sonst nicht findet. Mir wurde gesagt, dass dies gar nicht ungewöhnlich sei, es aber auch Menschen gibt, die zu Anlässen wie Geburtstagen oder Todestagen weit weg sein wollen. Ich hatte das Verlangen hier zu sein und hätte mir anfangs auch nichts anderes vorstellen können. Heute geht es mir mit diesen Tagen besser. Weihnachten ist nach wie vor eigen, es ist ein schönes Fest, aber kurz vor dem Fest, verliere ich leider immer die Vorfreude und hoffe, dass alles bald vorbei ist, auch hier kommt die Wut immer wieder ins Spiel.

Ich glaube nicht, dass man jemals mit dem Verlust eines geliebten Menschen abschließen kann, wie man es im Leben mit anderen Themen kann. Die Art und Weise, wie man es in einem Leben einbindet und die Entscheidung, ob es das Leben bestimmt oder einen Teil davon ausmacht, ist die, die man für sich selbst treffen kann. Ich habe mich dafür entschieden, es als Teil meiner Geschichte anzusehen und ein Leben zu führen, dass ich mag und bei dem ich auch weiß, dass mein Vater damit auch eine Freude hätte.

Meine Geschwister, meine Mutter und ich haben unterschiedliche Weisen, um mit der Trauer umzugehen. Wir waren sehr füreinander da und sind es bis heute, meine Familie ist mit diesem Schicksalsschlag näher zusammengerückt.

4.6

ORGANSPENDE - AUFGABEN, HERAUSFORDERUNGEN UND SICHTWEISE DER INTENSIVMEDIZIN

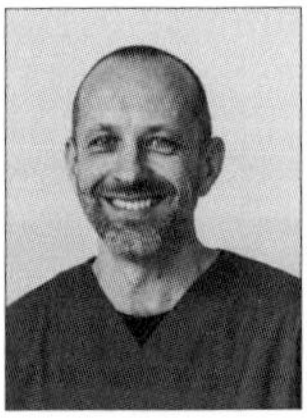

Wolfgang List

4.6.1 Erkennen eines möglichen Organspenders

Der Intensivmedizin kommt in der Umsetzung einer Organspende eine zentrale Stellung zu. Sie ist Bindeglied in der Kommunikation mit den Angehörigen als auch mit dem zuständigen Transplantationszentrum.

Zu Beginn eines jeden Spenderprozesses steht die Erkennung eines potentiellen Organspenders. Voraussetzung hierfür ist, dass die pflegerischen und ärztlichen Mitarbeiter der Intensivstation hinreichend über die rechtlichen und medizinischen Voraussetzungen für eine Organspende informiert sind.

Die Durchführung einer Organspende ist immer mit einem zusätzlichen Aufwand für die Mitarbeiter der Intensivstation verbunden - vermehrter administrativer Aufwand in der Übermittlung der Befunde an das Transplantationszentrum, zusätzliche

Untersuchungen zur Evaluierung der Organqualität (z.B. Computertomographie, Ultraschalluntersuchungen, Herz-Katheteruntersuchung) und intensive Angehörigengespräche. Regelmäßige Fortbildungen zum Thema Organspende können daher sehr hilfreich sein, um bei den Mitarbeitern ein Bewusstsein für die Wichtigkeit der Organspende zu schaffen.

Das Erkennen eines möglichen Organspenders beinhaltet die Identifikation von Patienten, bei denen Zeichen eines eingetretenen Hirntodes vorliegen bzw. bei denen aufgrund der Schwere der Erkrankung oder Verletzungen mit dem Eintreten des Hirntodes zu rechnen ist (→ *siehe irreversibler Funktionsausfall des gesamten Gehirns infolge primärer oder sekundärer Gehirnschädigung, Hirntod bei erhaltenem Kreislauf, DBD, 4.1*).

Eine zweite Patientengruppe betrifft Patienten, bei denen aufgrund der Schwere der Erkrankung oder Verletzung keine Hoffnung auf ein Überleben besteht und eine Therapiezieländerung bevorsteht. Darunter versteht man eine Beendigung intensivmedizinischer Maßnahmen wie künstliche Beatmung und/oder kreislaufunterstützende Therapien unter Fortführen palliativer Maßnahmen (→ *siehe Organentnahme nach Hirntod durch Kreislaufstillstand, DCD, 4.2*).

Primäre Aufgabe der Mitarbeiter muss sein, Patienten dieser beider Gruppen zu erkennen, dies sollte ohne Interpretation von etwaigen Begleiterkrankungen erfolgen, die möglicherweise vorschnell dazu führen könnte, aufgrund vermeintlich zu schlechter Organqualität von einer möglichen Organspende Abstand zu nehmen. Die Möglichkeit einer Organspende sollte immer mit dem zuständigen Transplantationszentrum abgesprochen werden, da mitunter auch Organe mit Vorschäden akut Menschenleben retten können.

4.6.2 Behandlung eines möglichen Organspenders

Um die Möglichkeit einer Organspende offen zu halten, ist es nötig, die Organfunktionen der Patienten intensivmedizinisch bestmöglich zu unterstützen und zu stabilisieren, selbst wenn bereits feststeht, dass die Patienten so schwer erkrankt oder verletzt sind, dass ein Überleben nicht möglich ist. Eine Organspende kann nur durchgeführt werden, wenn die Körperfunktionen in normalen Bereichen gehalten werden. Dazu zählt, den Blutdruck zu stabilisieren, indem beispielsweise stark kreislaufstärkende Medikamente eingesetzt werden. Die Organe müssen mit ausreichend Sauerstoff versorgt werden. Die meisten Patienteninnen sind durch die Schwere ihrer Erkrankung oder Verletzung bereits über einen Beatmungsschlauch (Tubus) künstlich beatmet. Im Einzelfall kann es aber auch sinnvoll sein, eine Beatmungstherapie zu einem Zeitpunkt zu beginnen, an dem es bereits keine Hoffnung auf ein Überleben des Patienten gibt (wie beispielsweise im Falle einer neu aufgetretenen, schweren Hirnblutung). Ohne künstliche Beatmung würden der Patient versterben, bevor ein Widerspruch bzw. der mutmaßliche Patientenwille bezüglich einer Organspende geklärt werden kann.

Im Rahmen eines sich entwickelnden Hirntodsyndroms kommt es sehr häufig zu Fehlsteuerungen des Gehirns, die weitreichende Folgen haben können. Störungen der Harnausscheidung mit ausgeprägten Flüssigkeitsverlusten führen zum einen zur Blutdruckinstabilität, zum anderen kommt es zu sehr schnellen Störungen des Elektrolyt-Gleichgewichts des Blutes, die eine Organspende unmöglich machen können.

Ebenso muss oftmals mit Störungen der Temperatursteuerung gerechnet werden. Viele Patienten entwickeln eine Untertemperatur, die durch frühzeitige aktive Erwärmung abgefangen werden muss.

Sollte die Körperkerntemperatur unter 34° Celsius abfallen, kann beispielsweise keine Hirntod-Diagnostik durchgeführt werden.

Diese sogenannte organprotektive Therapie eines möglichen Organspenders setzt voraus, dass dem Behandlungsteam die medizinischen Besonderheiten bewusst sind und entsprechend aufmerksam auf Veränderungen geachtet wird. Dies kann bedeuten, dass eventuell häufiger als sonst Blutwertkontrollen erfolgen müssen und die Temperatur kontinuierlich überwacht wird.

4.6.3 Klärung des Patientenwillens, Angehörigengespräche

Eine Organspende in Österreich ist prinzipiell bei allen Menschen möglich, die zu Lebzeiten einer Organspende nicht widersprochen haben. Ob eine Eintragung im Widerspruchsregister der Gesundheit Österreich GmbH (GÖG) vorliegt, wird durch das zuständige Transplantationszentrum abgeklärt. Ende 2023 lagen gut 62.000 Eintragungen vor, was in Bezug auf die Gesamtbevölkerung Österreichs verschwindend gering ist und somit zumeist im Gespräch mit den Angehörigen ein mutmaßlicher Patientenwille bzw. Widerspruch erörtert werden muss.

Neben dem Widerspruchsregister wird auch jeglicher andere Widerspruch (mündlich oder schriftlich) akzeptiert.

Zu Beginn stehen jedoch Gespräche mit den Angehörigen, in denen sie zunächst die Hoffnungslosigkeit der Situation verstehen müssen. Entweder ist der Patient bereits verstorben (eingetretener Hirntod), oder die Schädigungen sind so ausgeprägt, dass ein Fortführen der Intensivtherapie nicht gerechtfertigt ist. Erst wenn die Angehörigen den medizinischen Hintergrund verstehen und akzeptieren können, muss versucht werden, den mutmaßlichen Patientenwillen bzw. Widerspruch zu klären.

Einem medizinischen Laien die Besonderheiten des eingetretenen Hirntodes zu erklären, ist eine große Herausforderung. Für die Angehörigen ändert sich bei ihrem täglichen Besuch zunächst nichts in der Wahrnehmung des Patienten. Die Patienten sind künstlich beatmet, das Herz schlägt, die Haut ist warm. Und trotzdem erfahren sie dann im Gespräch mit dem zuständigen Intensivmediziner, dass der Hirntod eingetreten und der Angehörige somit verstorben ist. Um dies zu verstehen, bedarf es ausführlicher Erklärungen und einer Vertrauensbasis zwischen Angehörigen und Behandlungsteam.

Eine Besonderheit bei eingetretenem Hirntod ist das sogenannte Lazarus Syndrom. Durch das Absterben des Gehirns kann es auf Ebene des Rückenmarks zu überschießenden Reflexen v.a. der Extremitäten kommen. Den meisten Menschen ist der Patella-Sehnenreflex bekannt, bei dem durch einen schnellen Schlag auf die Sehne unterhalb der Kniescheibe eine reflektorische Streckung des Kniegelenks ausgelöst wird. Bei eingetretenem Hirntod können - wenn auch nur selten – durch nur geringe Auslöser wie Berührungen am Arm reflektorische Bewegungen der Extremitäten ausgelöst werden. Wenn Angehörige darüber nicht informiert werden, kann dies sehr verunsichern und ihnen den Eindruck vermitteln, die Patientin reagiert gezielt auf ihre Zuwendung. Dies im Nachhinein zu erläutern ist deutlich schwieriger, als die Angehörigen auf derartige Reaktionen bereits im Gespräch vorzubereiten.

Angehörige von Intensivpatienten sind häufig schwer traumatisiert. Zumeist führt ein akutes Ereignis ohne Vorwarnung dazu, dass das Leben Kopf steht und neben der Angst, seinen Liebsten zu verlieren, kommen oft noch existentielle Sorgen hinzu (z.B. weitere finanzielle Versorgung). Angehörige befinden sich in ihren Wahrnehmungen oft in einer Art Tunnel, es prallen viele Informationen in kurzer Zeit auf sie ein, die Aufnahmefähigkeit ist aber reduziert. Daher ist es essentiell, eine Sprache zu verwenden, die ein medizinischer Laie verstehen kann, ebenso müssen manche Informationen mehrfach wiederholt und ggf. auch neuerlich erläutert werden. Es ist wichtig, diese Gespräche möglichst ungestört zu führen, ein ständig klingelndes Dienst-Telefon sollte vermieden werden.

Neben dem Überbringen der hoffnungslosen medizinischen Situation muss nun innerhalb sehr kurzer Zeit (meist noch am selben Tag) die Möglichkeit einer Organspende angesprochen werden. Es ist sinnvoll, die Angehörigen über die rechtlichen Voraussetzungen in Österreich aufzuklären (Widerspruchslösung) und darauf hinzuweisen, dass durch eine Organspende möglicherweise noch ein anderes Menschenleben gerettet werden kann. Dies kann für Angehörige trotz aller Trauer ein hilfreicher Gedanke sein. Ebenso sollte die Familie die Möglichkeit haben, sich ohne Anwesenheit des Behandlungsteams über einen mutmaßlichen Patientenwillen austauschen zu können.

Rein formal würde es bei der in Österreich geltenden Widerspruchslösung ausreichen, mit den Angehörigen zu klären, ob der Patient in einer mündlichen oder schriftlichen Äußerung einer Organspende widersprochen hat. Wird dies verneint, könnte eine Organspende durchgeführt werden, eine Zustimmung der Angehörigen wäre nicht nötig.

Hierbei ist allerdings zu berücksichtigen, dass sich die Angehörigen in einer emotionalen Ausnahmesituation befinden, in der sie mit dem Verlust eines geliebten Menschen konfrontiert sind. Psychische Langzeitfolgen bei Familienangehörigen von Intensivpatienten bis hin zu posttraumatischen Belastungsstörungen sind mittlerweile hinreichend untersucht und bekannt (Post-Intensive-Care-Syndrom Family, PICS-F). Sich in dieser Situation gegen den Willen der Familie zu stellen und eine nach der Gesetzgebung mögliche Organspende durchzuführen, wäre ethisch nicht vertretbar und könnte zu weiterer Traumatisierung der Angehörigen führen.

Sollte kein Widerspruch vorliegen, die Angehörigen sich allerdings nicht mit einer Organspende einverstanden zeigen, kann es hilfreich sein, die Hintergründe zu erfragen. Manchmal können Sorgen und Ängste der Angehörigen, wie z.B. die Vorstellung, dass der Patient durch eine Organspende körperlich entstellt wird, durch Erklärungen des Vorgehens beseitigt werden.

4.6.4 Planung einer Organspende

Für die Umsetzung einer Organspende muss in der Regel eine Zeitspanne von 24 Stunden eingeplant werden. Dies muss auch von vornherein den Angehörigen kommuniziert werden, da das Fortführen der Intensivtherapie ja nicht mehr dem Wohl der Patientin dient, sondern für die organisatorischen Abläufe der Organspende nötig ist. Hierzu zählen die Meldung des Spenders über das zuständige österreichische Transplantationszentrum an Eurotransplant in den Niederlanden. Für die Auswahl eines bestgeeigneten Empfängers werden spezielle Blutuntersuchungen benötigt, oft sind zusätzliche Untersuchungen wie Ultraschall oder Computertomographie nötig, um zu klären, welche Organe für eine Spende in Frage kommen.

Dieser Zeitrahmen von oftmals 24 Stunden kann und soll von den Angehörigen genutzt werden, um den Patienten in dieser letzten Zeit zu begleiten. Besuchszeiten sollten hierfür erweitert werden, auf Wünsche wie seelsorgerische Begleitung sollte eingegangen werden.

4.6.5 Organspende bei eingetretenem Hirntod (DBD)

Eine Begleitung durch die Angehörigen und eine Verabschiedung ist auf der Intensivstation bis zu dem Zeitpunkt möglich, an dem die Patientin zur Durchführung der Spende in den OP verbracht wird. Eine Begleitung in den OP ist nicht möglich, die Abläufe entsprechen einem operativen Eingriff eines beatmeten Patienten mit Betreuung durch ein Anästhesie-Team.

4.6.6 Organspende bei Hirntod in Folge eines Herz-Kreislauf-Stillstandes (DCD)

Sollte bei Patientinnen festgestellt werden, dass die Schwere der Erkrankung oder der Verletzungen so ausgeprägt ist, dass ein Überleben nicht möglich ist, so ist ein Fortführen der Intensivtherapie nicht mehr indiziert. Den Angehörigen werden die medizinischen Hintergründe erläutert und die Rücknahme von invasiven Therapien wie künstliche Beatmung oder Unterstützung des Herz-Kreislauf-Systems besprochen. Palliative Therapiemaßnahmen treten in den Vordergrund, dazu zählen die Gabe schmerz- und angstlindernder Medikamente. Nach Rücknahme der invasiven Intensivtherapie ist mit einem raschen Versterben des Patienten zu rechnen.

Derart schwerwiegende Entscheidungen müssen sehr sorgfältig unter Einbeziehung eines interdisziplinären Behandlungsteams abgeklärt werden. Oftmals sind hierfür zusätzliche Untersuchungen wie Kernspintomographie und eine neurologische Expertise zur Prognoseabschätzung bei schweren Hirnschäden nötig.

Der Zeitpunkt der Rücknahme von intensivmedizinischen Maßnahmen wird mit den Angehörigen abgesprochen, prinzipiell sollte es der Familie ermöglicht werden, die Patientin auf ihrem letzten Lebensweg bis zum Eintritt des Herz-Kreislauf-Stillstandes zu begleiten.

Die Möglichkeit einer Organspende nach Eintritt des Herz-Kreislauf-Stillstandes und somit Versterben des Patienten ist für medizinische Laien viel einfacher verständlich als die Situation des eingetretenen Hirntodes bei erhaltener Herz-Kreislauf Funktion.

Die Besonderheiten einer Organspende nach DCD-Kriterien liegen in einer Verlagerung der Therapierücknahme von der Intensivstation in den OP. Nach Eintritt des Herz-Kreislauf-Stillstandes erleiden die Organe einen zunehmenden Sauerstoffmangel, so dass eine möglichst schnelle Organentnahme erfolgen muss, um überhaupt eine Organspende zu ermöglichen. Ein Transport des verstorbenen Patienten von der Intensivstation in den OP wäre zu zeitaufwendig und würde die Wahrscheinlichkeit einer erfolgreichen Organspende erheblich reduzieren.

Trotz der Verlagerung in den OP sollte es den Angehörigen ermöglicht werden, die Patienten bis zum Eintritt des Herz-Kreislauf-Stillstandes zu begleiten. Wenn die Hintergründe des räumlichen Wechsels erklärt und die Abläufe gut besprochen werden, wird dies von Angehörigen problemlos mitgetragen. Zu diesen Abläufen zählen die räumlichen Gegebenheiten wie das Wechseln der Bekleidung zum Einschleusen in den OP, aber auch die Abläufe im OP bis zu dem Moment, an dem der Herz-Kreislauf-Stillstand eintritt und dem Zeitpunkt, an dem die Angehörigen den OP verlassen sollten. Es ist hilfreich, wenn die Betreuung des Patienten und der Angehörigen im OP weiter durch das pflegerische und ärztliche Behandlungsteam der Intensivstation erfolgt. Hier hat sich über die vorbereitenden Gespräche eine Vertrauensbasis gebildet, die es erleichtert, die Angehörigen durch diese außergewöhnliche Situation zu begleiten.

4.6.7 Angehörigenbetreuung nach der Spende

Für Angehörige ist es zumeist sehr wichtig, zu erfahren, ob eine Transplantation erfolgreich durchgeführt werden konnte. Daher sollte schon am Tag der Spende vereinbart werden, dass sich die zuständige Intensivmedizinerin bei der Familie meldet, um eine Rückmeldung zu geben, ob und welche Organe transplantiert werden konnten. Ebenso sollte ein Gesprächsangebot gegeben werden, falls sich im Verlauf nochmals Fragen zum Erkrankungsverlauf oder der Organspende ergeben.

4.6.8 Herausforderungen

Organspende ist wichtig und rettet Menschenleben. Es sollte selbstverständlich sein, dass sich die Mitarbeiter der Krankenhäuser, insbesondere der Intensivstationen, für die Belange der Organspende einsetzen. Dies setzt voraus, dass entsprechendes Wissen über die rechtlichen und medizinischen Hintergründe vorliegt, Fortbildungen und Aufklärungsarbeit sind hierfür nötig.

Außerhalb von Schwerpunktkrankenhäusern ist die Anzahl an möglichen Organspendern in den Intensivstationen oftmals sehr niedrig, so dass bei der Betreuung Unsicherheiten aufgrund geringer persönlicher Erfahrungen im Ablauf von Organspenden bestehen können. Eine Kontaktaufnahme zu lokalen Transplantationsbeauftragten bzw. zu überregional zuständigen Transplantations-Referenten oder zum Transplantationszentrum ist jederzeit bei Fragen zu einem potentiellen Organspender möglich.

Die Betreuung und Umsetzung einer Organspende ist immer mit einem erhöhten Aufwand verbunden, ebenso verlängert sich meistens die Liegezeit auf der Intensivstation. In Zeiten von personeller Verknappung und teilweise reduzierter Bettenkapazität kann dies im Alltag von Bedeutung sein. Der personelle Mehraufwand, beispielsweise bei Betreuung von DCD-Spendern mit Verlagerung des Orts der Therapiebeendigung in den OP, bei der die zuständige Pflegeperson keine weiteren Patienten mitbetreuen kann, sollte vom Leitungsteam einer Intensivstation gefördert und unterstützt werden.

Die Mitarbeiter der überwiegenden Intensivstationen sind in ihrer Arbeit mit der Seite des Spendeprozesses konfrontiert, bei der ein Patient verstirbt und Angehörige mit dem Verlust eines geliebten Menschen kämpfen. Die Seiten der Empfänger, bei denen sehr viel Dankbarkeit und positive Emotionen vorliegen, bleibt wenigen großen Einrichtungen mit Transplantationsprogrammen vorbehalten. Daher ist es auch für die Mitarbeiterinnen der Spender-Krankenhäuser sehr wichtig, eine offizielle Rückmeldung des zuständigen Transplantationszentrums über das Ergebnis der Organspende zu erhalten.

4.7

KINDER ALS ANGEHÖRIGE BEI ORGANSPENDEN

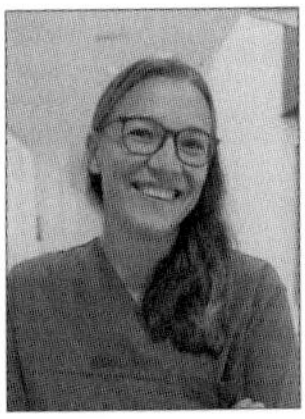
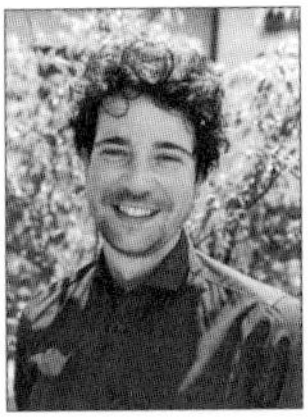

Maria Brauchle, Julian Rudolph

Organtransplantationen retten Leben und geben Hoffnung, aber hinter jedem Organspender stehen auch Angehörige, darunter oft Kinder. Die Erfahrung, ein Kind als Angehörigen bei einer Organspende zu begleiten, ist eine komplexe Reise, die sowohl für Laien als auch für medizinisches Personal verständlich sein sollte. Von den Belastungen, mit denen Kinder konfrontiert sind, bis hin zu Gesprächsführungsstrategien und Verabschiedungsmöglichkeiten. Wir wollen diese Themen nachstehend ausführlich behandeln (1, 2).

4.7.1 Kognitives Verständnis von Tod

Das Verständnis des Todes entwickelt sich im Laufe des Lebens und hängt stark von der kognitiven Entwicklung des Kindes ab. Dieses Verständnis hängt nicht rein von biologischen Faktoren ab, wie zum Beispiel dem Ende der Lebensfunktionen. Kinder begreifen aufgrund der Bindungen und sozialen Beziehungen, in welchen sie sich befinden, den Tod als eine Trennung oder Reise hin zu einem anderen Ort. Dies entspricht in manchen Fällen auch einer Spiritualität, welche sich nicht mit derer von Erwachsenen vergleichen lässt (3, 4, 5)

Kinder durchlaufen in den unterschiedlichen Entwicklungsstufen eine Veränderung in ihrem Verständnis und Wahrnehmung von Tod und Sterben:

Säuglings- und Kleinkindalter (0-2 Jahre)

In diesem Alter haben Säuglinge und Kleinkinder kein Verständnis von Tod im eigentlichen Sinne. Sie reagieren auf die Abwesenheit einer vertrauten Person oder eine Änderung in ihrer Umgebung, können jedoch den Tod nicht als dauerhaften Zustand begreifen. Sie erleben den Tod eher als Trennung oder Verlust von Nähe und Sicherheit (3, 4).

Vorschulalter (3-5 Jahre)

Kinder im Vorschulalter beginnen langsam zu erkennen, dass der Tod eine endgültige Trennung bedeutet. Sie verstehen jedoch möglicherweise nicht, dass der Tod universell und unvermeidlich ist. Sie können den Tod als vorübergehend betrachten und ihn mit Schlaf oder Weggehen in Verbindung bringen. Phantasievolle Erklärungen wie „Oma schläft" können üblich sein, da sie den Tod noch nicht vollständig begreifen (3, 4).

Schulalter (6-12 Jahre)

Im Schulalter entwickelt sich das Verständnis des Todes zu einem realistischeren Konzept. Kinder beginnen zu verstehen, dass der Tod unumkehrbar und universell ist. Sie erkennen, dass der Tod alle Lebewesen betrifft und dass er permanent ist. Sie können auch beginnen den Tod als etwas zu begreifen, das Menschen nicht kontrollieren können und Fragen über den Tod und Sterblichkeit stellen (3, 4, 5)

Jugendalter und Adoleszenz (13+ Jahre)

Im Jugendalter und in der Adoleszenz entwickelt sich das Verständnis des Todes zu einem komplexeren Konzept. Jugendliche beginnen, den Tod in einem breiteren Kontext zu betrachten, der existenzielle Fragen über das Leben, den Sinn des Seins und die eigenen Überzeugungen einschließt. Sie können sich auch mit Themen wie Sterbehilfe, Glauben und dem Leben nach dem Tod auseinandersetzen (3, 4).

Es ist wichtig zu beachten, dass diese Altersstufen allgemeine Richtlinien sind und jedes Kind individuell ist. Einige Kinder können ein fortgeschritteneres Verständnis des Todes in jüngeren Jahren zeigen, während andere möglicherweise länger brauchen, um bestimmte Konzepte zu erfassen. Die Art und Weise, wie Kinder den Tod verstehen, wird auch stark von kulturellen, religiösen und familiären Einflüssen geprägt. Daher ist es wesentlich, sensibel und einfühlsam auf die Fragen und Bedürfnisse jedes Kindes einzugehen (2, 3).

Es ist wertvoll zu verstehen, dass kleinere Kinder möglicherweise nicht sofort oder explizit nach der Organspende fragen. In jungen Jahren können sie den Tod und damit verbundene Konzepte wie Organspende möglicherweise noch nicht vollständig erfassen. Stattdessen können ihre Fragen und Interessen im Laufe der Zeit und mit zunehmendem Alter variieren. In der frühen Kindheit könnten Kinder eher allgemeine Fragen zum Tod stellen, die auf einem begrenzten Verständnis basieren, wie „Wo ist die Person jetzt?“ oder „Wird sie wiederkommen?“. Während sie älter werden, könnten ihre Fragen spezifischer werden und ein größeres Interesse an Details und Erklärungen zeigen. Sie könnten beginnen Fragen darüber zu stellen, wie der Körper funktioniert, was mit ihm passiert, wenn man stirbt und wie Organspende Leben retten kann. Es ist wichtig geduldig zu sein und die Fragen des Kindes angemessen zu beantworten, wobei das Alter, die Reife und das individuelle Verständnis des Kindes berücksichtigt werden sollten. Mit zunehmendem Alter und Verständnis können Kinder mehr Details über Organspende und ihre Bedeutung für andere Menschen wünschen (2, 3, 6).

4.7.2 Wie spreche ich mit Kindern über Organspende?

Die Kommunikation mit Kindern über Organspende erfordert Einfühlungsvermögen und Sensibilität. Es ist wichtig altersgerechte Informationen anzubieten und auf die Fragen und Bedenken des Kindes einzugehen. Vermeiden Sie es zu viele Details zu geben, die das Kind überfordern könnten und achten Sie darauf, dass Sie eine unterstützende und offene Atmosphäre schaffen, in der das Kind sich sicher fühlt, um seine Gedanken und Gefühle auszudrücken (2, 5).

Einfache Sprache verwenden

Verwenden Sie klare und einfache Worte, die das Kind verstehen kann. Vermeiden Sie Fachbegriffe oder zu viele Details, die das Kind überfordern könnten. Passen Sie Ihre Sprache dem Alter und dem Entwicklungsstand des Kindes an (1, 5).

Offene und ehrliche Kommunikation

Sprechen Sie offen und ehrlich über das Thema Organspende. Beantworten Sie die Fragen des Kindes auf eine altersgerechte Weise und geben Sie so viele Informationen, wie das Kind benötigt, um das Konzept zu verstehen. Geben Sie zu, wenn Sie etwas nicht wissen, und bieten Sie an gemeinsam nach Antworten zu suchen (1, 2, 5).

Nutzen Sie Alltagssituationen

Verwenden Sie Alltagssituationen oder Metaphern, um das Konzept der Organspende zu erklären. Zum Beispiel könnten Sie sagen, dass eine Organspende wie das Teilen von Spielzeug ist, um anderen Kindern zu helfen gesund zu werden (2, 7).

Betonen Sie die Bedeutung von Mitgefühl und Hilfe

Unterstreichen Sie die Bedeutung von Mitgefühl und Hilfe für andere Menschen. Erklären Sie dem Kind, dass eine Organspende anderen Menschen eine Chance auf ein längeres und gesünderes Leben gibt und wie wichtig diese Handlung ist (2, 7).

Ermutigen Sie Fragen und Emotionen

Ermutigen Sie das Kind Fragen zu stellen und seine Emotionen auszudrücken. Geben Sie ihm die Erlaubnis, traurig, verängstigt oder verwirrt zu sein und zeigen Sie ihm, dass es in Ordnung ist diese Gefühle zu haben (2, 7).

Verwenden Sie positive Sprache

Verwenden Sie positive und unterstützende Sprache, um das Kind zu ermutigen und Ängste abzubauen. Betonen Sie, dass eine Organspende eine wertvolle und noble Handlung ist, die anderen Menschen hilft (2, 7).

Berücksichtigen Sie die individuellen Bedürfnisse des Kindes

Berücksichtigen Sie die Persönlichkeit, das Alter und den Entwicklungsstand des Kindes sowie seine familiären und kulturellen Hintergründe. Passen Sie Ihre Gesprächsführung entsprechend an und gehen Sie einfühlsam auf die Bedürfnisse und Emotionen des Kindes ein (7).

Bieten Sie Kontinuität und Unterstützung

Bieten Sie dem Kind Kontinuität und Unterstützung indem Sie regelmäßig über das Thema sprechen und für weitere Fragen und Gespräche offenbleiben. Zeigen Sie dem Kind, dass Sie für es da sind und dass es sich jederzeit an Sie wenden kann (2).

Indem Sie diese Empfehlungen befolgen und einfühlsam auf die Bedürfnisse des Kindes eingehen, können Sie ihm helfen das Konzept der Organspende zu verstehen und mit Verständnis und Mitgefühl auf dieses wichtige Thema zu reagieren. Bedenken Sie ebenfalls, dass die kindliche Art zu trauern sich von der der Erwachsenen unterscheidet.

Machen Sie sich bewusst, dass Trauern im Regelfall eine gesunde und notwendige Reaktion des Kindes auf den Verlust einer geliebten Person darstellt. Dies kann sich durch ungewohntes Verhalten, Wut, Schlafstörungen, Kopfschmerzen, Müdigkeit, Nervosität, Gereiztheit oder Introversion zeigen. Die Empfehlung besteht die Kinder aktiv in den Prozess der Verabschiedung zu integrieren (Aussuchen von Blumenschmuck, Bild malen, Geschenke als Gabe für den Verstorbenen aussuchen lassen etc.) und verständlich zu erklären, was mit der betroffenen Person nun passiert. Des Weiteren sollten Pausen zwischen den Trauerphasen eingeplant werden und keinesfalls Hektik oder Unruhe provoziert werden. Geben Sie sich und Ihrem Kind Zeit zu Trauern und Emotionen zu zeigen und bedenken Sie die Vielfalt der kindlichen Trauer (1, 2, 7, 8)

Sollten Sie eine nachhaltige Überforderung bei Ihrem Kind bemerken oder Verhaltensauffälligkeiten, welche sich über Monate hinweg nach dem Todesfall erstrecken, sollten Sie sich professionelle Hilfe und Beratung suchen. Dies gilt ebenfalls für Verunsicherungen von Bezugspersonen sowie wenn sich die Reaktionen Ihres Kindes schwer oder gar nicht einschätzen lassen (2)

4.7.3 Auf der Intensivstation

Seit vielen Jahren wird darüber debattiert, ob Kinder und Jugendliche ihre erkrankten Eltern, Großeltern, Freunde und andere Angehörige überhaupt auf der Intensivstation besuchen dürfen. Während es auf pädiatrischen Intensivstationen vielerorts üblich ist, dass Geschwisterkinder zu Besuch kommen, bleibt dieses Thema im Bereich der Erwachsenenmedizin umstritten. Es gibt sowohl Argumente für als auch gegen den Besuch von Kindern: Einige Menschen befürchten, dass Kinder die Eindrücke nicht verarbeiten können, psychisch traumatisiert werden oder die wechselseitige Infektionsgefahr erhöhen. Vielmehr muss man sich aber fragen:" Was kann durch ein Besuchsverbot ausgelöst werden?". Es gibt überzeugende Argumente für den Besuch durch Kinder: Sie sind durchaus in der Lage solche Besuche zu verarbeiten, wenn sie altersgerecht informiert werden. Sie sind nur dann dem Risiko einer potentiellen Traumatisierung ausgesetzt, wenn man nicht offen mit ihnen über die Situation spricht, keine soziale Unterstützung der Familie gegeben ist oder die Familie selbst überfordert ist. Zudem stellen Kinder kein erhöhtes Infektionsrisiko dar, sofern die geltenden Hygienevorschriften beachtet werden. Dies wird auch durch Studien bestätigt, die die Sicherheit und die gesundheitlichen Auswirkungen von nicht-restriktiven versus restriktiven Besuchsregelungen untersuchten. Die wichtigste Maßnahme hierbei ist und bleibt vor allem die Händedesinfektion (1, 6, 9)

Mehr Informationen zu Kinderbesuchen auf der Intensivstation und Informationsmaterial für Kinder und Eltern finden Sie unter: www.intensivstation.jetzt/kinder (1)

Vor allem in Bezug auf die Organspende kann hier schon ein Prozess des Abschiednehmens eingeleitet werden. Dies ist enorm wichtig für den Trauerprozess. Erlauben Sie dem Kind Zeit am Krankenbett des toten Angehörigen zu verbringen. Dies kann dem Kind die Möglichkeit geben Abschied zu nehmen, Abschiedsworte zu sagen oder dem Patienten noch etwas mitzugeben (2).

Verabschiedungsmöglichkeiten können zum Beispiel sein:

Persönliche Rituale und Traditionen

Erlauben Sie dem Kind, persönliche Rituale oder Traditionen zu praktizieren, die ihm dabei helfen Abschied zu nehmen und Trauer zu verarbeiten. Dies könnte das Halten der Hand des Angehörigen, das Aufsagen eines Gebets oder das Singen eines Liedes beinhalten (7).

Kunst und Kreativität

Bieten Sie dem Kind Möglichkeiten für kreative Ausdrucksformen, um seine Gefühle auszudrücken und Abschied zu nehmen. Dies könnte das Malen eines Bildes, das Schreiben eines Briefes oder das Gestalten eines Erinnerungsstücks sein (1, 10, 11).

Fotografien und Erinnerungsstücke

Erlauben Sie dem Kind Fotografien anzusehen oder Erinnerungsstücke des verstorbenen Angehörigen zu behalten. Diese können dem Kind Trost spenden und ihm helfen positive Erinnerungen zu bewahren (1, 6)

Gemeinsame Zeit und Erinnerungen teilen

Verbringen Sie gemeinsame Zeit mit dem Kind und ermutigen Sie es sich an positive Erinnerungen und Erlebnisse mit dem verstorbenen

Angehörigen zu erinnern. Teilen Sie Geschichten, schauen Sie Fotoalben an oder erzählen Sie von gemeinsamen Abenteuern (6).

Unterstützung durch Fachkräfte

Bieten Sie dem Kind die Möglichkeit mit geschulten Fachkräften, wie zum Beispiel einem Psychologen oder Therapeuten zu sprechen, um seine Gefühle zu verarbeiten und Unterstützung bei der Trauerbewältigung zu erhalten (11). In Österreich unterstützt hier der Verein Rainbows: www.rainbows.at

Teilnahme an Gedenkveranstaltungen

Ermutigen Sie das Kind an Gedenkveranstaltungen oder Beerdigungen teilzunehmen, um Abschied zu nehmen und Unterstützung von anderen Familienmitgliedern und Freunden zu erhalten.

Offene Gespräche und Fragen beantworten

Auch wenn es oft nicht leicht ist, seien Sie offen für Gespräche über den Tod und beantworten Sie die Fragen des Kindes ehrlich und einfühlsam. Bieten Sie dem Kind einen sicheren Raum, um seine Gefühle auszudrücken und seine Fragen zu stellen (1, 10, 11).

Indem Sie diese Verabschiedungsmöglichkeiten für Kinder bei hirntoten Patienten berücksichtigen und einfühlsam auf die Bedürfnisse des Kindes eingehen können Sie ihm helfen den Abschiedsprozess zu bewältigen und mit seiner Trauer umzugehen.

Es hat sich in der Praxis bewährt, dass sich Angehörige nochmals nach der Organentnahme verabschieden um den Tod - im wahrsten Sinne des Wortes - begreifbarer zu machen. Dies kann in Verabschiedungsräumlichkeiten von Krankenhäusern sowie bei Bestattern erfolgen.

4.7.4 Belastungen für das Personal

Die Belastungen, welche im Rahmen eines Kinderbesuches auf der Intensivstation und bei Kindern als Angehörige von Organspendern entstehen, werden von Pflegenden unterschiedlich wahrgenommen. Studien diesbezüglich haben gezeigt, dass die Interaktion mit Kindern als Angehörige und deren Besuch vielmals einer subjektiven Einschätzung des Personals unterliegt und sich selten an Evidenz oder Guidelines orientiert. Die Angst von Pflegenden den Kindern durch einen Besuch auf der Intensivstation zu schaden, die Interaktion mit technischen Geräten sowie Sinneseindrücke, welche sich schädlich oder traumatisierend auf das Kind auswirken könnten werden an dieser Stelle als Belastungen identifiziert. Die Angst des „nicht- gerecht Werdens“ während des Aufenthaltes des Kindes bei der erkrankten Person aufgrund von hohem Workload und mangelnder Zeit ist ebenfalls ein Faktor der negativ bewertet wird. Pflegende fordern in ihren Rollen als Gatekeeper der Intensivstation vor allem für die Nachbetreuung des Kindes die Vorhaltung geeigneter Strukturen. Diese zur Verfügung zu haben, so hat sich gezeigt, kann zu einer Reduktion von subjektiver Belastung führen. Dafür benötigt es Fachpersonal wie Familientherapeuten oder psychisch geschultes Personal, welches in diesen Situationen ad hoc zur Verfügung stehen sollte. Zusammengefasst zeigen sich in Studien vier Bereiche und Rollen in welchen Ressourcen zur Belastungsminderung generiert werden können (10, 11, 12):

- **Die Rolle des Personals**
  Das Personal sollte genug Ressourcen zur Verfügung gestellt bekommen, um sich solch einer fordernden Aufgabe zu widmen und es bedarf Motivation durch die Stakeholder der Institutionen (1, 10, 11).

- **Die Rolle der Bezugspersonen**
  Bezugspersonen sollten in den Prozess miteinbezogen werden, da Kinder die emotionale Situation ihrer Bezugspersonen spiegeln (1, 10, 11).

- **Die Individuelle Betreuung des Kindes durch Fachpersonal**
  Fachpersonal sollte ausreichend zur Verfügung stehen (1, 10, 11).

- **Follow Up und entsprechende Nachsorge**
  Eine Nachsorge sollte gewährleistet sein, um die ideale Betreuung des Kindes zu ermöglichen und im gleichen Zug die mentale Belastung von Pflegenden zu mindern (10, 11)

4.7.5 Zusammenfassung

Kinder als Angehörige bei Organspenden benötigen eine umfassende Unterstützung, die ihre emotionalen, kognitiven und sozialen Bedürfnisse berücksichtigt. Sowohl für Laien als auch für medizinisches Personal ist es wichtig, sich der Belastungen bewusst zu sein denen Kinder in dieser Situation ausgesetzt sind und angemessene Unterstützung und Begleitung anbieten. Durch einfühlsame Kommunikation, altersgerechte Informationen und die Schaffung von Verabschiedungsmöglichkeiten können wir sicherstellen, dass Kinder in diesen schwierigen Zeiten unterstützt werden und die Möglichkeit haben ihre Trauer zu verarbeiten und Hoffnung für die Zukunft zu finden.

Literatur

1 Brauchle, M., Deffner, T., Brinkmann, A., Dehner, S., Dubb, R., Finkeldei, S., Gatzweiler, B., Hermes, C., Heyd, C., Hoffmann, M., Jeitziner, M. M., Kaltwasser, A., Kern, T., Knochel, K., Krüger, L., Melching, H., Michels, G., Müller-Wolff, T., Pelz, S., Rudolph, J., Nydahl, P. (2023). Besuche von minderjährigen Angehörigen in der Intensiv- und Notfallmedizin: Kinder als Besucher willkommen! Medizinische Klinik - Intensivmedizin und Notfallmedizin, 118(5), 351–357. https://doi.org/10.1007/s00063-023-01004-z

2 Swisstransplant. (2024). Leitfaden: Mit Kindern über den Tod und die Organspende sprechen. Swisstransplant. https://www.swisstransplant.org/de/infocenter/fuer-betroffene/kinder/leitfaden-mit-kindern-ueber-den-tod-und-die-organspende-sprechen

3 Harris, P. L. (2018). Children‘s understanding of death: From biology to religion. Philosophical Transactions of the Royal Society of London. Series B, Biological Sciences, 373(1754), 20170266. https://doi.org/10.1098/rstb.2017.0266

4 Longbottom, S., & Slaughter, V. (2018). Sources of children's knowledge about death and dying. Philosophical Transactions of the Royal Society B: Biological Sciences, 373(1754), 20170267. https://doi.org/10.1098/rstb.2017.0267

5 McPoland, P., Grossoehme, D. H., Sheehan, D. C., Stephenson, P., Downing, J., Deshommes, T., Gassant, P. Y. H., & Friebert, S. (2024). Children‘s understanding of dying and death: A multinational grounded theory study. Palliative & Supportive Care, 22(2), 213–220. https://doi.org/10.1017/S1478951523000287

6 Ferreira, C. R. G., et al. (2021). Pediatric visitation to intensive care units: A systematic review. Pediatric Critical Care Medicine, 22(5), e285–e292. https://doi.org/10.1097/pcc.0000000000002678

7 Meyer, E. C., & Burns, J. P. (2012). Pediatric intensive care unit family conferences: One mode of communication for discussing end-of-life care decisions. Pediatric Critical Care Medicine, 13(6), e336–e343. https://doi.org/10.1097/pcc.0b013e31824e1b0d

8 Smith, K., Gilhooly, K., & Sengupta, S. (2019). Family presence during resuscitation: A review of the literature on pros and cons. Journal of Clinical Nursing, 28(11–12), 1915–1927. https://doi.org/10.1111/jocn.14752

9 American Academy of Pediatrics. (2015). Guidelines for family-centered care in the neonatal, pediatric, and adult ICU. Pediatrics, 135(5), 1122–1130. https://doi.org/10.1542/peds.2014-3901

10 Desai, P. P., Flick, S. L., Knutsson, S., & Brimhall, A. S. (2020). Practices and perceptions of nurses regarding child visitation in adult intensive care units. American Journal of Critical Care, 29(3), 195–203. https://doi.org/10.4037/ajcc2020370

11 Knutsson, S., Enskär, K., & Golsäter, M. (2017). Nurses' experiences of what constitutes the encounter with children visiting a sick parent at an adult ICU. Intensive and Critical Care Nursing, 39, 9–17. https://doi.org/10.1016/j.iccn.2016.09.003

12 Curley, M. A. Q., Meyer, E. C., & Scoppettuolo, L. A. (2016). The societal and family context of pediatric critical illness: Implications for prevention and early identification. Pediatric Critical Care Medicine, 17(8_suppl), S95–S103. https://doi.org/10.1097/pcc.0000000000000822

5

SPEZIELLE ASPEKTE DER TRANSPLANTATIONS MEDIZIN

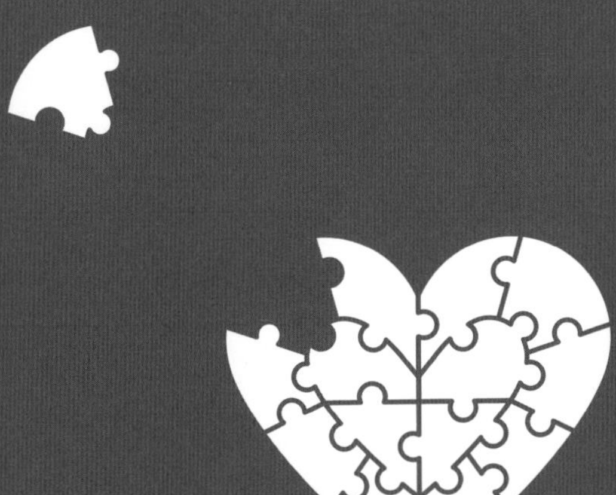

5.1

NIERENLEBENDSPENDE

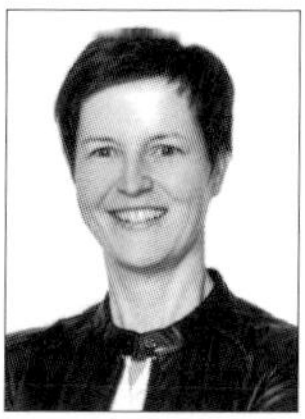

Katrin Kienzl-Wagner

Die Nierentransplantation im Rahmen einer Nierenlebendspende ist die optimale Therapie für Patienten mit terminaler Niereninsuffizienz. Sie ist in vielerlei Hinsicht die attraktivere Alternative zur Transplantation von einem Kadaverspender. Eine Nierenlebendspende ist allerdings nur dann möglich, wenn sich ein passender Spender zur Verfügung stellt. Das kann ein Familienmitglied sein, ein anderer Verwandter, ein Ehe- oder Lebenspartner, ein Freund oder enger Bekannter. Auch eine völlig unbekannte Person kann eine Niere spenden, dies bezeichnet man dann als altruistische Lebendspende.

In Österreich wurden im Jahr 2023 insgesamt 328 Nierentransplantationen durchgeführt, 23% davon mittels Nierenlebendspenden. (Abbildung 1)

Die Anzahl der umgesetzten Nierenlebendspenden variiert im Eurotransplant-Raum erheblich. Deutschland zum Beispiel weist

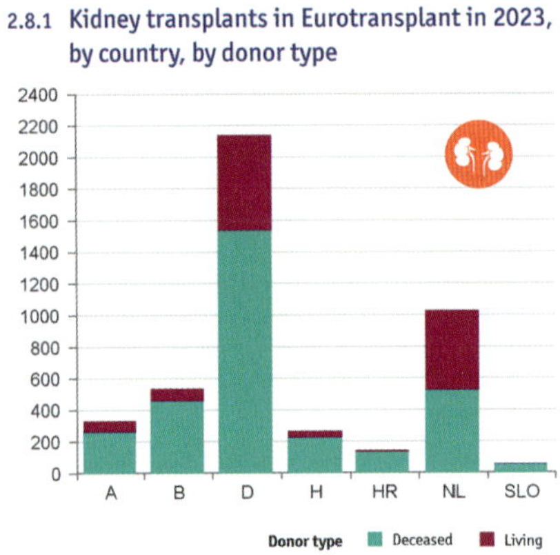

Abbildung 1: Nierentransplantationen in den Eurotransplant Mitgliedsstaaten im Jahr 2023 abhängig vom Spendertyp. (Figure 2.8.1 Kidney transplants in Eurotransplant in 2023, by country, by donor type. Eurotransplant Annual Report 2023, p22. Courtesy by Eurotransplant International Foundation, 2024)

mit 28% ein deutlich höheres Volumen an Nierenlebendspende-Transplantationen auf als Österreich. In den Niederlanden machen die Nierenlebendspenden sogar 49% der Organspenden für Nierentransplantationen aus. (1) Für diese eklatanten Unterschiede bezüglich des Lebendspendevolumens sind einerseits sicher die differierenden nationalen Gesetzgebungen zur Organspende und -transplantation verantwortlich (z.B. Zustimmungslösung versus Widerspruchslösung). Andererseits zeichnen sich vor allem die Niederlande durch extrem innovative gesundheitspolitische Strategien im Hinblick auf Öffentlichkeitsarbeit, Spenderaufklärung und Spenderakquise aus.

5.1.1 Vorteile einer Nierenlebendspende

Die Nierentransplantation im Zuge einer Nierenlebendspende weist im Vergleich zur Kadaverspende zahlreiche Vorteile auf.

Der wichtigste Vorteil besteht darin, dass auf lange Sicht das Transplantatüberleben nach einer Nierenlebendspende-Transplantation deutlich besser ist als nach einer Kadaverspende-Nierentransplantation. So funktioniert ein Nierentransplantat von einem Kadaverspender durchschnittlich knapp 10 Jahre, wohingegen ein Nierenlebendspende-Transplantat fast 14 Jahre funktionsfähig bleibt. Anders ausgedrückt, liegt die 10-Jahres-Transplantatüberlebensrate nach einer Nierenlebendspende-Transplantation bei 68%, wohingegen die 10-Jahres-Transplantatüberlebensrate nach Kadaver-Nierentransplantation nur 52% beträgt. Bezieht man die neuesten Entwicklungen in der immunsuppressiven Therapie sowie die Qualitätssteigerung in der Nachsorge nach der Nierentransplantation mit ein, so geht man davon aus, dass das mittlere Transplantatüberleben nach Kadaverspende künftig 11 Jahre erreichen wird und nach einer Nierenlebendspende sogar 19 Jahre.(2)

Die Gründe für dieses höhere Transplantatüberleben sind vielfältig. Vordergründig sind sicherlich die Organqualität des Lebendspendeorgans einerseits und die drastisch kürzere kalte Ischämiezeit andererseits. Die kalte Ischämiezeit bezeichnet jene Zeitspanne, in der das Spenderorgan nicht durchblutet ist und klassischerweise gekühlt wird, also von der Organentnahme bis zur Implantation. Während diese kalte Ischämiezeit bei einer Nierenlebendspende nur zwischen 30 Minuten und 4 Stunden beträgt, liegt sie bei einer Kadaverspende in der Regel über 12 Stunden bzw. erreicht sogar in einigen Fällen eine Dauer von bis zu 24 Stunden.

Ein Nierenlebendspende-Transplantat nimmt in der Regel seine Funktion unmittelbar postoperativ auf. Das bedeutet, dass die Harnproduktion normalerweise bereits während der Operation einsetzt und die Nierenfunktionsparameter im Blut (Kreatinin und Harnstoff) in den darauffolgenden Tagen sukzessive auf Normalwerte bzw. annähernd normale Werte sinken. Eine sogenannte Delayed

Graft Function (DGF), also eine verzögerte Transplantatfunktion, die überbrückende Dialysen bis zur vollständigen Funktionsaufnahme des Transplantates erfordert, tritt nach einer Lebendspende bei nur 3% der Patienten auf, wohingegen sie nach einer Kadaver-Nierentransplantation in 20% bis 30% der Fälle vorkommt.

Im Gegensatz zu einer Nierentransplantation bei Pateinten auf der Warteliste für eine Kadaverspende ist eine Nierenlebendspende-Transplantation planbar. Idealerweise wird die Nierenlebendspende bereits vor dem Dialysebeginn als sogenannte präemptive Nierentransplantation durchgeführt. Sinkt bei einem chronisch niereninsuffizienten Patienten die GFR (glomeruläre Filtrationsrate) unter 20 ml/min/1.73m^2 und ist eine Dialysepflicht innerhalb des nächsten Jahres wahrscheinlich, sollte die Abklärung für die Nierentransplantation begonnen und, sofern ein Nierenlebendspender verfügbar ist, auch dessen medizinische Eignung für eine potentielle Spende evaluiert werden. Eine präemptive Nierentransplantation erspart dem Organempfänger die Dialyse und alle damit verbundenen Risiken, Belastungen und Einschränkungen in der Lebensqualität. Ziel einer jeden Nierenlebendspende muss es daher sein, diese vor Dialysebeginn zu realisieren. Eine präemptive Nierentransplantation ist zwar auch von der Warteliste aus möglich, aufgrund der durchschnittlichen Wartezeit bei erwachsenen Empfängern jedoch ein Ausnahmefall.

Die Planbarkeit der Nierentransplantation hat aber nicht nur medizinische Vorteile für den Nierenempfänger. Bei einer Nierenlebendspende können bei der Festsetzung des Operationstermins die Terminwünsche von Spender und Empfänger berücksichtigt werden. Die Wartezeit und die damit einhergehende Ungewissheit, ob und wann ein Spenderorgan zur Verfügung sein wird, entfallen, ebenso die Angst und das Bangen um ein passendes Transplantat sowie das ständige Abrufbereit-Sein.

5.1.2 Wer kommt als Nierenlebendspender in Frage?

Die rechtlichen Voraussetzungen für eine Nierenlebendspende sind im Österreichischen Organtransplantationsgesetz (3) geregelt. Demzufolge ist eine Lebendspende unter den folgenden Voraussetzungen möglich:

- Der Spender muss das 18. Lebensjahr vollendet haben.
- Der Spender muss die medizinischen Voraussetzungen für eine Organspende erfüllen.
- Die Organspende muss freiwillig sein.
- Die Organspende muss unentgeltlich erfolgen, d.h. der Spender darf durch die Organspende keinen finanziellen Gewinn oder einen vergleichbaren Vorteil erhalten.

5.1.3 Medizinische Voraussetzungen für eine Nierenlebendspende

Die Beurteilung und Auswahl eines potentiellen Nierenlebendspenders erfolgen entsprechend dem Stand der Wissenschaft. (4) Ein Lebendspender muss gesund - insbesondere nierengesund - sein, um die medizinischen Voraussetzungen für eine Nierenlebendspende zu erfüllen. Dies soll sicherstellen, dass die Qualität des Spenderorgans ausreichend ist und somit die Erfolgschancen der Nierenlebendspende-Transplantation entsprechend hoch sind. Viel wichtiger jedoch ist die genaue Abklärung des potentiellen Nierenlebendspenders im Hinblick auf das medizinische Risiko, das dem Spender durch die Entnahme einer Niere entsteht. Dabei steht der Grundsatz „primum non nocere“ im Zentrum jeglicher Entscheidungsfindung und jeglichen ärztlichen Handelns. Das heißt, dass das vorrangige Ziel bei der Nierenlebendspende jenes ist, dem Nierenlebendspender nicht zu schaden.

Um die Eignung für eine Nierenlebendspende zu prüfen, sind im Vorfeld also mehrere Untersuchungen notwendig, die einerseits den Gesundheitszustand des potentiellen Nierenlebendspenders sicherstellen und andererseits für die Operationsplanung notwendig sind.

Vom Umfang her entsprechen diese Untersuchungen einer detaillierten Gesundenuntersuchung:

- HLA-Typisierung und direkte Kreuzprobe zwischen Spender und Empfänger: Mithilfe einer Blutprobe des Spenders und Empfängers wird die Gewebsverträglichkeit zwischen Spender und Empfänger überprüft. Ist die Kreuzprobe positiv, so hat der Empfänger Antikörper gegen den Spender, was im Falle einer Transplantation zu einer sofortigen Abstoßung des Spenderorgans führt. Bei einer positiven Kreuzprobe verbietet sich demzufolge eine Nierentransplantation. Voraussetzung für eine erfolgreiche Nierentransplantation ist somit eine negative Kreuzprobe.

- Detaillierte Serum- und Harnanalyse

- Klinische Untersuchung

- Lungenröntgen und Spirometrie (Lungenfunktionsprüfung)

- EKG, Ergometrie und Echokardiographie (Herzultraschall)

- 24h-Blutdruck-Messung

- Abdomensonographie (Ultraschalluntersuchung des Bauchs)
- Carotis-Sonographie (Ultraschall der Halsschlagader)
- ABI-Messung (Ankle-Brachial-Index bzw. Knöchel-Arm-Index): ein Untersuchungsverfahren zur Erkennung von Durchblutungsstörungen in den Gliedmaßen (pAVK)
- Hämoccult-Test (Testverfahren zum Nachweis von Blutbeimengungen am Stuhl) bzw. Koloskopie (Darmspiegelung)
- Gynäkologische Vorsorgeuntersuchung bei der Frau inkl. Mammographie (Basisuntersuchung im 35. Lebensjahr sowie 1x jährlich ab dem 40. Lebensjahr)
- Urologische Vorsorgeuntersuchung beim Mann (ab dem 45. Lebensjahr)
- Isotopen Clearance: Untersuchungsverfahren zur Bestimmung der glomerulären Filtrationsrate
- Seitengetrennte Isotopenclearance: nuklearmedizinisches Untersuchungsverfahren, das einen etwaigen Funktionsunterschied zwischen rechter und linker Niere misst.
- Computertomographie des Abdomens
- Psychologisches Gespräch

Sämtliche Untersuchungen zur Spenderabklärung können ambulant durchgeführt werden. Die Kosten werden von der Krankenkasse übernommen.

5.1.4 Rechts oder links?

Für eine Nierenlebendspende-Transplantation eignet sich sowohl eine rechte als auch eine linke Spenderniere. Die Entscheidung, welche der beiden Nieren für die Lebendspende entnommen wird, hängt von zwei Faktoren ab.

Üblicherweise sind bei einem gesunden Menschen beide Nieren gleich leistungsstark, sie arbeiten beide in vergleichbarem Ausmaß. Anhand der seitengetrennten Isotopenclearance wird vor der Nierenspende gemessen, wie viel Prozent der Filtrationsleistung von der rechten und wie viel Prozent von der linken Niere erbracht wird. Ein Normalbefund wäre eine seitengetrennte Nierenfunktion von links 50% und rechts 50%, wobei geringfügige Abweichungen von nur wenigen Prozentpunkten klinisch nicht relevant sind. Besteht jedoch eine deutliche Seitendiskrepanz, zum Beispiel ein Verhältnis von 40% zu 60%, wird entsprechend dem Grundsatz „primum non nocere" die funktionsschwächere Niere für die Nierenspende herangezogen.

Der zweite Faktor, der die Seitenwahl beeinflusst, ist die Gefäßversorgung der Nieren. Beim Großteil der Bevölkerung wird jede Niere von einer Nierenarterie und einer Nierenvene versorgt. 20% bis 25% der Bevölkerung weisen jedoch Varianten in der Gefäßversorgung der Nieren auf. Eine Niere kann zusätzliche, sogenannte akzessorische Nierenarterien aufweisen, gleiches gilt für die Nierenvenen.

Aus chirurgischer Sicht werden bevorzugt Nieren mit einfacher Gefäßversorgung entnommen, da hier die Entnahme und Transplantation sowohl für den Spender als auch den Empfänger mit einem geringeren Komplikationsrisiko einhergeht. Akzessorische Nierenarterien und -venen sind jedoch kein Ausschlussgrund für eine Nierentransplantation. Im Fall von mehreren Nierenarterien

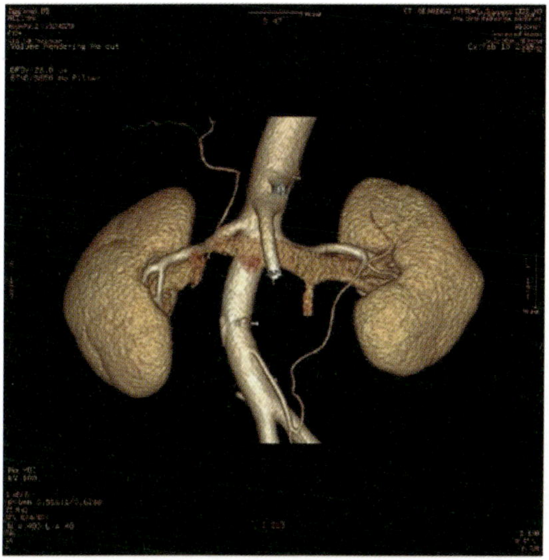

Abbildung 2A: Normale Gefäßversorgung beider Nieren mit je einer Nierenarterie und einer Nierenvene. 3D-Rekonstruktion.

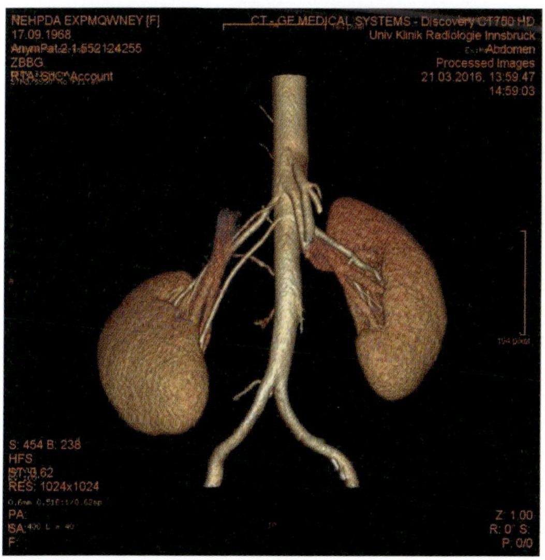

Abbildung 2B: Normvariante der Gefäßversorgung der Nieren mit drei Nierenarterien rechts und einer Nierenarterie links. 3D-Rekonstruktion.

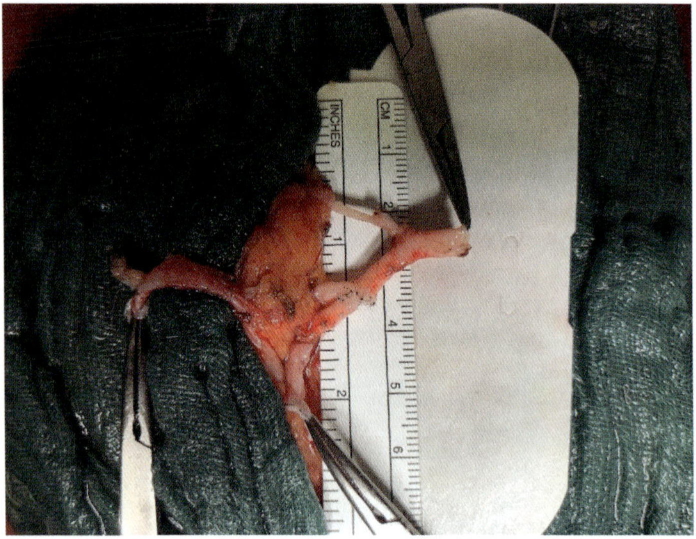

Abbildung 3: Gefäßrekonstruktion am Back-Table. Nach Entnahme der Spenderniere werden akzessorische Nierenarterien mittels mikrochirurgischer Naht zu einem Gefäß vereinigt. (Bild: Autorin)

bzw. -venen werden diese im Zuge der Back-Table-Präparation (Vorbereitung des Organs für die Implantation im Operationssaal) üblicherweise rekonstruiert, d.h. durch eine mikrochirurgische Gefäßnaht zu einem Gefäß vereinigt.

Ist die Funktion beider Nieren gleich und liegt eine normale Gefäßversorgung der Nieren vor, wird bevorzugt die linke Niere zur Lebendspende entnommen. Der Grund für diese Präferenz liegt darin, dass der Gefäßstiel der linken Niere – insbesondere die linke Nierenvene – anatomisch bedingt deutlich länger ist als der Gefäßstiel der rechten Niere. Ein längerer Gefäßstiel wiederum stellt einen technischen Vorteil bei der Implantation der Spenderniere dar.

5.1.5 Ablauf einer Nierenlebendspende – Die Operationen

Bei einer Nierenlebendspende wird in der zeitlichen Abfolge naturgemäß die Spenderoperation als erster Eingriff durchgeführt. Die Nierentransplantation kann dann entweder unmittelbar nach der Spenderoperation im selben Operationssaal erfolgen oder auch parallel - zeitlich leicht versetzt - im Nachbar-OP. Die zeitliche Planung hängt im Einzelfall von den OP-Ressourcen und Personalressourcen des jeweiligen Transplantationszentrums am Operationstag ab. Entscheidend ist, dass die kalte Ischämiezeit (die Zeit zwischen der Entnahme der Spenderniere und der Transplantation mit Wiedereinsetzen der Organdurchblutung) kurzgehalten wird, was sowohl bei der sequentiellen als auch der simultanen Transplantation gewährleistet ist.

Die Spenderoperation – Entnahme einer Niere zur Lebendspende

Die Entnahme einer Niere zur Lebendspende wird nach derzeitigem Standard minimal-invasiv durchgeführt. Eine offene Operation mit einem Flankenschnitt bzw. über eine mediane Laparotomie (Längsschnitt vom Schwertfortsatz des Brustbeins bis zum Schambein) ist nicht mehr zeitgemäß und nur mehr in Ausnahmefällen notwendig, wenn zum Beispiel bedingt durch mehrere Voroperationen im Bauchraum ausgedehnte Verwachsungen bestehen. Die Vorteile einer minimal-invasiven Operation sind weniger Schmerzen nach der Operation bedingt durch kleinere Hautschnitte, kleinere Narben, eine niedrigere Rate an Wundinfektionen und Narbenhernien, eine raschere Mobilisation des Patienten mit einer insgesamt rascheren Erholung von der Operation und infolgedessen eine kürzere Krankenhausaufenthaltsdauer.

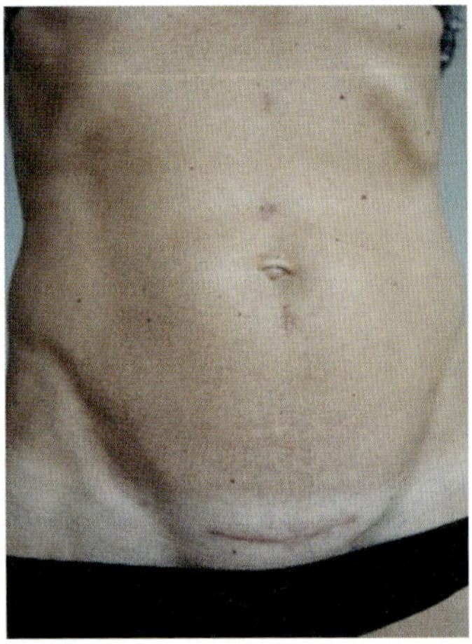

Abbildung 4A: Narbe nach einer minimal-invasiven Nierenentnahme bei der Spenderin (hand-assistierte laparoskopische Nephroureterektomie rechts)

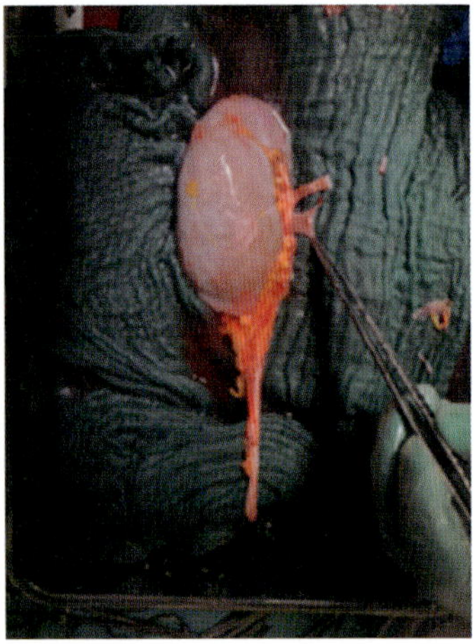

Abbildung 4B: Eine Spenderniere

Folgende Operationstechniken zur minimal-invasiven Nierenentnahme sind etabliert:

- Die laparoskopische Nephroureterektomie
- Die retroperitoneoskopische Nephroureterektomie
- Die hand-assistierte laparoskopische Nephroureterektomie
- Die hand-assistierte retroperitoneoskopische Nephroureterektomie
- Die Roboter-assistierte Nephroureterektomie

Die Operation wird in Allgemeinnarkose durchgeführt und dauert durchschnittlich zwei bis drei Stunden. Die einzelnen Operationsschritte sind bei den genannten Operationsverfahren im Wesentlichen gleich: Die Niere wird aus dem sie umgebenden Fettgewebe herausgeschält. Der Harnleiter, der den Harn aus dem Nierenbecken in die Harnblase transportiert, wird identifiziert und in ausreichender Länge freigelegt. Dabei ist darauf zu achten, dass die Durchblutung des Harnleiters erhalten bleibt. Der kritischste Schritt ist die Präparation der Nierengefäße. Diese müssen im Hinblick auf die Nierentransplantation möglichst lang sein, was bedeutet, dass die Nierenarterie unmittelbar am Abgang aus der Aorta abgesetzt wird und die Nierenvene unmittelbar an ihrer Einmündung in die große Hohlvene des Körpers (Vena cava inferior). Nachdem die Blutzufuhr zur Spenderniere unterbrochen ist, wird das Organ so rasch als möglich über einen Bergeschnitt geborgen und dann an einem eigenen sterilen Tisch (Back-Table) mit einer speziellen Lösung gespült. Diese Perfusionslösung wäscht das Blut aus dem Organ heraus, kühlt und konserviert die Niere. Während beim Spender die Wunden vernäht werden, wird die Spenderniere am Back Table zeitgleich für die Nierentransplantation vorbereitet. Bis zur Transplantation wird das Organ dann in einer Eis-Wasser-Lösung gelagert.

Die Nierentransplantation

Eine Nierenlebendspende-Transplantation unterscheidet sich weder technisch noch im Hinblick auf die Immunsuppression von einer Nierentransplantation durch eine Kadaverspende (siehe Kapitel 3.2). Eine Nierentransplantation wird in Allgemeinanästhesie durchgeführt und dauert durchschnittlich 1,5 bis 2 Stunden. Die funktionslosen Eigennieren werden dabei üblicherweise belassen, das Nierentransplantat wird in der Leistenregion implantiert. Dabei werden die Arterie und Vene der Spenderniere an die Leistengefäße des Empfängers angeschlossen. Der Harnleiter der Spenderniere

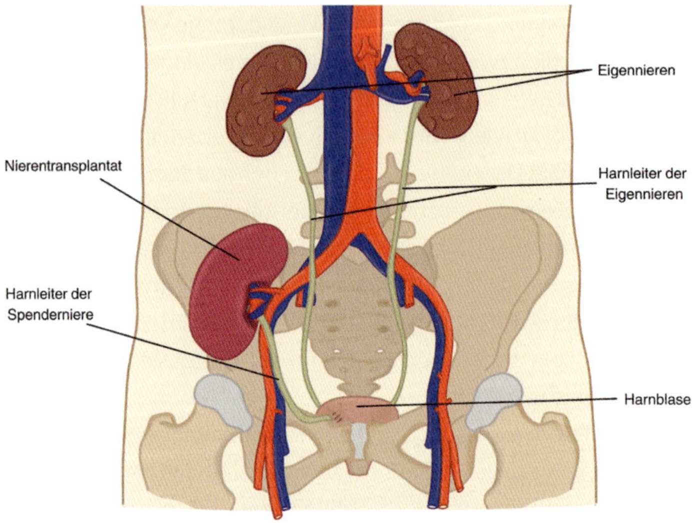

Abbildung 5A: Schematische Darstellung einer Nierentransplantation. Die Blutgefäße der Spenderniere (Nierenarterie und Nierenvene) werden in der Leiste an die Beckenarterie und -vene angeschlossen, der Harnleiter der Spenderniere wird in die Harnblase eingenäht. (Grafik: Herausgeber)

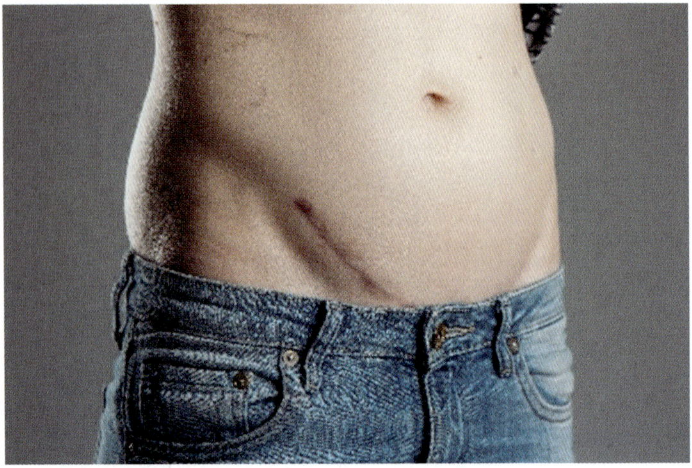

Abbildung 5B: Narbe nach erfolgreicher Nierentransplantation bei einer Empfängerin

wird in die Harnblase des Empfängers eingenäht, sodass der von der Niere produzierte Harn über die Harnblase auf natürlichem Weg abfließen kann.

5.1.6 Nierentransplantationen über Blutgruppen- und HLA-Grenzen hinweg

ABO-inkompatible Nierenlebendspende

Jahrzehntelang galt, dass eine Nierentransplantation über die ABO-Blutgruppen-Grenzen hinweg nicht erfolgreich sein kann. Präformierte, von Natur aus vorbestehende, Antikörper gegen die fremde Spender-Blutgruppe bilden eine immunologische Barriere für die Organtransplantation, weil diese Antikörper beim Kontakt mit dem fremden Spenderorgan eine schwere Abstoßungsreaktion einleiten, die als hyperakute Abstoßungsreaktion im schlimmsten Fall zum sofortigen Transplantatverlust führt.

Bei Nierentransplantationen von Wartelistenpatienten werden die Organe grundsätzlich innerhalb der gleichen Blutgruppe transplantiert, das heißt ein Empfänger der Blutgruppe A erhält auch ein Spenderorgan der Blutgruppe A. Voraussetzung für eine konventionelle Nierenlebendspende-Transplantation ist ebenfalls eine Blutgruppenkompatibilität. Dabei müssen die Blutgruppen von Spender und Empfänger nicht gleich sein, aber insofern verträglich, dass keine präformierten Antikörper gegen die Spenderblutgruppe vorliegen. Diese Konstellation liegt zum Beispiel vor, wenn der Empfänger die Blutgruppe A und der Spender die Blutgruppe 0 hat.

Mit dem Ziel, den Pool an Spenderorganen zu vergrößern und damit mehr Patienten eine Nierentransplantation zu ermöglichen, wurden Strategien entwickelt, mithilfe derer die Blutgruppen-Grenzen überwunden werden. Heute ist daher auch eine ABO-inkompatible

Nierentransplantation möglich, die in Bezug auf das Transplantatüberleben vergleichbare Ergebnisse aufweist wie die Blutgruppen-kompatible Transplantation. Für eine erfolgreiche ABO-inkompatible Nierentransplantation muss der Empfänger im Vorfeld desensibilisiert werden, das heißt beginnend 4 Wochen vor der geplanten Nierentransplantation wird mit der immunsuppressiven Therapie begonnen. Anders als bei der konventionellen Nierentransplantation beinhaltet diese Therapie eine Vorbehandlung mit speziellen Antikörper-Infusionen (Rituximab) sowie speziellen Blutwäschen (Immunadsorptionen), die die im Blut zirkulierenden, präformierten Antikörper gegen die Spender-Blutgruppe entfernen. (5)

KPD – Kidney Paired Donation

Eine weitere Strategie, um den Spenderpool zu erweitern, ist die Kidney Paired Donation bzw. der Kidney Exchange. Besteht bei einem Spender-Empfänger-Paar eine immunologische Barriere für eine Nierentransplantation, ist eine direkte Lebendspende also nicht möglich, so kann die Spenderniere mit einem oder mehreren anderen Spender-Empfänger-Paaren, bei denen gleichermaßen eine immunologische Barriere besteht, ausgetauscht werden. Derartige immunologische Barrieren sind eine HLA-Inkompatibilität (Gewebsunverträglichkeit zwischen Spender und Empfänger, die eine positive Kreuzprobenreaktion bedingt) oder eine Blutgruppen-Inkompatibilität (Blutgruppenunverträglichkeit).

Die einfachste Form des Austausches ist dabei der Organaustausch zwischen zwei Paaren als „cross-over Transplantation". Natürlich ist ein Austausch auch zwischen drei und mehr Paaren möglich. Ein einzelner altruistischer Lebendspender kann bei einer „Domino Paired Donation" eine ganze Kette von Nierentransplantationen anstoßen, wobei das letzte Spenderorgan in der Kette dann an einen Empfänger auf der Warteliste geht. Bei längeren Ketten ist es

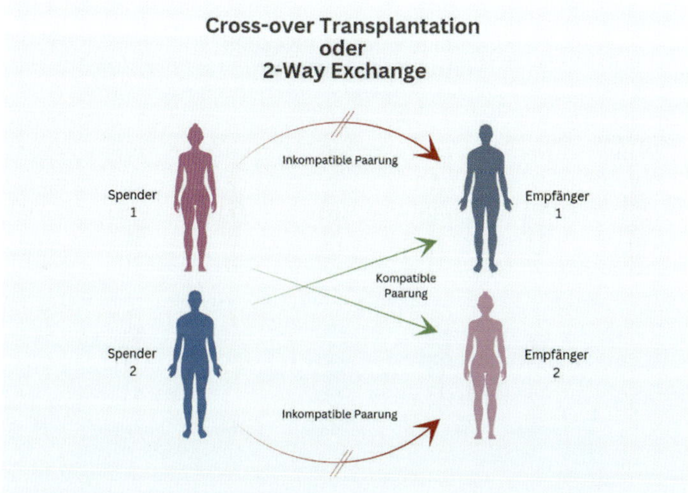

Abbildung 6A: Cross-over Transplantation oder 2-Way Exchange. Einfachste Form eines Kidney Exchange zwischen 2 inkompatiblen Nierenlebendspende-Paaren.

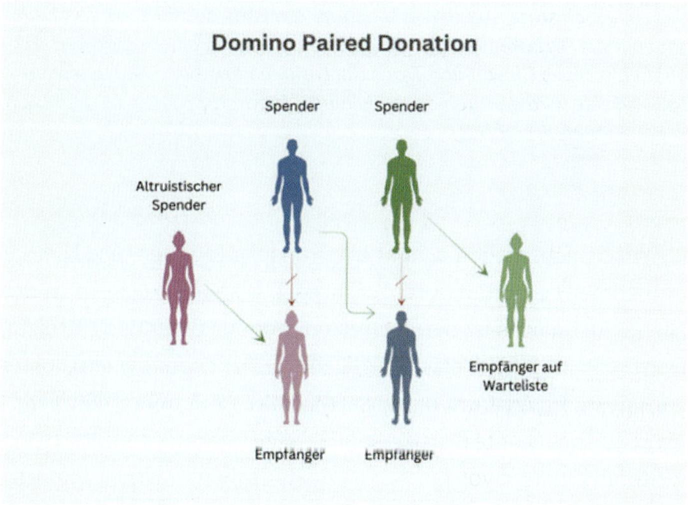

Abbildung 6B: Domino Paired Donation. Ein altruistischer Lebendspende löst eine Kette von Nierenlebendspende-Transplantationen aus. Das letzte Spenderorgan in der Kette geht an einen Empfänger auf der Warteliste.

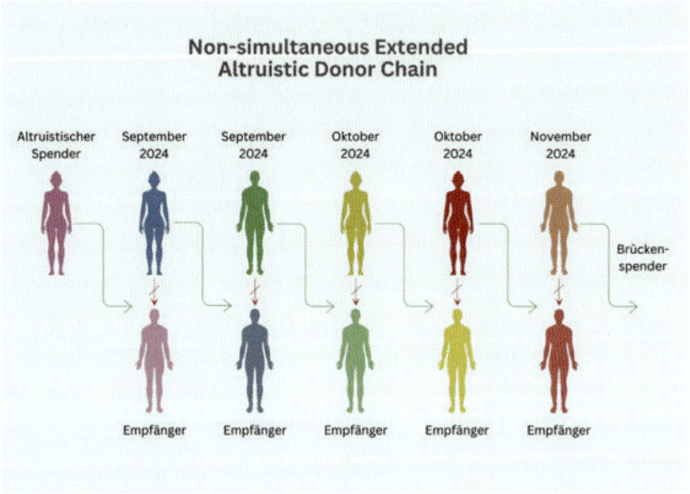

Abbildung 6C: Non-simultaneous Extended Altruistic Donor Chain. Ähnlich wie bei der Domino Paired Donation löst ein altruistischer Nierenlebendspender eine Kette von Nierenlebendspende-Transplantationen aus. Die Transplantationen bzw. Nierenentnahmen finden jedoch nicht alle zeitgleich statt, sondern in Clustern. Am Ende des Clusters steht ein sogenannter Brückenspender (bridge donor), der zu einem späteren Zeitpunkt ein neues Cluster von Transplantationen anstößt. Die Transplantationskette wird dadurch deutlich länger, theoretisch kann sie unendlich lange fortgeführt werden.

logistisch nicht mehr machbar, alle Transplantationen (und Nierenentnahmen) simultan durchzuführen. Die komplexeste Form des Nierenaustauschs ist die „Non-simultaneous Extended Altruistic Donor Chain", bei der ein altruistischer Lebendspender ein Cluster von gepaarten Austauschen anstößt, die zeitgleich ausgeführt werden, und sogenannte Brückenspender die unterbrochene Kette mit weiteren Clustern von gepaarten Austauschen zu einem späteren Zeitpunkt fortführen. Derartige Cross-over Transplantationen und Transplantationsketten involvieren in der Regel mehrere Transplantationszentren. (6) (Abbildung 6 – KPD)

5.1.7 Zusammenfassung

Nierentransplantationen im Zuge einer Nierenlebendspende haben im Vergleich zur Kadaverspende zahlreiche Vorteile, von denen die wichtigsten das deutlich längere Transplantatüberleben und die Planbarkeit des Eingriffes sind. Bei Blutgruppeninkompatibilitäten zwischen Spender und Empfänger kann die Lebendspende nach entsprechender Desensibilisierung des Empfängers als ABO-inkompatible Nierentransplantation erfolgen. Ist aus immunologischen Gründen eine direkte Lebendspende nicht möglich, stellt das Kidney Paired Donation Programm eine attraktive Alternative dar.

Literatur

1 Eurotransplant International Foundation. ET Annual Report 2023 [Internet]. [zitiert 17. Juni 2024]. Verfügbar unter: https://www.eurotransplant.org/wp-content/uploads/2024/06/ETP_AR2023_LowRes.pdf

2 Poggio ED, Augustine JJ, Arrigain S, Brennan DC, Schold JD. Long-term kidney transplant graft survival—Making progress when most needed. Am J Transplant. August 2021;21(8):2824-32.

3 Bundesgesetz über die Transplantation von menschlichen Organen (Organtransplantationsgesetz - OTPG) BGBl. I Nr. 108/2012.

4 Lentine KL, Kasiske BL, Levey AS, Adams PL, Alberú J, Bakr MA, u. a. KDIGO Clinical Practice Guideline on the Evaluation and Care of Living Kidney Donors. Transplantation. August 2017;101(8S):S7-105.

5 Böhmig GA, Farkas AM, Eskandary F, Wekerle T. Strategies to overcome the ABO barrier in kidney transplantation. Nat Rev Nephrol. Dezember 2015;11(12):732-47.

6 Ferrari P, Weimar W, Johnson RJ, Lim WH, Tinckam KJ. Kidney paired donation: principles, protocols and programs. Nephrol Dial Transplant. August 2015;30(8):1276-85.

5.2

EX-SITU-PERFUSION / ORGAN REPAIR

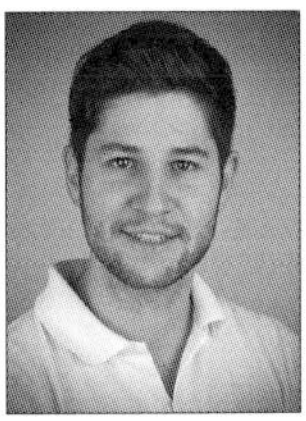
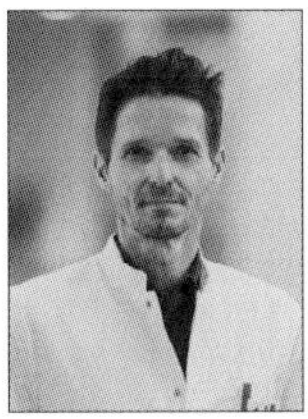

Felix Julius Krendl, Stefan Schneeberger

5.2.1 Hintergrund

Die Lebertransplantation hat sich seit ihrer ersten erfolgreichen Durchführung durch Tom Starzl im Jahr 1967 in Denver von einem experimentellen Verfahren zu einer etablierten klinischen Behandlung entwickelt (1, 2). Heutzutage ist die Lebertransplantation eine etablierte, kurative Behandlungsoption für Patienten mit fortgeschrittener Lebererkrankung und ausgewählte Patienten mit primären und sekundären Lebertumoren. Leider gibt es nicht genug Spenderorgane, um alle Patienten, die von einer Lebertransplantation profitieren würden, mit einem passenden Organ zu versorgen (2). In den USA erhalten nur etwa die Hälfte, der auf der Warteliste stehenden Patienten im ersten Jahr ein passendes Spenderorgan. Nach drei Jahren haben dort nur etwas mehr als die Hälfte der Patienten eine Transplantation erhalten, während einige Patienten während der Wartezeit verstorben sind oder von der Liste genommen werden mussten, weil sich ihr Zustand so verschlechtert hat,

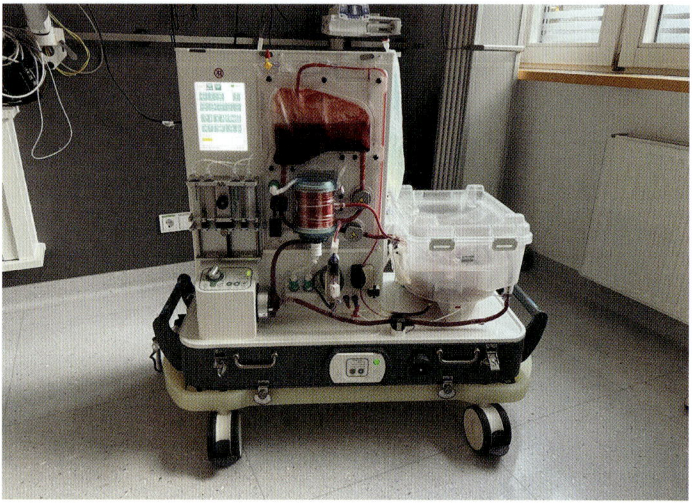

Abbildung 1: Eine ex-situ-Perfusionsmaschine für Lebern

dass eine Transplantation für sie nicht mehr in Frage kommt (3). Um das Ungleichgewicht zwischen der hohen Anzahl von Patienten, die auf eine Lebertransplantation warten und der begrenzten Anzahl von verfügbaren Spenderorganen auszugleichen, wurden verschiedene Maßnahmen ergriffen. Dazu gehört zum Beispiel die Entwicklung von Programmen für Lebendspenden, aber auch die Erweiterung des Spenderpools durch den Einsatz neuer Technologien, wie beispielsweise der sogenannten Maschinenperfusion.

Mit Hilfe dieser Technologien können Organe, die für eine Transplantation vorgesehen sind, rekonditioniert und über einen längeren Zeitraum konserviert werden. Außerdem ist eine Funktionsbeurteilung des Organs bereits vor der Transplantation möglich (2). Wichtige Konzepte in diesem Zusammenhang sind der sogenannte Ischämie-Reperfusionsschaden sowie die Organpräservation und Begriffe wie kalte Ischämiezeit, die im Folgenden näher beleuchtet werden.

5.2.2 Ischämie-Reperfusionsschaden (IRI)

Der Ischämie-Reperfusionsschaden (ischemia-reperfusion injury, IRI) ist ein zentraler Aspekt der soliden Organtransplantation, der die Qualität und das Ergebnis einer Lebertransplantation maßgeblich beeinflusst. Dieser Schaden tritt auf, wenn das transplantierte Organ während des Prozesses der Entnahme, Lagerung und Transplantation einer vorübergehenden Unterbrechung der Blutversorgung ausgesetzt ist. Diese Unterbrechung (Ischämie) führt zu einer Sauerstoffdeprivation, gefolgt von der Wiederherstellung der Blutversorgung (Reperfusion), was zu einer Reihe schädlicher Reaktionen auf zellulärer Ebene führt (4, 5). Während der Ischämieperiode werden verschiedene physiologische Prozesse im Organ gestört. Der Mangel an Sauerstoff und Nährstoffen führt zur Beeinträchtigung des zellulären Stoffwechsels und zur Akkumulation von Stoffwechselprodukten, die toxisch für die Zellen sind. Eine zentrale Stellung kommt hierbei den sogenannten "Kraftwerken der Zellen", den Mitochondrien zu. Die Reperfusion, also die Wiederherstellung der Blutversorgung, führt zu einer Reihe von weiteren schädlichen Effekten. Der plötzliche Zufluss von Sauerstoff in das zuvor ischämische Gewebe kann oxidative Stressreaktionen auslösen, die zu einer Schädigung der Zellmembranen, DNA-Schäden und einer sterilen Entzündungsreaktion führen (4, 6). Die Auswirkungen des Ischämie-Reperfusionsschadens sind vielfältig und können die Funktion des transplantierten Organs erheblich beeinträchtigen. Sie reichen von einer verzögerten Erholung der Leberfunktion nach der Transplantation bis hin zu einem erhöhten Risiko für Gallengangskomplikationen und Abstoßungsreaktionen (4). Die Minimierung des IRI ist daher ein zentrales Anliegen bei der Weiterentwicklung der Lebertransplantation. Neue Präventionsstrategien und Behandlungsansätze werden erforscht, um die Auswirkungen des IRI zu reduzieren und die kurz- und langfristigen Ergebnisse nach Transplantation zu verbessern.

5.2.3 Präservierungsmethoden – damals und heute

Die statische Lagerung eines Organs auf Eis in einer kalten Lösung (static cold storage, SCS) ist seit den 1960er Jahren die Standardmethode zur Konservierung von Organen (7). Dies ist zwar einfach und kostengünstig, allerdings ist die Präservationsdauer begrenzt, da das Organ mit zunehmender Dauer der kalten Ischämiezeit akkumuliert. Je länger die kalte Ischämiezeit (cold ischemia time, CIT) ist, umso größer ist der zu erwartende Ischämie-Reperfusionsschaden (8). In den frühen 1930er Jahren begannen Wissenschaftler, an Methoden zur Konservierung von Organen außerhalb des Körpers zu arbeiten (9, 10). Diese Arbeit führte schließlich zur Entwicklung von Maschinen zur Perfusionskonservierung von Organen. In den 1960er Jahren wurden die ersten Maschinen zur Konservierung von Nieren entwickelt (12). Dies war gefolgt von der ersten klinischen Maschinenperfusion im Rahmen der Lebertransplantation Ende der 1960er Jahre. Nachdem initial kein Benefit der Maschinenperfusion gegenüber der einfacheren und billigeren kalten Lagerung (SCS) gezeigt werden konnte, wurden die Maschinenperfusionstechniken in den 1980er Jahren durch die kalte Lagerungsmethode verdrängt (2). In den letzten Jahren hat die Entwicklung neuer Präservationslösungen und die Verbesserung der Maschinenperfusionstechniken zu einem erneuten Interesse an dieser Methode geführt. Heute stehen die hypotherme-oxygenierte Maschinenperfusion (HOPE) sowie die normotherme Maschinenperfusion (NMP) für die klinische Organpräservierung zur Verfügung.

Normotherme Maschinenperfusion

Die normotherme Maschinenperfusion (NMP) ist eine Methode, bei der die Spenderleber bei Körpertemperatur mit Blut oder einem blutbasierten Sauerstoffträger und Nährstoffen perfundiert wird (Abbildung 2). Mit Hilfe dieser Form der Organkonservierung kann

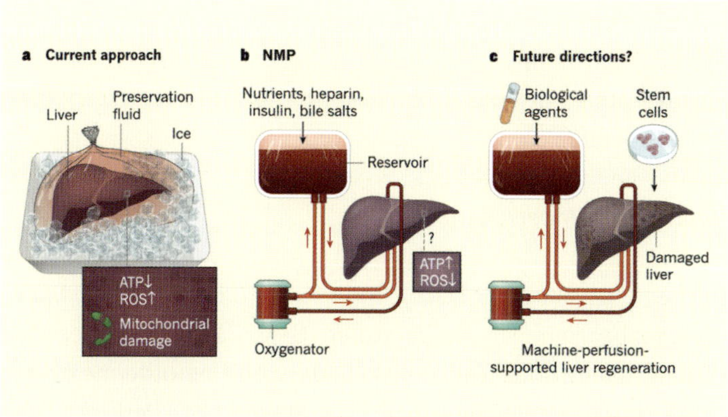

Abbildung 2: normotherme Maschinenperfusion (NMP), Schneeberger S. Nature. 2018.

die Spenderleber bis zu 24 Stunden und länger außerhalb des Körpers am Leben erhalten werden, ohne dass die Leber durch die verlängerte Präservationszeit zusätzlichen Schaden nimmt (13). Neben der deutlichen Verlängerung der gesamten Präservationszeit und den damit verbundenen logistischen Vorteilen liegt ein Hauptvorteil der NMP in der Möglichkeit, grenzwertige Organe vor der Transplantation auf ihre Funktionsfähigkeit zu testen, was zu einer höheren Akzeptanzrate und einem potenziell größeren Pool an transplantablen Organen führt. In Studien konnte gezeigt werden, dass die NMP zu einer vermehrten Verwendung von grenzwertigen Organen führt und somit Lebern, die ansonsten nicht für eine Transplantation herangezogen worden wären, erfolgreich transplantiert wurden (14). Eine Herausforderung bei der NMP bleibt allerdings die Definition von verlässlichen Kriterien, um die Funktion des Organs im Empfänger vorherzusagen. Prinzipiell kann bei der Funktionstestung zwischen Leberzellen (Hepatozyten) und Gallengangzellen (Cholangiozyten) unterschieden werden. Die Funktionsvorhersage für die Hepatozyten gelingt bereits jetzt sehr gut. Hingegen ist die Funktionsbeurteilung für die Cholangiozyten deutlich schwieriger und bedarf weiterer intensiver Forschung, um die Rate an Gallenganskomplikation nach der Transplantation weiter zu reduzieren.

Hypotherme Maschinenperfusion

Bei der hypothermen Maschinenperfusion (HMP) wird die Spenderleber bei niedrigen Temperaturen (8–12°C) mit einer speziellen Lösung, häufig unter Zugabe von Sauerstoff (hypotherme oxygenierte Maschinenperfusion, HOPE), perfundiert. Die Perfusion kann dabei sowohl nur über die Pfortader als auch über Leberarterie und Pfortader (duale HOPE, D-HOPE) erfolgen. Diese Methode hat sich als wirksam erwiesen, um die Mitochondrien in der Leber während der Lagerung zu schützen. Schon eine kurze Perfusion von 1–2 Stunden kann die Mitochondrien von einem energiearmen Zustand auf ein vollständig regeneriertes Energieniveau bringen und die Leber weitgehend vor dem Ischämie-Reperfusionsschaden (IRI) bewahren. Studien haben gezeigt, dass die Verwendung von HOPE das Risiko von Komplikationen nach der Transplantation reduziert. So war nach Anwendung der HOPE das Auftreten von Gallengangskomplikationen geringer, ebenso wie die Rate von akuten Abstoßungsreaktionen und des sogenannten Reperfusionssyndroms (15). Obwohl die HOPE viele Vorteile bietet, sind ihre Anwendungsmöglichkeiten begrenzt. Die Funktionstestung, um die Qualität der Leber vor der Transplantation zu überprüfen, ist bei niedrigen Temperaturen nur eingeschränkt möglich. Neue Ansätze wie die D-HOPE gefolgt von einer Phase der kontrollierten Erwärmung (COR) und anschließender normothermen Maschinenperfusion (DHOPE-COR-NMP) kombinieren die Vorteile verschiedener Perfusionsstrategien und könnten die Effektivität der neuen Technologien weiter verbessern.

DHOPE-COR-NMP

Die DHOPE-COR-NMP kombiniert die duale hypotherme-oxygenierte Perfusion mit einer Phase des kontrollierten Erwärmens und einer daran anschließenden Periode der normothermen Maschinenperfusion. Damit erfolgt zunächst eine Rekonditionierung der Mitochondrien, was zu einer Verringerung des IRI führt. Die daran anschließende NMP erlaubt einerseits die Präservationszeit deutlich zu verlängern und ermöglicht auch eine umfassende Funktionstestung unter physiologischen Bedingungen. Durch die initiale Rekonditionierung während der HOPE sollten mehr Organe, die ohne Maschinenperfusion nicht für eine Transplantation in Frage kommen würden, die Funktionstestung während der NMP erfolgreich bestehen. Damit sollen mehr grenzwertige Organe "fit" für eine Transplantation gemacht werden, ohne dabei mehr Risiko für den Empfänger in Kauf zu nehmen. In Studien hat die DHOPE-COR-NMP bisher vielversprechende Ergebnisse gezeigt. Erste klinische Studien aus Holland konnten zeigen, dass zunächst für eine Transplantation abgelehnte Lebern erfolgreich transplantiert werden können, nachdem sie dieser Methode unterzogen wurden. Das Transplantatüberleben lag dabei bei 100% nach 3 bzw. 6 Monaten, und das Auftreten von Gallengangskomplikationen war vergleichsweise niedrig (16). Damit scheint dieser Ansatz der beiden Technologien kombiniert, der bisher vielversprechendste zu sein.

5.2.4 Ex situ repair und zukünftige Entwicklungen

Der Einzug der Maschinenperfusion in die klinische Routine hat die Transplantationsmedizin revolutioniert. Die Maschinenperfusion hat allerdings nicht nur klinisch zu einem Umbruch geführt, sondern auch wissenschaftlich ein völlig neues Forschungsfeld eröffnet. Insbesondere die normotherme Maschinenperfusion bietet hier eine Plattform für die Modifikation, beziehungsweise Regeneration und

Behandlung von Organen vor der Transplantation (ex-situ repair) (Abbildung: 1). In Zukunft sollte es dadurch möglich werden, Organe, die bei der initialen Funktionsbeurteilung als nicht gut genug für eine Transplantation eingestuft werden, so zu behandeln, dass sie anschließend für eine Transplantation geeignet sind (17). Ein Beispiel für die ex-situ Behandlung ist das sogenannte defatting, also die Entfettung von stark verfetteten (steatotischen) Lebern mithilfe von speziellen Filtern, beziehungsweise durch die Zugabe von Medikamentenmischungen in den Perfusionskreislauf der normothermen Maschinenperfusion. Bereits nach wenigen Stunden kann so eine signifikante Reduktion des Fettgehalts in der Leber erzielt werden (17). Eine weitere Anwendung des ex-situ repairs, beziehungsweise der ex-situ Behandlung ist die Modifikation der Blutgruppe des Spenderorgans. Einem Forschungsteam aus Toronto ist es gelungen, die Blutgruppe einer Spenderlunge während der normothermen Maschinenperfusion von Blutgruppe A auf Blutgruppe 0 umzuwandeln und damit eine universelle Spenderlunge zu generieren (18). Mit Hilfe dieser Technik können Spenderorgane in Zukunft unabhängig von der Blutgruppe der Spender:Innen und Empfänger:Innen zugeteilt und transplantiert werden.

Abschließend bleibt zu sagen, dass die Optimierung von Spenderorganen außerhalb des Körpers (ex-situ repair) einen vielversprechenden Ansatz bietet, um die Rate an für die Transplantation abgelehnten Organe zu minimieren und letztendlich mehr Patienten Zugang zu einer lebensrettenden Lebertransplantation zu gewähren.

Literatur

1 Starzl TE, Groth CG, Brettschneider L et al. (1968) Orthotopic homotransplantation of the human liver. Ann Surg 168(3):392–415. https://doi.org/10.1097/00000658-196809000-00009

2 Krendl, F., Gasteiger, S., Oberhuber, R. et al. (2023) Weiterentwicklung der Lebertransplantation durch Maschinenperfusion. J. Gastroenterol. Hepatol. Erkr. 21, 138–146 https://doi.org/10.1007/s41971-023-00179-8

3 Kwong AJ, Kim WR, Lake JR et al. (2021) OPTN/SRTR 2019 annual data report: liver. Am J Transplant 21(Suppl2):208–315. https://doi.org/10.1111/ajt.16494

4 Schlegel A, Porte R, Dutkowski P (2022) Protective mechanisms and current clinical evidence of hypothermicoxygenatedmachineperfusion(HOPE) in preventing post-transplant cholangiopathy. J Hepatol 76(6):1330–1347. https://doi.org/10.1016/j.jhep.2022.01.024

5 Eltzschig HK, Eckle T (2011) Ischemia and reperfusion—frommechanismtotranslation.Nat Med 17(11):1391–1401. https://doi.org/10.1038/ nm.2507

6 de Groot H, Rauen U (2007) Ischemia-reperfusion injury: processes in pathogenetic networks: A review. Transplant Proc 39(2):481–484. https://doi.org/10.1016/j.transproceed.2006.12.012

7 Jing L, Yao L, Zhao M, Peng L, Liu M (2018) Organ preservation: from the past to the future. Acta Pharmacol Sin 39(5):845–857. https://doi.org/10. 1038/aps.2017.182

8 Resch T, Cardini B, Oberhuber R et al. (2020) Transplanting marginal organs in the era of modern machine perfusion and advanced organ monitoring. Front Immunol 11:631. https://doi.org/10.3389/fimmu.2020.00631

9 Dutkowski P, de Rougemont O, Clavien PA (2008) AlexisCarrel:genius,innovatorandideologist.Am J Transplant 8(10):1998–2003. https://doi.org/10. 1111/j.1600-6143.2008.02364.x

10 Carrel A, Lindbergh CA (1935) The culture of whole organs. Science 81(2112):621–623. https://doi.org/10.1126/science.81.2112.621

11 Fuller BJ, Lee CY (2007) Hypothermic perfusion preservation: the future of organ preservation revisited? Cryobiology 54(2):129–145. https://doi.org/10.1016/j.cryobiol.2007.01.003

12 Belzer FO, Ashby BS, Gulyassy PF, Powell M (1968) Successful seventeen-hour preservation and transplantation of human-cadaver kidney. N Engl J Med 278(11):608–610. https://doi.org/10.1056/nejm196803142781108

13 Cardini B, Oberhuber R, Fodor M et al. (2020) Clinical implementation of prolonged liver preservation and monitoring through normothermic machine perfusion in liver transplantation. Transplantation 104(9):1917–1928. https://doi.org/10.1097/tp.0000000000003296

14 Mergental H, Laing RW, Kirkham AJ et al. (2020) Transplantation of discarded livers following viability testing with normothermic machine perfusion. Nat Commun 11(1):2939. https://doi.org/10.1038/s41467-020-16251-3

15 van Rijn R, Schurink IJ, de Vries Y et al. (2021) Hypothermic machine perfusion in liver transplantation—A randomized trial. N Engl J Med 384(15):1391–1401. https://doi.org/10.1056/NEJMoa2031532

16 van Leeuwen OB, de Vries Y, Fujiyoshi M et al. (2019) Transplantation of high-risk donor livers after ex situ resuscitation and assessment using combined hypo- and normothermic machine perfusion: a prospective clinical trial. Ann Surg 270(5):906–914.
https://doi.org/10.1097/sla.0000 000000003540

17 Lascaris B, de Meijer VE, Porte RJ. (2022) Normothermic liver machine perfusion as a dynamic platform for regenerative purposes: What does the future have in store for us? J Hepatol. 77(3):825-836.
https://doi:10.1016/j.jhep.2022.04.033

18 Wang A, Ribeiro RVP, Ali A et al. (2022). Ex vivo enzymatic treatment converts blood type A donor lungs into universal blood type lungs. Sci Transl Med. 16;14(632):eabm7190. https://doi:10.1126/scitranslmed.abm7190.

5.3

PSYCHOLOGISCHE ASPEKTE DER ORGANTRANSPLANTATION

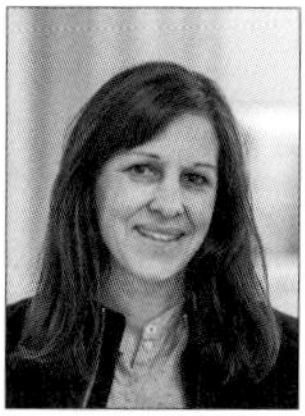

Bettina Gober

Eine Transplantation stellt manchmal die letzte Möglichkeit zur drastischen Verbesserung der Lebensqualität oder gar zur Rettung des Lebens des Patienten dar.

Auch wenn diese Therapieform natürlich eine einzigartige Chance für den Betroffenen darstellt, dürfen die unterschiedlichen psychischen Herausforderungen in den einzelnen Phasen des Transplantationsprozesse keinesfalls unterbewertet werden. Die psychologische Evaluierung und Unterstützung der Patienten und deren Angehörigen ist daher von Anfang an essentiell.

Nachfolgend werden die einzelnen Phasen von der präoperativen Phase bis zur Transplantation und der postoperativen Phase betrachtet und dabei die wichtigsten Aspekte aus psychologischer Sicht diskutiert:

5.3.1 Die Zeit vor der Transplantation – präoperative Phase

Eine Transplantation ist für die betroffenen Patienten mit zahlreichen Belastungen verbunden und erfordert eine immense psychische Anpassungsleistung. Dies betrifft nicht nur die eigene Person, sondern auch das soziale Umfeld, wobei vor allem die Angehörigen nicht vergessen werden dürfen. Die Diagnosemitteilung und die Auseinandersetzung mit der oft lebensbedrohlichen Erkrankung gliedern sich in unterschiedliche Phasen:

Schock

Der Schock ist umso stärker, je unvorbereiteter man ist. Vor allem Symptome der Orientierungslosigkeit, starker Erregung und extremer Angst können in dieser Phase auftreten. Dieser Schockzustand ist aber auch ein Schutzmechanismus, da er kurzfristig die Realität abblockt und so vor Unerträglichem schützt und dadurch hilft, mit dieser Situation nicht komplett überfordert zu sein.

Verhandeln

Viele Patienten haben eine Phase des Verhandelns, in der die Hoffnung auftritt, dass der Zustand reversibel ist. Häufig wollen sie es nicht wahrhaben, glauben an einen Irrtum oder eine falsche Diagnose und wünschen sich ein Wunder und so eine Verbesserung ihres Befindens. Manche fragen sich eventuell, warum genau sie diesen Schicksalsschlag erleben müssen.

Aggression

Als nächstes tritt zumeist ein Stadium der Aggression auf, wobei aber Zorn, Verärgerung und Wut auch dabei helfen können, die Realität wahrzunehmen. Es kann auch passieren, dass Familie und Freunde diese Gefühle abbekommen und als Blitzableiter herhalten müssen.

Depression/Trauer

Nach der Aggression folgt oft eine Episode der Depression, die umso tiefer ist, umso größer der Verlust in die eigene Identität eingreift und je geringer die Abwehrmechanismen sind. Auch die Angst vor dem, was kommt und was die Patienten in Zukunft erwartet, wird jetzt verstärkt verarbeitet. Hier können PsychologInnen mit stützenden Gesprächen, der Weitergabe von Informationen und Kontakt zu anderen Patienten eine wertvolle Unterstützung bieten. Depressive Phasen treten bei vielen Patienten im Rahmen der Krankheitsverarbeitung immer wieder auf und sind oft begleitet von massiver Erschöpfung und Müdigkeit. Manchmal treten Zeitspannen des Trauerns auf, diese sind wichtig, damit die Realität mit den Konsequenzen akzeptiert werden kann und es entsteht eine aktive Auseinandersetzung mit den neuen Gegebenheiten. Vor allem Familie, Freunde und Peers bieten dabei eine wertvolle Hilfe, und können über Ängste hinweghelfen. Diese betreffen häufig die Existenz, vor allem den Beruf, und die Einschränkung der Lebensqualität durch das Fortschreiten der Erkrankung, wie beispielsweise Reisen, Freunde treffen oder Sport. Aber auch allgemeine Lebenskrisen, das Alter, die Familie oder die Sexualität betreffend, sowie Stressfaktoren bezüglich Aufmerksamkeitsverlust, Einschränkung des Denkens und der Konzentration können auftreten.

Krankheitsakzeptanz

Als letztes Stadium tritt oft die Krankheitsakzeptanz in den Vordergrund. Schließlich können die Patienten die Diagnose annehmen und akzeptieren. Sie arrangieren sich mit den neuen Gegebenheiten, dass das Leben jetzt anders aussieht und es neue Strukturen und

Prioritäten benötigt. Wichtig ist auch anzunehmen, dass nicht nur die Krankheit einen Menschen ausmacht, sondern dass man auch viele gesunde Anteile in sich hat, nur so kann man dem Alltag auch Positives abgewinnen.

Nicht jede Phase ist bei allen Patienten gleich ausgeprägt oder tritt in der gleichen Reihenfolge auf. Jeder Mensch reagiert auf eine Diagnosemitteilung anders, setzt sich mit der Erkrankung unterschiedlich auseinander und hat verschiedene Copingstrategien, wie man damit umgehen kann. Für manche Patienten ist es ganz wichtig, viele Informationen zu bekommen, manche müssen Handlungen setzen und aktiv bleiben, einzelne fallen in eine Starre und ziehen sich zurück oder unterlassen jegliche weiteren Maßnahmen und kommen zum Beispiel nicht mehr zu Untersuchungsterminen.

Die psychologische Evaluierung

Für eine erfolgreiche Organtransplantation ist vor allem die Zusammenarbeit im multiprofessionellen Team ausschlaggebend und somit ist eine psychologische Einschätzung und Freigabe, neben der medizinischen Begutachtung, eine der Säulen der Transplantevaluierung.

Im Zuge des psychologischen Evaluierungsgespräches wird der Schwerpunkt auf verschiedenste psychosoziale Faktoren, so wie psychiatrische Erkrankungen gelegt. Ein stabiles soziales Netz und Unterstützung durch Familie und/oder Freunde, sowie emotionale und praktische Unterstützung sind von großer Wichtigkeit. Ebenso steht die Behandlung von psychiatrischen Erkrankungen, vor allem Suchterkrankungen, Depressionen, Angststörungen, Persönlichkeitsstörung, aber auch die psychologische Aufarbeitung von traumatischen Erlebnissen und die Überprüfung der psychischen Belastbarkeit im Vordergrund. Zusätzlich sollte im ersten psychologischen Gespräch eine Informationsweitergabe über die Warteliste und die Wartezeit, die Transplantation und den Krankenhausaufenthalt stattfinden.

Die Angehörigen

Da die Angehörigen ebenfalls enormen psychischem Stress und Ängsten ausgesetzt sein können, ist es essentiell sie von Anfang an in den Transplantationsprozess einzubeziehen. In Studien konnte gezeigt werden, dass die Belastung der Partner chronisch kranker Menschen, vergleichbar mit der Belastung der Pflege von Schwerstkranken oder Sterbenden ist. Auch finanzielle Ängste, wie möglicher Verlust des Arbeitsplatzes, Einschränkung in alltäglichen Aktivitäten oder soziale Wertung durch andere sind Themen, mit denen Angehörige konfrontiert sind.

Entlastung der Angehörigen findet vor allem durch ein frühes Miteinbeziehen in Diagnostik und Betreuung, Angebot von Familiengesprächen und Psychotherapie und Weitervermittlung an Kompetenzzentren statt.

Die Wichtigkeit der Eigenverantwortung

Die Eigenverantwortung ist ein Faktor, der in der Transplantationsmedizin enorme Bedeutung hat, Patienten müssen von Beginn an Motivation zeigen und aktiv mitarbeiten. Hierbei sind die Adherence der Patienten, sowie Ziele, die sie noch im Leben haben, aber auch gute Bewältigungs- und Problemlösungsstrategien, Informationsbereitschaft und Einsichtsfähigkeit von großer Bedeutung.

Die Adherence kann nicht immer im Erstgespräch beurteilt werden, zeigt sich aber oft im Laufe der Zeit oder ist häufig erst in der Phase auf der Warteliste, in Form von Bereitschaft der richtigen

Medikamenteneinnahme, Termineinhaltung und Gesundheitsverhalten messbar.

Die Warteliste

Werden die Patienten dann auf die Warteliste aufgenommen, beginnt häufig eine längere Wartezeit, die auch ein Wettlauf gegen die Zeit sein kann, während der die Patienten mit zunehmenden Einschränkungen in ihrem Alltag konfrontiert sind. Für viele Patienten ist es problematisch, sich an ein Leben mit einer chronischen Krankheit anzupassen, als besonders belastend wird die ungewisse Dauer der Wartezeit wahrgenommen, verbunden mit der Angst, ob rechtzeitig ein Spenderorgan zur Verfügung stehen wird. Dabei sind die Patienten oft mit widersprüchlichen Gefühlen konfrontiert, einerseits sind sie froh auf der Warteliste zu stehen, anderseits haben sie auch Angst den Zeitpunkt der Transplantation nicht mehr zu erleben. Oft können sogar Zweifel entstehen, ob die Transplantation die richtige Entscheidung war, und sie müssen sich mit der Tatsache auseinandersetzen, dass sie das Organ eines verstorbenen Spenders erhalten. Dies führt manchmal zu Schuldgefühlen und falschen Glaubenssätzen, wie zum Beispiel „Ein anderer Mensch muss sterben, dass ich weiterleben kann". Manche Patienten „hoffen" auf den Tod eines Menschen, um endlich die ersehnte Organtransplantation zu erhalten.

Eine zu kurze Wartezeit kann dazu führen, dass Patienten sich nicht vorbereitet fühlen und noch keine effizienten Strategien im Umgang mit einer Organtransplantation aufgebaut haben. Diese sind aus psychologischer Erfahrung häufig postoperativ auffällig, indem sie psychisch überlagert, depressiv und überfordert sind. Eine lange Wartezeit wiederum kann dazu führen, dass sich Patienten isoliert und vergessen fühlen, sie haben Angst gar nicht mehr auf der Warteliste zu stehen. Zusätzlich kann sich die Lebensqualität signifikant verschlechtern und die Angst steigt, die Transplantation nicht mehr zu überleben. Viele erleben eine zunehmende Abhängigkeit und einen Kontrollverlust. Hier sind psychologisch unterstützende Gespräch ein essentieller Faktor, um psychische Belastungen zu reduzieren und dem Patienten zu helfen, die Transplantation zu akzeptieren und das (zukünftige) Organ zu integrieren.

5.3.2 Die Zeit nach der Transplantation – postoperative Phase

Bei einem komplikationslosen Verlauf überwiegen in der frühen postoperativen Phase meist Erleichterung und Freude, die Transplantation überlebt zu haben. Kommen aber Abstoßungsreaktionen, neurologische Phänomene oder Kortisonpsychosen hinzu, kann sich die Stimmungslage verändern, die Patienten sind verzweifelt und auch die Angehörigen sind in solchen Situationen durchaus gefordert. Ein häufig auftretendes Phänomen nach einer längeren und oft komplizierten Operation, wie das bei manchen Organtransplantationen der Fall ist, ist das Delir (früher Durchganssyndrom). Die auftretenden Symptome können sein:

Affektive Störungen: depressive Verstimmung, Antriebsarmut, Erregungszustände, Stimmungsschwankungen, leichte Reizbarkeit, Unruhe und Schlafstörungen (oftmals mit Alpträumen)

Kognitive Störungen: Denk- und Gedächtnisstörungen, Halluzinationen (sowohl optischer als auch akustischer Natur) und Wahnwahrnehmungen

Verwirrungszustände: Bewusstseins- und Wahrnehmungsstörungen, oft mit Beeinträchtigungen des Gedächtnisses und Orientierungsverlust

Vor allem für die Angehörigen kann dies eine starke Belastung sein, insbesondere wenn sie von den Patienten verwirrt in der Nacht angerufen werden oder ihnen von Ereignissen berichtet wird, die so nicht stimmen können. Für die Patienten ist es oft schwer, Tag und Nacht zu unterscheiden und somit auch Traum und Realität. Oft sehen sie Muster an der Decke, Personen oder Fabelwesen im Zimmer, die gar nicht da sind. Wichtig ist, eine möglichst gewohnte Umgebung zu schaffen, wie beispielweise mit Bildern und Fotos von zu Hause und die Unterstützung durch regelmäßige Anwesenheit vertrauter Menschen.

Manchmal reichen die Zukunftsvorstellung und auch die Lebensplanung aber nur bis zur Transplantation, da das Ziel diese zu überleben so dominierend war und auch noch ist. Dadurch erleben Patienten immer wieder depressive Phasen, die nach ungefähr drei bis vier Wochen nach der Transplantation auftreten. Die akute Gefahr und die erste große Angst sind überstanden, es tritt eine massive Erschöpfung auf, da nun das Ziel, die Transplantation zu überleben, erreicht ist. Zusätzlich hängt die psychische Befindlichkeit oft mit dem körperlichen Zustand eines Menschen zusammen. Sobald sich dieser, so wie erwünscht nach einer Transplantation verbessert, erhöht sich häufig die Stimmungslage des Patienten. Trotz allem treten auch immer wieder Ängste vor Rückschlägen auf, und die Patienten müssen sich noch an die ungewohnten, oft herausfordernden Lebensumstände gewöhnen, wie lebenslange Medikation und Abhängigkeit von der Klinik. Erst mit zunehmender Mobilität und der Erfahrung, dass Komplikationen oft medikamentös oder interventionell behandelt werden können, wird das Vertrauen in seinen Körper, das neue Organ, und auch das Behandlungsteam gestärkt. Weiters kann die Auseinandersetzung mit dem Spender postoperativ noch ein Thema sein, viele Patienten können aber das fremde Organ bald in ihr Körperbild integrieren.

Ein wichtiger Schritt in der postoperativen Phase ist die Bewältigung des Alltages und das Umsetzen neuer Ziele. Hier geht es um ein Wiederfinden in der Partnerschaft, Reintegration in das soziale Leben, Rückkehr in die Arbeitswelt oder Ansuchen um Pensionierung. Die Zeit der Neuorientierung ist oft eine Herausforderung für die ganze Familie, die Patienten wechseln in ihrer Rolle als kranker, vielleicht pflegebedürftiger Mensch zum gesunden, eigenständigen Menschen. Manchmal ist es auch nicht so leicht die Rolle des Kranken und den damit verbundenen Vorteilen (Krankheitsgewinn) aufzugeben.

Es ist aber auch wieder möglich neue Beziehungen einzugehen, Kinder zu bekommen, in Urlaub zu fahren und Sport zu betreiben. Ein Team um Peter Jaksch hat 2017 sogar mit zehn Transplantierten den Kilimanjaro bestiegen und damit vielen Menschen, die noch vor einer Transplantation stehen, Hoffnungen gegeben, was nach einer Transplantation alles erreichbar ist.

Die Adherence

Die Adherence bzw. Compliance der Patienten hängt maßgeblich mit dem Behandlungserfolg zusammen. Die Patienten sollen die Motivation und Bereitschaft zur aktiven, konsequenten und kontinuierlichen Mitarbeit an einem Leben mit dem Spenderorgan mitbringen. Leider ist dies nicht immer gegeben, und Organverluste können auch dadurch verursacht sein. Dies ist vor allem der Fall, wenn Patienten ihre Medikamente, speziell die Immunsuppressiva, gar nicht oder falsch einnehmen oder nicht zu den medizinischen Kontrollterminen kommen und so Abstoßungsreaktionen oder andere Komplikationen nicht oder zu spät erkannt werden. Risikofaktoren für ein solches Verhalten sind unter anderem psychische Erkrankungen, Stress, Veränderungen in der Routine, Reisen und finanzielle Probleme.

Die Aufgabe der PsychologInnen ist diese präventiv aufzudecken und gegeben falls zu behandeln, aber auch die Eigenverantwortung und das Selbstmanagement zu festigen, damit die internale Kontrollüberzeugung der Patienten gestärkt werden kann und die Adherencemotivation steigt. Klinische PsychologInnen haben auch oft die Vermittlerrolle zwischen Behandlungsteam und Patienten, um etwaige Störungen in der Arzt-Patienten Beziehung aufzuzeigen, die ebenfalls ein Risikofaktor für nicht adhärentes Verhalten sein können.

Der Unterschied zwischen Compliance und Adherence soll hier kurz angeführt werden.

Unterschied zwischen Compliance und Adherence

Adherence	Compliance
• Patient als aktiver Partner • Übereinstimmung des Patienten mit einer ärztlichen Empfehlung • Kommunikation • eigene Kompetenzwahrnehmung, Selbstverantwortung • Beziehung basierend auf Vertrauen	• passiver Patient • Regeln und Vorgaben blind folgend • Kommunikation • Verantwortungsabgabe • Beziehung basierend auf ärztlichem Status

5.3.3 Zusammenfassung

Abschließend kann man sagen, dass jede Phase der Transplantation mit psychischen Herausforderungen und Schwierigkeiten verbunden ist, somit ist es für die Patienten wichtig im ganzen Prozess psychologische Unterstützung zu bekommen, um diese auch gut zu meistern. Sei es in der präoperativen Zeit mit ihren unterschiedlichen Bewältigungsphasen, in der Wartezeit, in der Unsicherheiten vorkommen können oder auch in der postoperativen Phase, vor allem auf der Intensivstation, in der massive Ängste und immer wieder depressive Episoden auftreten können.

Die PsychologInnen sind oft auch nach der Transplantation lebenslange Ansprechpersonen für viele psychosoziale Probleme der Patientinnen, die gar nicht immer direkt mit der Transplantation in Zusammenhang stehen müssen. Somit ist eine Einbindung der klinischen Psychologie von Anfang ein essentieller Faktor, der zu einer erfolgreichen Transplantation, einer guten sozialen Reintegration und einer attraktiven Lebensqualität langfristig beitragen und dadurch auch eine längeres Organüberleben unterstützen kann.

5.4

REKONSTRUKTIVE TRANSPLANTATIONEN - MEDIZINISCHE UND PSYCHOSOZIALE ASPEKTE

FACING VCA TRANSPLANTATION

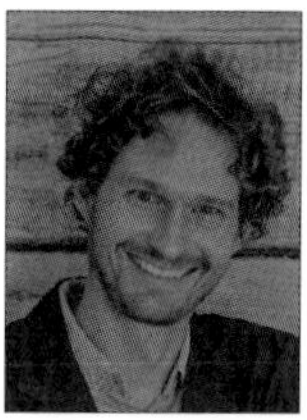

Martin Kumnig

5.4.1 Was versteht man unter einer rekonstruktiven Transplantation?

Im Jahr 1964 führte Robert Gilbert (1) die erste rekonstruktive Transplantation (Versuch der Transplantation einer Hand) in Ecuador durch. Seitdem haben bedeutende Entwicklungen bei der immunsuppressiven Arzneimitteltherapie zu zahlreichen Innovationen geführt und die grundlegenden Voraussetzungen für rekonstruktive Transplantationen geschaffen (2, 3). Die nächsten beiden Handtransplantationen wurden 1998 von Jean-Michel Dubernard in Lyon (4, 5, 6) und 1999 von Warren Breidenbach in Louisville (7) durchgeführt, womit die moderne Ära der rekonstruktiven Transplantation (auch Vascularized Composite Allotransplantation, VCA, genannt) begann (8). Weltweit wurde bislang von mehr als 150 rekonstruktiven Transplantationen berichtet und gegenwärtig werden nicht nur Hände transplantiert, sondern es wurden auch

Gesichts-, Uterus- und Penistransplantationen durchgeführt. Das Feld der rekonstruktiven Transplantationsmedizin umfasst somit alle Transplantate, die nicht zu den soliden Organen (wie Herz, Leber, Niere, Lunge usw.) zählen.

Da das Transplantat bei der rekonstruktiven Transplantation meist sichtbar ist (abgesehen im Fall von Uterus Transplantationen), werden die psychologischen Auswirkungen einer bspw. transplantierten Hand als ein wesentliches Erfolgskriterium angesehen. Darüber hinaus muss das psychische Wohlbefinden von Patienten, die eine Handtransplantation in Betracht ziehen, bewertet werden, um sicherzustellen, dass die Transplantation nicht nur die Funktionalität, sondern auch die gesundheitsbezogene Lebensqualität und das anhaltende psychische Wohlbefinden der Personen verbessert (9, 10). Aufgrund dessen, dass VCA-Transplantate wie bereits eingangs beschrieben meist sichtbar sind (abgesehen von den genannten Uterustransplantationen), sind diese oftmals auch psychologisch stärker affiziert und somit unterscheiden sich gegebenenfalls die Transplantationserfahrungen von VCA-Patienten von jenen der Patienten, die eine solide Organtransplantation erhalten haben (11, 12).

Bei einer rekonstruktiven Transplantation stammt die transplantierte Hand/der transplantierte Arm von einem verstorbenen Spender. Die Spenderorgane für rekonstruktive Transplantationen stammen in der Regel von verstorbenen Spendern, abgesehen von der Uterustransplantation, wo der Großteil der bisher weltweit durchgeführten Transplantationen in Form von Lebendspenden durch die Mütter der Patientinnen durchgeführt wurde. Je nach Ausmaß des Gliedmaßen Verlusts umfasst eine Transplantation die Hand, den Unterarm, den Ellbogen und möglicherweise Teile des Oberarms. Die meisten Handtransplantationen wurden bei Menschen mit Amputationen unterhalb des Ellenbogens durchgeführt. Da bei rekonstruktiven Transplantationen mehrere Gewebe als eine einzige funktionelle Einheit transplantiert werden, gehören diese Transplantation zu einer neuen Kategorie, die heute als Vascularized Composite Allotransplantation (VCA) bezeichnet wird.

Wenn Patienten planen, sich einer rekonstruktiven Transplantation zu unterziehen, müssen sie bedenken, dass der operative Eingriff umfangreich ist und in der Regel mehrere Stunden dauert und ein großes entsprechend qualifiziertes Operationsteam erfordert. Die Chirurgen verbinden in der Regel zuerst die Knochen, gefolgt von Sehnen, Arterien, Nerven, Venen und Haut. Ähnlich wie bei der Transplantation solider Organe (Herz, Niere, usw.) müssen die transplantierten Patienten auch immunsuppressive Medikamente einnehmen, da das körpereigene Immunsystem versuchen wird, das Transplantat abzustoßen oder zu zerstören. Diese Medikamente schwächen wirksam das Immunsystem, dass das Transplantat eben nicht abgestoßen wird, können aber zu einem erhöhten Risiko für Infektionen und einigen Krebsarten (vor allem Hautkrebs) führen. Dennoch wurden im Laufe der Jahre viele Fortschritte erzielt, die diese Medikamente erträglicher machen und es den Patienten ermöglichen, vielen Funktionen und Empfindungsqualitäten der transplantierten Gliedmaße(n) wiederzuerlangen, um ihre Autonomie und gesundheitsbezogene Lebensqualität zu erhöhen.

Nach einer rekonstruktiven Transplantation ist es erforderlich, dass sich die Patienten einer umfassenden Rehabilitation unterziehen, die ihnen hilft, viele Funktionen und Empfindungsqualitäten wie zum Beispiel einer transplantierten Hand wiederzuerlangen. Der Erfolg bei der Wiederherstellung der Funktion der neuen Gliedmaße(n) hängt davon ab, wie konsequent die immunsuppressive Therapie eingenommen wird und ist wesentlich vom Erfolg der rehabilitativen Maßnahmen abhängig.

5.4.2 Was unterscheidet rekonstruktive Transplantationen von Transplantationen solider Organe

Die Transplantation solider Organe (Herz, Niere, Leber, Lunge usw.) sowie die rekonstruktive Transplantation (auch VCA genannt) haben eine gemeinsame Geschichte, die mit der Kombination von chirurgischen und mikrochirurgischen Herausforderungen und ein komplexes multidisziplinäres Versorgungsmodell erfordert (2, 10). Die technischen Anforderungen und psychosozialen Probleme, die mit einer rekonstruktiven Transplantation assoziiert sein können, unterscheiden sich jedoch oftmals von jenen der soliden Organtransplantation (13). Der auffälligste Unterschied zwischen diesen beiden Transplantationsbereichen ist die Sichtbarkeit des Transplantats (11, 12), die sich auf das Selbstbild der Patienten, ihren Vorstellungen vom Transplantat und ihre psychologischen Reaktionen darauf auswirkt (14). Zusätzlich zu der Herausforderung, das/die Allotransplantat(e) zu akzeptieren, mussten VCA-Patienten mit den wahrscheinlich traumatischen Reaktionen auf den Verlust der Gliedmaßen fertig werden (13, 15).

Dieses Buchkapitel befasst sich mit den medizinischen und psychosozialen Herausforderungen bei der Transplantation nicht solider Organe (Hände, Gesicht, Uterus und Penis). Die Motivation der Patienten für eine rekonstruktive Transplantation kann sich aus einer Vielzahl von Anliegen ergeben, darunter funktionelle und berufliche Einschränkungen, Bedenken hinsichtlich des Körperbildes, der Wunsch nach einem Gefühl der Berührung, ein Kinderwunsch (als Ziel einer Uterustransplantation) und die Wiederherstellung der körperlichen Integrität. Daher ist die Beurteilung der Motivation der Patienten sich potentiell einer rekonstruktiven Transplantation zu unterziehen, die medizinisch nicht krank sind und keine Transplantation zu lebensrettenden Zwecken benötigen, eine komplexe Aufgabe. Bei Vorliegen von mehreren psychosozialen und medizinischen Risikofaktoren (z. B. depressive Vorerkrankung, bekannte Adhärenz Problematik, usw.) erhöht sich das Risiko, dass Patienten, die eine rekonstruktive Transplantationen erhalten, negative medizinische und/oder psychologische Folgen erleiden können (z. B. Entwicklung oder Verstärkung depressiver Symptome nach der Transplantation, posttraumatische Belastungsstörung usw.). Mittlerweile hat man erkannt, dass psychosoziale Faktoren wesentlich den post-transplantären Outcome von rekonstruktiven Transplantationen beeinflussen bzw. gleichzeitig eine grundlegende Zielsetzung darstellen, denn es soll die gesundheitsbezogene Lebensqualität verbessert und ein autonomeres Leben durch diese Eingriffe gewährleistet werden. Daher ist es besonders wichtig, dass potentielle Risikopatienten bereits vor einer Transplantation identifiziert werden, die eine fortlaufende Beratung und supportive psychologische Behandlung benötigen, um deren Eignung zu verbessern und ein bestmögliches post-transplantäres Ergebnis sicherstellen zu können (12).

5.4.3 Welche Möglichkeiten gibt es eine Gliedmaße bzw. ein Körperteil wiederherzustellen?

Die Entwicklungen der letzten 70 Jahre in den Bereichen Chirurgie und Rehabilitation haben zwei verschiedene Optionen für Patienten mit Gliedmaßenverlust ermöglicht: die rekonstruktive Transplantation sowie die Versorgung mit einer Prothese (16). In den meisten Fällen benötigen Patienten eine rekonstruktive Transplantation aufgrund traumatischer Verletzungen, die im Beruf, bei militärischen Einsätzen, bei Kraftfahrzeug- und anderen Unfällen auftreten. Bei einigen Patienten treten Gliedmaßenverluste im Zusammenhang mit einer Sepsis oder Gefäßfehlbildungen auf. Das Ausmaß des Gliedmaßenverlustes ist für den Genesungsprozess von großer Bedeutung, da die Nervenregeneration in der Regel mit einer Geschwindigkeit von einem Zentimeter pro Monat erfolgt, was zu einer besonders langwierigen Rehabilitation führt. Die rekonstruktive Transplantation hat das einzigartige Potenzial, nicht nur die motorischen Fähigkeiten wiederherzustellen, sondern auch ein Fühlen zu ermöglichen und somit die körperliche Integrität wiederherzustellen (17). Die Auswirkungen der lebenslangen Immunsuppression dürfen jedoch nicht unterschätzt werden, so dass die medizinischen Teams gemeinsam mit den Patienten die potentiellen Vorteile und Risiken sorgfältig abwägen müssen (18, 19, 20, 21). Umgekehrt bieten Prothesen die Möglichkeit, die Funktionen bspw. einer Hand, ohne das Risiko einer Immunsuppression wiederzuerlangen. Myoelektrische Prothesen verfügen über zunehmend fortschrittliche ergonomische und funktionelle Eigenschaften und es gibt bereits Prothesen die zwischen groben Empfindungsqualitäten diskriminieren können (z. B. heiß oder kalt, hart oder weich). Da kein zusätzlicher chirurgischer Eingriff erforderlich ist und die Patienten in ein nahezu normales Leben zurückkehren können, ist die prothetische Versorgung mit myoelektrischen Prothesen der gegenwärtige Standard für die Behandlung von Unterarmamputierten (16). Trotz dieser Vorteile wird die Prothese bei etwa 20 % der Patienten nicht täglich verwendet, da die Verwendung der Prothese mit Problemen verbunden ist, wie z. B. Unbehagen im Bereich des Stumpfes, mangelnder funktioneller Nutzen, übermäßiges Gewicht, fehlende sensorische Rückmeldung und die Notwendigkeit, die Prothese regelmäßig zu warten (22).

Obwohl auf die Notwendigkeit von Studien zur Analyse der funktionellen und psychosozialen Unterschiede zwischen rekonstruktiven Transplantationen und Prothesen hingewiesen wurde (23, 24, 25, 26, 27), gibt es bisher nur eine multizentrische Kohortenstudie (16), die die funktionellen Ergebnisse und die Lebensqualität von Patienten vergleicht, die sich einer rekonstruktiven Transplantation oder einer Versorgung mit einer Prothese unterzogen haben. Während in früheren Berichten festgestellt wurde, dass die rekonstruktive

Transplantation der Prothese überlegen ist, ohne dass die funktionellen oder psychosozialen Ergebnisse beider Methoden direkt miteinander verglichen wurden, zeigte diese Studie, dass es keine signifikanten Unterschiede gab, wenn nur die motorische Funktion betrachtet wurde. Für die meisten Aktivitäten des täglichen Lebens (Activiteies of Daily Living, ADLs) bieten sowohl die rekonstruktive Transplantation als auch die Prothesenversorgung eine zuverlässige und ausreichende Handfunktion. Die funktionellen Ergebnisse scheinen bei regelmäßiger Therapie erhalten zu bleiben, um die erreichten Fähigkeiten zu bewahren (28, 29). Bei der Bewertung der sensorischen Fähigkeiten der Hand (Fühlen zu können, usw.) und der wahrgenommenen Lebensqualität waren die transplantierten Hände den Prothesen jedoch weit überlegen.

Darüber hinaus müssen die Kosten jedes rekonstruktiven Verfahrens in den Entscheidungsprozess mit einbezogen werden. Kosten-Nutzen-Analysen, bei denen verschiedene finanzielle Faktoren wie Kosten für chirurgische Eingriffe, stationäre Behandlung, Handtherapie, ambulante Besuche, Immunsuppression und Arbeitsausfall berücksichtigt wurden, haben gezeigt, dass Prothesen eine zuverlässige, aber weniger teure Behandlung darstellen (30, 31, 32).

Die rekonstruktive Transplantation und die prothetische Versorgung werden sich weiterentwickeln. Zu den interessanten Entwicklungen gehören die mögliche Induktion einer spenderspezifischen Toleranz für rekonstruktive Transplantationen und neue Steuerungsalgorithmen zur Mustererkennung für Prothesen, die ein Gefühl und taktiles Feedback vermitteln. Weitere Forschungsarbeiten werden erforderlich sein, um die Vor- und Nachteile beider Behandlungsoptionen neu zu bewerten, einschließlich direkter Vergleiche spezifischer Amputationshöhen und potentieller funktioneller, sensorischer und ästhetischer Vorteile für jede Option (16).

5.4.4 Wann ist eine rekonstruktive Transplantation indiziert?

Beispielsweise bedingt durch den Verlust von Gliedmaßen durch Trauma oder Krebs sowie angeborene Anomalien, die mit den heutigen Techniken und Hilfsmitteln der plastischen Chirurgie nicht vollständig rekonstruiert werden können (z. B. Verlust einer Hand durch einen Unfall oder Fehlen des Uterus als Indikation für eine Uterustransplantation), stellen eine Indikation für eine rekonstruktive Transplantation dar. Diese Menschen verlieren nicht nur die Funktion und das Gefühl ihrer Gliedmaßen, sondern sind auch in ihrer Selbstständigkeit eingeschränkt, haben eine geringere Lebensqualität und sind möglicherweise in der Ausübung ihrer beruflichen Tätigkeit eingeschränkt. Auch ästhetische Probleme sowie mit dem Körperbild werden von diesen Patienten berichtet, die zu sozialem Rückzug führen können. Für eine ausgewählte Gruppe von Patienten können die Vorteile einer rekonstruktiven Transplantation die negativen Folgen der Operation, der immunsuppressiven Medikamente und der langwierigen Rehabilitation überwiegen. Eine umfassende interdisziplinäre Beurteilung durch ein Team von medizinischen Fachleuten, einschließlich Chirurgen, Immunologen, Psychiatern, Psychologen und Sozialarbeitern, usw. kann bei der Abwägung der Optionen helfen. Wie die psychosozialen Voraussetzungen und Fähigkeiten der Patienten zu dem Potential der rekonstruktiven Transplantation passen, ist ebenso wichtig wie die technischen Fähigkeiten der Chirurgen und die Wirksamkeit der Immunsuppression. Dies ist besonders kritisch, wenn das Transplantat Aufgaben im Zusammenhang mit einem Körperteil betrifft, das empfindet und bei Aufgaben des täglichen Lebens hilft, und zeigt, wie wichtig es ist, psychosoziale Faktoren in den gesamten Prozess miteinzubeziehen (2, 13).

Wenn Patienten planen, sich einer rekonstruktiven Transplantation zu unterziehen, sind ihre persönlichen Ziele, Werte und Entscheidungen sowie ihre Fähigkeit, mit einem großen Team von Fachleuten des Gesundheitswesens zusammenzuarbeiten, wichtig, um das bestmögliche Outcome zu erzielen (12, 13, 33). Daher ist es wichtig, die Vorteile des Verfahrens nicht zu überschätzen und die chirurgischen Risiken, die anspruchsvolle medikamentöse Behandlung nach der Transplantation und die langfristige Rehabilitation nicht zu unterschätzen (13, 34, 35, 36, 37, 38).

5.4.5 Welche Komplikationen können bei einer rekonstruktiven Transplantation auftreten?

Obwohl es inzwischen mehr als zweieinhalb Jahrzehnte Erfahrung im Feld der rekonstruktiven Transplantation und eine wachsende Zahl erfolgreich transplantierter Organe gibt, ist die langfristige Nachsorge von Patienten, die sich einer rekonstruktiven Transplantation unterzogen haben, nach wie vor Gegenstand von aktuellen Forschungsbestrebungen:

Ein erhebliches Risiko ist ein frühzeitiges Versagen des VCA-Transplantats, das dazu führt, dass z. B. das/die Gliedmaß(e) oder der Uterus chirurgisch entfernt werden müssen. Während das Versagen und die Entfernung des Transplantats in der Regel physisch unproblematisch sein kann, kann die psychische Belastung durch zusätzliche Operationen und/oder prothetische Behandlungen erheblich sein. Daher sollte diese Möglichkeit bereits vor der Transplantation eingeplant werden (z. B durch die Entwicklung einer ‚Exit-Strategie': Wie soll im Fall einer chronischen Transplantatabstoßung verfahren werden?). Das interdisziplinäre Transplantationsteam sollte die Patienten dahingehend unterstützen, indem medizinische und psychosoziale Probleme bereits vor dem Eingriff erkannt und gezielt behandelt werden.

Wie bei jeder anderen Art von Transplantation ist eine immunsuppressive Medikation erforderlich. Die Entwicklung wirksamer Immunsuppressiva mit geringerer Toxizität (39) hat dazu beigetragen, dass die rekonstruktive Transplantation als etablierte Behandlungsoption gegenwärtig zur Verfügung steht. Trotz der Behandlung mit diesen Medikamenten kommt es immer noch zu akuten Abstoßungsepisoden (40). Darüber hinaus können Immunsuppressiva zu einer verminderten Nierenfunktion, Diabetes, Bluthochdruck, erhöhten Blutfetten, Infektionen und Krebs führen (41).

Die Abstoßungsrate bspw. bei transplantierten Gliedmaßen liegt im ersten Jahr nach der Transplantation bei etwa 85 %, und drei Empfänger sind nach der Transplantation gestorben (21, 42). In China gingen sieben Handtransplantate aufgrund einer chronischen Abstoßung verloren (21, 43) und eine ähnliche Anzahl aufgrund von Abstoßung und anderen Komplikationen in Europa und Amerika (21, 44, 43, 45). Transplantationsteams setzen eine Vielzahl von Methoden ein, um eine Abstoßung so früh wie möglich zu erkennen und im Idealfall können die meisten akuten Abstoßungen ohne Verlust der transplantierten Organe behandelt werden. Die chronische Abstoßung ist nach wie vor die Hauptursache für das langfristige Versagen einer rekonstruktive Transplantation (21, 40, 42, 43).

Insbesondere die Adhärenz der Patienten hinsichtlich der verordneten post-transplantären immunsuppressiven Therapie trägt wesentlich dazu bei, potentielle Abstoßungen zu vermeiden. Daher sollten umfangreiche Schulungen für die Patienten angeboten werden, um ihnen zu helfen, die Anforderungen der immunsuppressiven Therapie zu verstehen, einschließlich des Verständnisses der möglichen Nebenwirkungen. Darüber hinaus kann es hilfreich sein, sich mit anderen Menschen zu vernetzen, die ebenfalls eine immunsuppressive Therapie erhalten (Peer Support Programme).

5.4.6 Wie sieht die Genesung nach einer rekonstruktiven Transplantation aus?

Nach einer rekonstruktiven Transplantation verbringen die Patienten möglicherweise mehrere Wochen bis Monate am jeweiligen Transplantationszentrum. In dieser Zeit werden sie mit den notwendigen immunsuppressiven Medikamenten vertraut gemacht und lernen, ihre neue(n) Gliedmaße(n) zu benutzen, indem sie mit umfassenden rehabilitativen Maßnahmen (z. B. gezielte Ergo- und Physiotherapie, usw.) beginnen. In den ersten zwei bis drei Monaten nach der Transplantation geht es vor allem darum, sich zu erholen und erste körperliche Übungen durchzuführen, um die Funktion und das Gefühl zu verbessern.

Anfänglich erhalten die Patienten höhere Dosen von immunsuppressiven Medikamenten, die später reduziert werden. Um die immunsuppressive Wirkung so gering wie möglich zu halten, ist vor allem in der frühen Phase nach der rekonstruktiven Transplantation eine genaue Überwachung erforderlich. Die Patienten werden dazu angehalten, ihre Haut täglich zu kontrollieren und es werden wiederholt Stanzbiopsien der Haut entnommen, um sie auf Abstoßungsreaktionen zu untersuchen. Die Transplantierten werden auch regelmäßig auf andere Anzeichen von Nebenwirkungen der Immunsuppressiva untersucht und auf Infektionen überwacht. Um einen Schutz vor Infektionen gewährleisten zu können, werden des weiteren Medikamente zum Schutz vor bakteriellen und viralen Infektionen eingesetzt.

Unmittelbar nach der Transplantation hat das Transplantat, wie am Beispiel einer Handtransplantation, aufgrund des fehlenden Nervenwachstums eine zunächst eingeschränkte Funktion. In den Monaten nach der Transplantation wachsen die Nerven langsam nach. Die langfristige Funktionsfähigkeit ist von vielen Faktoren abhängig und kann bspw. von der Höhe der Amputation und der Anteilnahme an der rehabilitativen Therapie (Physio- und Ergotherapie) abhängen. Der Genesungsprozess ist schrittweise und die Patienten sollten in der Lage sein, einen anfänglichen Funktionsverlust während der rehabilitativen Phase zu akzeptieren. Die Unterstützung durch die Familie ist in dieser Zeit unerlässlich und die persönlichen psychologischen Coping-Strategien helfen den Patienten, die Situation zu bewältigen. Resiliente Bewältigungseigenschaften wie Optimismus, Problemlösungsfähigkeit, Flexibilität, Humor und Akzeptanz sind von großem Nutzen. Die Fähigkeit, eine gute Arbeitsbeziehung zu den Teams der Physio- und Ergotherapie aufzubauen ist ebenfalls von entscheidender Bedeutung.

An dieser Form der Transplantation sind viele verschiedene Gewebe beteiligt, darunter das Muskel-Skelett-System, das Gefäßsystem, das Nervensystem und die Haut, die unterschiedlichen Heilungsmechanismen unterworfen sind. Zusätzlich zur Physiotherapie werden die transplantierten Gliedmaßen für Aktivitäten des täglichen Lebens trainiert, um die Lebensqualität zu verbessern. Ein intensives anfängliches und fortlaufendes Rehabilitationsprogramm, das auf die individuellen Ziele und Fähigkeiten der Patienten abgestimmt ist, ist für das Erreichen einer optimalen Funktion der transplantierten Gliedmaßen unerlässlich.

Des Weiteren hat sich die psychologische und psychiatrische Betreuung der Patienten als einer der wesentlichsten Behandlungsansätze herausgestellt, um ein längerfristig gutes Transplant Outcome sicherstellen zu können. Nach der Erholungs- und Trainingsphase werden die Patienten meist an ein örtliches Physiotherapiezentrum überwiesen, um das körperliche Training fortzusetzen (Austausch mit extramuralen Einrichtungen und Behandlern ist in dieser Phase besonders wichtig).

5.4.7 Wie sieht die Langzeitprognose nach einer rekonstruktiven Transplantation aus?

Die erste Handtransplantation fand vor 20 Jahren in Frankreich statt, so dass sich unser Wissen über die Ergebnisse auf diesen Zeitraum stützt, sodass unsere Erkenntnisse über die Langzeitprognose nach wie vor begrenzt sind. Die Prognose ist bei jedem Patienten unterschiedlich. Wie bereits erörtert, müssen bei der Erstellung einer Langzeitprognose nach rekonstruktiver Transplantation mehrere Faktoren (z. B. das Ausmaß des Gliedmaßenverlustes, der individuelle körperliche Fortschritt und das Niveau der motorischen Fähigkeiten sowie der Sensibilität) berücksichtigt werden. Die chronische Allotransplantatabstoßung ist nach wie vor die Hauptursache für langfristiges Organversagen (21, 40, 42, 43).

Des Weiteren ist sich bewusst zu machen, dass eine rekonstruktive Transplantation eine langwierige Rehabilitation mit wenig anfänglicher Funktion oder Empfindung erfordert, während die Patienten den Auswirkungen der Immunsuppression ausgesetzt sind (38, 46). Dies kann zu Demoralisierung und mangelnder Adhärenz führen, was wiederum zu schlechten Ergebnissen führt (47). Aus diesem Grund müssen Patienten ihre subjektive Lebensqualität dem chirurgischen Eingriff mit seinen medizinischen Risiken gegenüberstellen und ihre individuelle Entscheidung für oder gegen den Eingriff abwägen (48, 33). Auch kann der allgemeine psychologische Status der Patienten nach einer rekonstruktiven Transplantation durch langfristige Nebenwirkungen der Immunsuppression beeinträchtigt werden (z. B. Libidoverlust und Erektionsstörungen, usw.). Die Auswirkungen der Abstoßungsepisoden und die verzögerte Funktion oder Schwierigkeiten bei der Rehabilitation können Ängste und Depressionen hervorrufen. Aus diesem Grund ist eine unterstützende prä- und posttransplantäre psychologische Behandlung empfohlen. Darüber hinaus ist es wichtig, die Frage nach chronischen

Schmerzen und einer möglichen Exposition gegenüber Opiatmedikamenten zu klären, da die Patienten möglicherweise unter Phantomschmerzen leiden. Eine multiprofessionelle Schmerzanamnese sowie die Evaluation des individuellen Schmerzmanagements wie bspw. hinsichtlich der potentiellen Einnahme von Opiaten ist wichtig, da einige dieser Patienten unter Phantomschmerzen leiden, die nach der Transplantation fortbestehen können. Glücklicherweise leidet nur ein kleiner Teil der Patienten unter Phantomschmerzen nach einer rekonstruktiven Transplantation, so dass die somatosensorische kortikale Reorganisation dazu beiträgt, die transplantierte Gliedmaße sofort zu erkennen (49).

Gezielte rehabilitative Trainingsprogramme können den Patienten helfen, das Transplantat in ihr Körperbild zu integrieren, was die Phantomschmerzen lindern kann. Um einen langfristigen Opiatkonsum zu vermeiden, der die Genesung aufgrund von Rebound-Schmerzen, dem Risiko einer Abhängigkeit und möglichen kognitiven Nebenwirkungen erschweren könnte, werden andere Ansätze zur Schmerzrehabilitation und nicht-opiatische psychopharmakologische Behandlungen und Strategien wie psychosoziale Unterstützung empfohlen (49).

Zusammenfassend lässt sich sagen, dass die Risiken und der Nutzen im Zusammenhang mit den eigenen Werten und Behandlungspräferenzen sorgfältig abgewogen werden müssen (34, 35, 36; 48, 50). Nicht jeder nimmt das gleiche Risiko in Kauf, um eine verbesserte Funktion und Empfindung (34, 35, 36, 48, 50) und Lebensqualität zu erreichen (38). Daher müssen im Rahmen des Entscheidungsprozesses für oder gegen eine rekonstruktive Transplantation alle relevanten medizinischen, finanziellen und psychosozialen Aspekte berücksichtigt werden (41, 51).

5.4.8 Unilateral versus bilateral

Neben psychosozialen Faktoren, die Patienten zu einer Handtransplantation motivieren, können auch technische/anatomische Aspekte wie bi- oder unilaterale Beeinträchtigungen, angeborener oder unfallbedingter Verlust von Gliedmaßen den Entscheidungsprozess der Patienten beeinflussen (12). Patienten mit einseitigem Gliedmaßenverlust geben im Allgemeinen Schwierigkeiten bei der psychosozialen Bewältigung des Verlusts und psychische Belastungen als Hauptmotiv für eine Transplantation an, im Gegensatz zu bilateral Amputierten, die durch die Notwendigkeit einer Funktionssteigerung motiviert sind. Darüber hinaus sind einseitig Amputierte eher risikoscheu, möglicherweise weil sie die Transplantationsrisiken gegen den geringeren funktionellen Nutzen einer zusätzlichen transplantierten Hand abwägen müssen (50). Die Risikoschwelle ändert sich erheblich bei beidseitig Amputierten, die deutlich größere Funktionseinschränkungen erfahren und möglicherweise bereit sind, das Risiko einer Abstoßung in Kauf zu nehmen, das durch das Potential für eine deutlich verbesserte Unabhängigkeit aufgewogen wird (50). Nach der Transplantation berichten Empfänger einer einseitigen Handtransplantation im Vergleich zu beidseitig Transplantierten über mehr Schwierigkeiten bei der psychischen Bewältigung und psychosoziale Probleme. Bei beidseitig Amputierten sind alle sensorischen Rückmeldungen verloren gegangen, so dass es möglicherweise nicht ausreicht, die motorischen Fähigkeiten durch eine Prothese zu ersetzen, so dass der Nutzen der Wiederherstellung des Empfindens und der funktionellen Verbesserung das Risiko einer lebenslangen Immunsuppression überwiegen kann (16).

5.4.9 Rezente Verletzung *vs.* chronische Beeinträchtigung

Bei der Beurteilung von Patienten, die sich für eine rekonstruktive Transplantation motiviert zeigen, sind wie bereits mehrfach konstatiert mehrere Aspekte von Bedeutung, z. B. auch die Unterscheidung zwischen Patienten mit rezenter Verletzung und Gliedmaßenverlust im Vergleich zu Patienten mit chronischen Beeinträchtigungen (angeborener Handverlust oder Patienten, die sich über viele Jahre an ihre Beeinträchtigung gewöhnt haben), die ein hohes Maß an physischer und psychischer Anpassung aufweisen (52). Patienten, die von Geburt an beeinträchtigt sind, berichten weniger häufig über Störungen des Körperbildes und der psychosozialen Anpassung als Patienten, die erst kürzlich durch einen Unfall entstellt wurden (53). Der psychologische Anpassungsprozess an den Verlust von Gliedmaßen zeigt sich bei Patienten mit angeborener Deformation, die ihre Anomalie in ihr Körperbild integriert haben, sich an soziale Reaktionen gewöhnt und wirksame Bewältigungsstrategien zur Bewältigung von ADLs entwickelt haben (54). Die psychologische Anpassung von Patienten, die später im Leben eine Entstellung erleiden, ist oft schwieriger, da sie sich mit Reaktionen auf die Umstände des Auftretens (z. B. Trauma, Krankheit, Unfall), den Funktionsverlust selbst, ihrem veränderten Aussehen und ihrem Körperbild auseinandersetzen müssen (55).

5.4.10 Risiko-Nutzen-Überlegungen

Das Nutzen-Risiko-Verhältnis bei rekonstruktiven Transplantationen unterscheidet sich vom dem bei soliden Organtransplantationen, wo die Risiken durch den lebensrettenden Charakter des Eingriffs ausgeglichen werden (12, 33). Patienten, die sich einer rekonstruktiven Transplantation unterziehen, überschätzen möglicherweise die Vorteile des Verfahrens, während sie das chirurgische Risiko, die anspruchsvolle medikamentöse Behandlung nach der Transplantation und die langfristige Rehabilitation nicht in vollem Umfang berücksichtigen (34, 35, 36, 37, 38). Die langwierige Rehabilitation mit geringer anfänglicher funktioneller oder sensorischer Verbesserung und die Folgen der unspezifischen

Immunsuppression (38) können zu Demoralisierung und mangelnder Compliance führen, was wiederum die Ergebnisse beeinträchtigt (47). Darüber hinaus müssen die subjektiven Ergebnisse der Lebensqualität gegen das chirurgische Verfahren mit seinen medizinischen Risiken abgewogen werden (33, 48). Somit tragen relevante Faktoren der Lebensqualität, einschließlich der funktionellen Verbesserung, des Identitätsgefühls und der Risikotoleranz für einen nicht lebensrettenden Eingriff (38), zu einer Risiko-Nutzen-Entscheidung bei, die in einem persönlichen Bezugsrahmen begründet sein muss (50).

Zusammenfassend lässt sich sagen, dass Patienten unterschiedliche Risikoschwellen haben, die zu ihrer Entscheidung darüber beitragen, wie viel Risiko sie für eine verbesserte Funktion und Lebensqualität zu akzeptieren bereit sind. Die Risiko-Nutzen-Entscheidung muss auf der Grundlage umfassenderer Kriterien getroffen werden, die alle relevanten psychosozialen Aspekte der rekonstruktiven Transplantation einbeziehen (51), was eine gezielte Patientenauswahl und eine fortlaufende Bewertung der Adhärenz erfordert (41).

5.4.11 Informed consent

Das informierte Einverständnis (informed consent) der Empfänger von rekonstruktiven Transplantationen ist ein vielschichtiger Prozess, der sich auf ästhetische, funktionelle, chirurgische und posttransplantative Komplikationen (einschließlich immunsuppressiver Wirkungen und psychosozialer Störungen) konzentriert (56, 57). Die informierte Zustimmung der Spenderfamilie muss auch in Ländern erfolgen, die ein Opt-out-System haben, was Auswirkungen darauf hat, wie die Familien die Erfahrung mit dem Spender erleben können. Den Spenderfamilien muss versichert werden, dass die Würde des Spenders gewahrt wird, und sie müssen die

Möglichkeit haben, zu entscheiden, ob sie den Empfänger kennenlernen oder anonym bleiben wollen (9).

Das Transplantationszentrum muss über alle geeigneten Mitarbeiter und Einrichtungen verfügen, um die Betreuung zu gewährleisten und die informierte Zustimmung und Anonymität der Familien verstorbener Spender und der Empfänger von VCA-Transplantationen sicherzustellen (58).

5.4.12 Bio-ethische Überlegungen

Bioethische Fragen sind vielfältig, und die Zusammenarbeit mit Experten für biomedizinische Ethik hilft bei der Bewältigung der Herausforderungen, die an moderne VCA-Programme gestellt werden (38). Der ethische Grundsatz der Nicht-Malefizierung unterstützt die Begrenzung des Risikos für die Patienten und wird durch den Grundsatz der Patientenautonomie ausgeglichen (48, 59). Darüber hinaus gibt es drei wichtige ethische Erwägungen im Rahmen des ethischen Beratungsprozesses, die sich auf die Gewährleistung einer angemessenen Patientenauswahl, die Interessenvertretung der Patienten und die Einwilligung nach Aufklärung beziehen (56).

5.4.13 Umgang mit dem Medieninteresse

Rekonstruktive Transplantationen repräsentieren nach wie vor innovative chirurgische wie multidisziplinäre Interventionen, die ein großes Medieninteresse hervorrufen können. Im Zeitalter der sozialen Medien kann die Geschichte schnell über das Transplantationszentrum hinaus verbreitet werden. Die Teams sollten den Patienten auf die Möglichkeit vorbereiten, dass die Medien von der Transplantation erfahren, und einen Plan für den Umgang damit entwickeln, der den Wunsch des Patienten nach Privatsphäre respektiert und gleichzeitig Unterstützung für einen gut ausgearbeiteten Medienplan bietet, der die Möglichkeit einer aufdringlichen Medienaufmerksamkeit verringert.

5.4.14 Kontakt zur Spenderfamilie

Der Kontakt mit der Spenderfamilie ist eine sehr persönliche Entscheidung zwischen Spender:in und Empfänger. Wie bei der Transplantation solider Organe möchten einige Spenderfamilien ebenso wie die Empfänger anonym bleiben. Es kann von unschätzbarem Wert sein, sachkundiges Personal einzusetzen, das aufgrund seiner Arbeit mit der Transplantation solider Organe Erfahrung mit dieser Interaktion hat. Identifizierungsmerkmale wie Tätowierungen können das Risiko erhöhen, dass der Spender identifiziert werden kann, und es gibt noch keine klaren Richtlinien darüber, wie die Bedenken der Spenderfamilie hinsichtlich der Privatsphäre in diesem Zusammenhang am besten berücksichtigt werden können. Alle Beteiligten müssen realistische Erwartungen in Bezug auf die Möglichkeit haben, dass die Medien oder andere Personen in der Lage sein könnten, sowohl den Spender als auch den Empfänger zu identifizieren, da die Transplantation der oberen Extremitäten sehr sichtbar ist.

5.4.15 Zusammenfassung

Rekonstruktive Transplantationen, wie Hand-, Gesicht-, Penis- und Uterustransplantationen, haben sich als relevante Optionen für die Wiederherstellung funktioneller, sensorischer und ästhetischer Modalitäten nach dem Verlust des Organs oder als Behandlungsmethode zur Erfüllung eines Kinderwunsches erwiesen. Die Patienten müssen die potentiellen Vorteile sorgfältig gegen die Risiken abwägen, die sich aus der lebenslangen Einnahme von immunsuppressiven Medikamenten ergeben. Patienten mit beidseitiger Amputation profitieren möglicherweise stärker von der

Transplantation der oberen Extremitäten und zusätzlich von der Wiederherstellung des Empfindens im Vergleich zu Empfängern einer einseitigen Transplantation. Die endgültige Entscheidung, ob man sich für eine rekonstruktive Transplantation oder eine Prothese entscheidet, hängt von der persönlichen Motivation, den körperlichen Anforderungen (z. B. Grad der Amputation), dem gewünschten Grad der Unabhängigkeit, der psychischen Belastung durch den Verlust der Gliedmaßen und weiteren psychosozialen Faktoren ab. Zusammenfassend lässt sich sagen, dass sich die rekonstruktive Transplantation und die Prothetik weiterentwickeln werden und dass weitere Innovationen dazu führen können, dass weniger immunsuppressive Medikamente für die rekonstruktive Transplantation benötigt werden, während neue Mustererkennungssteuerungen für Prothesen ein verbessertes sensorisches und taktiles Feedback bieten können (16). Multizentrische und interdisziplinäre Forschungsbemühungen tragen des Weiteren zur progressiven Entwicklung des Feldes bei, indem auch psychosoziale Faktoren als zentrale Outcome-Parameter gezielter untersucht werden.

Literatur

1 Gilbert R: Transplant is successful with a cadaver forearm. *Medical Tribune Med News*, 1964; 5: 20-23.

2 Foroohar A, Elliott RM, Kim TW, et al: The history and evolution of hand transplantation. *Hand Clinics*, 2011; 27: 405-409.

3 Tobin GR, , Breidenbach WC, , Ildstad ST, et al: The history of human composite tissue allotransplantation. *Transplantation Proceedings*, 2009; 41: 466-471.

4 Dubernard JM, Owen E, Herzberg G: The first transplantation of a hand in humans: Early results. *Chirurgie*, 1999; 124: 358-365

5 Dubernard JM, Owen E, Herzberg G, et al: Human hand allograft: Report on first 6 months. *Lancet*, 1999; 353: 1315-1320.

6 Dubernard JM, Owen E, Lefrancois N, et al: First human hand transplantation. *American Journal of Transplantation*, 2000; 13: S521-S524.

7 Jones JW, , Gruber SA, Barker JS, et al: Successful hand transplantation: One-year follow-up. *New England Journal of Medicine*, 2000; 343: 468-473.

8 Gander B, Brown CS, Vasilic D, et al: Composite tissues allotransplantation of the hand and face: A new frontier in transplant and reconstructive surgery. *Transplant International*, 2006; 19: 868-880.

9 Dickenson H: Ethical issues in limb transplants. Postgraduate Medical Journal, 1999; 75: 513-515. Dubernard JM: Hand and face allografts: Myth, dream, and reality. *Proceedings of the American Philosophical Society*, 2011; 155: 13-22.

10 Dubernard JM. Hand and face allografts: Myth, dream, and reality. Proceedings of the American Philosophical Society. 2011;155:13-22.

11 Klapheke MM, Marcell C, Taliaferro G, et al: Psychiatric assessment of candidates for hand transplantation. *Microsurgery*, 2000; 20; 453-457.

12 Kumnig M, Jowsey SG, Moreno E, et al: An overview of psychosocial assessment procedures in reconstructive hand transplantation: The past, present, and future in psychosocial assessment of patients undergoing reconstructive hand transplantation. *Transplant International*, 2013; Article first published online: 14 November, 2013.

13 Kumnig M, Jowsey SG, DiMartini A: Psychological aspects of hand transplantation. *Current Opinion in Organ Transplantation*, 2014; 19(2): 188-195.

14 Cherkassky L. A fair trial? Assessment of liver transplant candidates with psychiatric illnesses. Journal of Medical Ethics: Journal of the Institute of Medical Ethics. 2011;37:739-42.

15 Streisand RM, Rodrigue JR, Sears SF, Jr., Perri MG, Davis GL, Banko CG. A psychometric normative database for pre-liver transplantation evaluations: The Florida cohort 1991–1996. Psychosomatics: Journal of Consultation Liaison Psychiatry. 1999;40:479-85.

16 Salminger S, Roche AD, , Sturma A, et al: Hand transplantation versus hand prosthetics: Pros and Cons. *Current Surgery Reports*, 2016; 4: 8. Salminger S, Sturma A, Roche AD, et al: Functional and psychosocial outcomes of hand transplantation compared with prosthetic fitting in below-elbow amputees: A multicenter cohort study. *PLoS One*, 2016; 2(11): e0162507.

17 Hautz T, Engelhardt TO, Weissenbacher A, Kumnig M, Zelger B, Rieger M, et al. World experience after more than a decade of clinical hand transplantation: Update on the Innsbruck program. Hand Clinics. 2011;27:423-31.

18 Hettiaratchy S, Butler PEM: Extending the boundaries of transplantation. *BMJ*, 2003; 326: 1226-1227.

19 Jowsey-Gregoire S, Kumnig M. Standardizing psychosocial assessment for vascularized composite allotransplantation. Curr Opin Organ Transpl. 2016a;21(5):530-5.

20 Jowsey-Gregoire S, Kumnig M, Morelon E, Moreno E, Petruzzo P, Seulin C. The Chauvet 2014 Meeting Report: Psychiatric and psychosocial evaluation and outcomes of upper extremity grafted patients. Transplantation. 2016b;100(7):1453-9.

21 Petruzzo P, Lanzetta M, Dubernard JM: The International Registry on Hand and Composite Tissue Transplantation (IRHCTT). *Transplantation*, 2015; 99: Suppl. 6S-2.

22 Biddiss EA and Chau TT: Upper limp prosthesis use and abandonment: A survey of the last 25 years. *Prosthetics Orthotics International*, 2007; 31: 236-257.

23 Agnew SP, Ko J, De La Garza M, et al: Rekonstruktive Transplantation and targated reinnvervation: A practical comparison. *Journal of Reconstructive Microsurgery*, 2012; 28: 63-68.

24 Jablecki J, Kaczmarzyk L, Patrzalek D, et al: A detailed comparison fo the functional outcome after mideforearm replantation versus mideforearm transplantation. *Transplant Proceedings*, 2009; 41: 513-516.

25 Graham B, Adkins P, Tsai TM, et al: Major transplantation versus revision amputation and prosthetic fitting in the upper extremity: A late functional outcomes study. *Journal of Hand Surgery, American Volume*, 1998; 23: 783-789.

26 Peacock K and Tsai TM: Comparison of functional results of replantation versus prosthesis in a patient with bilateral arm amputation. *Clinical Orthopaedics and Related Research*,1987; 214: 153-159.

27 Kay S and Wilks D: Invited comment: Vascularized composite allotransplantation: An update on medical and surgical progess and remaining challanges. *Journal of Plastic Reconstructive and Aesthetic Surgery*, 2013; 66: 1456-1457.

28 Bernardon L, Gazarian A, Petruzzo P, Packham T, Guillot M, Guigal V. Bilateral hand transplantation: Functional benefits assessment in five patients with a mean follow-up of 7.6 years (range 4-13 years). J Plast Reconstr Aesthet Surg. 2015;68:1171-83.

29 Weissenbacher A, Hautz T, Pierer G, Ninkovic M, Zelger BG, Zelger B. Hand transplantation in its fourteenth year: The Innsbruck experience. Vasc Compos Allotransplantation. 2014;1:11-21.

30 Chung, KC, Oda T, Saddawi-Konefka D, et al: An economic analysis of hand transplantation in the United States. *Plastic Reconstructive Surgery*, 2010; 125: 589-598.

31 ChangJ and Mathes DW: Ethical, financial, and policy considerations in hand transplantation. *Hand Clinics*, 2011; 27: 553-560.

32 Brügger U: *Should hand transplantation be reimbursed by a public payer? An up-to-date of a Swiss HTA for decision making in health care*. Paper presented at the HTAi Conference, Seoul. 2013

33 Tobin GR,, Breidenbach WC, Klapheke MM, et al: Ethical considerations in the early composite tissue allograft experience: A review of the Louisville Ethics Program. *Transplantation Proceedings*, 2005; 37: 1392-1395.

34 Barker JH, Allen F, Cunningham M, et al: Risk assessment and mangement in hand and facial tissue transplantation. *European Journal of Trauma*, 2011; 37: 469-476.

35 Brouha P, Naidu D, Cunningham M, et al: Risk acceptance in composite-tissue allotransplantation reconstructive procedures. *Microsurgery*, 2006; 26: 144-150. doi:10.1002/micr.20227

36 Cunningham M, Majzoub R, Brouha PCR, et al: Risk acceptance in composite tissue allotransplantation reconstructive procedures: Instrument design and validation. *European Journal of Trauma*, 2004; 30: 12-16.

37 Sicard D: Ethical aspects of non-life-saving allografts with special regard to the hand. In: Lanzetta M, Dubernard JM, and Petruzzo P (Eds.), *Hand Transplantation*. 2011; 107-109. Milan: Springer.

38 Simmons, PD: Ethical considerations in composite tissue allotransplantation. *Microsurgery*, 2000; 20: 458-465.

39 Shores JT, Imbriglia JE,, Lee WPA: The current state of hand transplantation. *The Journal of Hand Surgery*, 2011; 36: 1862-1867.

40 Brenner MJ, Tung TH, Jensen JN, et al;: The spectrum of complications of immunosuppression: Is the time right for hand transplantation? *Journal of Bone and Joint Surgery, American Volume*, 2002; 84: 1861-1870.

41 Schneeberger S, Landin L, Jableki J, et al: Achievements and challenges in composite tissue allotransplantation. *Transplant International*, 2011; 24: 760-769.

42 IRHCTT. (2013). International Registry on Hand Composite Tissue Transplantation. Retrieved from http://www.handregistry.com/

43 Petruzzo P, Lanzetta M, Dubernard JM, et al: The International Registry on Hand and Composite Tissue Transplantation. *Transplantation*, 2010; 90: 1590-1594.

44 Kanitakis J, Jullien D, Petruzzo P, et al: Clinicopathologic features of graft rejection of the first human hand allograft. *Transplantation*, 2003; 76: 688.

45 Landin L, Cavadas PC, Ibanez J, et al: Malignant skin tumor in a composite tissue (bilateral hand) allograft recipient. *Plastic and Reconstructive Surgery*, 2010; 125: 20e-21e.

46 Kalluri HV and Hardinger KL: Current state of renal transplant immunosuppression: Present and future. *World Journal of Transplantation*, 2012; 24: 51-68.

47 Baylis F: A face is not just like a hand: Pace Barker. *American Journal of Bioethics*, 2004; 4: 30-32.

48 Lanzetta M, Nolli R, Borgonovo A, et al: Hand transplantation: Ethics, immunosuppression and indications. *Journal of Hand Surgery*, 2001; 26: 511-516.

49 Frey S, Bogdanov S, Smith JC, et al: Chronically deafferented sensory cortex recovers a grossly typical organization after allogenic hand transplantation. *Current Biology*, 2008;, 18: 1530-1534.

50 Majzoub RK, Cunningham M, Grossi F, et al: Investigation of risk acceptance in hand transplantation. *Journal of Hand Surgery, American Volume*, 2006; 31A: 295-302.

51 Balasubramanian G, McKitty K, Fan, SLS: Comparing automated peritoneal dialysis with continuous ambulatory peritoneal dialysis: Survival and quality of life differences? *Nephrology, Dialysis, Transplantation*, 2011; 26: 1702-1708.

52 Clarke A, Butler PEM. Face transplantation: Psychological assessment and preparation for surgery. Psychology, Health & Medicine. 2004;9(3):315-26.

53 Newell R. Body image and disfigurement care. London , UK: Routledge; 2000a.

54 Newell R, Marks M. Evaluation of self-help leaflet in treatment of social difficulties following facial disfigurement. Int J Nurs Stud. 2000b;37:381-8.

55 Bradbury E. Understanding the problems. In: Lansdown R, Rumsey N, Bradburry E, Carr T, Partridge J, editors. Visibly different: Coping with disfigurement Oxford, UK: Butter-worth-Heinemann; 1997. p. 180-93.

56 Bramstedt KA. Informed Consent for Facial Transplantation. In: Siemionow M, editor. The Know How of Facial Transplantation. London: Springer; 2011. p. 255-60.

57 Gordon CR, Siemionow M. Requirements for the development of a hand transplantation program. Annals of Plastic Surgery. 2009;63:262-73.

58 Kumnig M, Jowsey-Gregoire S. Key psychosocial challenges in vascularized composite allotransplantation. World J Transplant. 2016;24(6):91-102.

59 Siemionow M, Coffman KL. Ethics of facial transplantation revisited. Curr Opin Organ Transpl. 2014;19:181-7.

5.5

SELBSTHILFE - EIN „PLACEBO“ MIT STARKER WIRKUNG

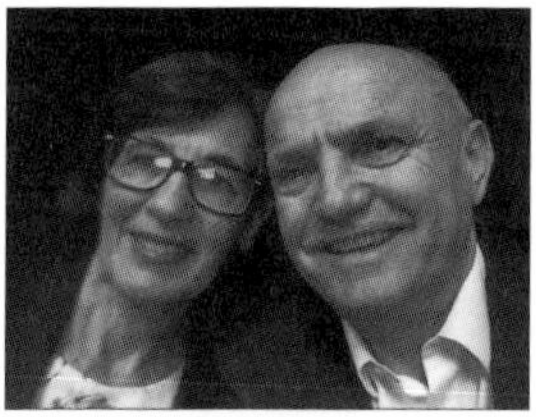

Rudolf Brettbacher mit seiner Frau Sissy
ANÖ - Arbeitsgemeinschaft der Nierenkrankenvereine Österreichs

Der Begriff Selbsthilfe bezeichnet selbstorganisierte Zusammenschlüsse um auf gemeinsame Ziele, Aufgaben oder Probleme aufmerksam zu machen und gemeinsam an einer Lösung oder Verbesserung zu arbeiten (Wikipedia, 2024).

Insbesondere im Gesundheitsbereich - aufgrund der zahlreichen verschiedenen Erkrankungsformen, Therapien und Herausforderungen, denen Betroffene und ihre Angehörigen im täglichen Leben gegenüberstehen - haben sich viele selbstorganisierte Gruppen und Vereine mit dem Ziel der Selbsthilfe gebildet.

Auch im Themenbereich Organtransplantation haben sich im Laufe der Zeit Selbsthilfegruppen gebildet. Meist entwickelten sich die Gruppen thematisch ausgehend von den jeweils betroffenen Organen. Vor allem aber sind die Gruppen stark geprägt durch die jeweils handelnden Personen und die möglichen Rahmenbedingungen. Es haben sich sowohl regionale Gruppen in den

Bundesländern gebildet als auch überregionale Selbsthilfe-Organisationen - manchmal entstanden diese auch aus Zusammenschlüssen regionaler Gruppen. So bestehen zum Beispiel aktuell im Themenbereich Leber zwei große Selbsthilfevereine. Einmal der Verein der Lebertransplantierten Österreichs und die Hepatitis Hilfe Österreich. Im Themenbereich Herz und Lunge agiert der Österreichische Verband der Herz- und Lungentransplantierten und in den Themenbereichen Niere und Pankreas gab es einen Zusammenschluss der Bundesländervereine zum Dachverband Arbeitsgemeinschaft Niere Österreich. Ebenfalls überregional agiert das Bundesforum Transplantation im Bundesverband Selbsthilfe Österreich. Dieses Forum setzt sich zusammen aus jeweils zwei Personen aus den Selbsthilfebereichen Herz-Lunge, Leber und Niere-Pankreas.

5.5.1 Kernaufgaben der Selbsthilfe im Themenbereich Organtransplantation

Was leisten wir als aktive Mitglieder der Selbsthilfe und welche Aufgaben erfüllen oder versuchen wir bestmöglich zu erfüllen? An erster Stelle stehen die Betroffenen mit ihren individuellen Organproblemen. Im Idealfall wenden sich schwer und meist chronisch Erkrankte schon zum Zeitpunkt der Diagnose an die betreffenden Selbsthilfeorganisationen. Aus Erfahrung wissen wir, dass Begleitung durch die Selbsthilfe einen positiven Effekt für die Betroffenen haben kann. Dieser Effekt wirkt stärker, je früher man sich der neuen Situation stellt und diese akzeptieren kann. Unterstützt durch die Begleitung von anderen Betroffenen, kann das Gefühl des „der-Situation-ausgeliefert-seins“ abgemildert werden und sich damit die Lebensqualität verbessern. Gespräche mit Menschen, die selbst betroffen sind, bzw. waren und ein Stück des Weges schon gegangen sind, können helfen und sind unbezahlbar wertvoll. Aus einer Fülle von Erfahrungen und Tipps werden von den Ratsuchenden jene übernommen, welche den eigenen Alltag rascher wieder zu einer annähernden Normalität führen können. Genau dieses Gefühl, nicht allein zu sein, sich jederzeit austauschen zu können welcher Körper, Geist und Seele sehr guttut und nachweislich auch bessere klinische Werte bringt (Chen et.al., 2008, Abstract und) Moattari. et.al., 2012, Abstract)

Mit der Entwicklung der Selbsthilfe trat neben den von der Erkrankung betroffenen Personengruppen eine weitere Zielgruppe in den Fokus. Gleichauf mit den Betroffenen müssen unbedingt auch deren Angehörige, meist Partnerinnen oder Partner, genannt werden. Es sind oft sie, welche sich nach einer Diagnose um eine gute Implementierung der diagnosebedingten Anpassungen im Alltag bemühen. Immer wieder erleben wir, dass Angehörige mehr Fragen haben als der oder die Betroffene selbst, diese aber, je nach Situation, nicht oder nicht alle als befriedigend beantwortet empfinden. Meist ist die Diagnose auch ein Prozess über einen kürzeren oder längeren Zeitraum und es entstehen immer wieder neue oder andere Fragen. Auch hier kann von Seiten der Selbsthilfe ergänzend begleitet werden. Das zentrale Thema dabei ist „Wie geht es der Partnerin oder dem Partner mit der Situation?“. In dieser Frage bleiben jene, welche in ihrem persönlichen Umfeld keine Gesprächspartner haben, oftmals auf der Strecke.

Deshalb bieten Selbsthilfegruppen seit einigen Jahren speziell auch für diese Gruppe eigene Workshops oder auch Online-Angehörigengespräche, usw. an. Zu Beginn unserer Aktivitäten für die Angehörigen waren wir selbst sehr überrascht, wie große hier der Bedarf ist.

Die Betreuung und Unterstützung der Betroffenen und Angehörigen ist also unsere Hauptaufgabe. Sie umfasst

- persönliche und telefonische Gespräche,
- Beratung rund um den Themenbereich Umsetzung diagnosebedingter Anpassungen im Alltag,
- Organisation von informellen Zusammenkünften (zum Beispiel in Form von Stammtischen),
- Workshops in vielfältiger Form und zu verschiedenen Themen,
- Organisation von formellen Informationsveranstaltungen und
- Symposien aber auch
- digitale und gedruckte Informationen sowie
- Organisation von geselligen Ausflügen und Feiern, sowie
- Dankesmessen für unsere Spender und Spenderinnen.
- Beratungen, Informationen und Weitervermittlung an die zuständigen Stellen bei sozialen und rechtlichen Fragen (zum Beispiel beim Ansuchen um den Behindertenpass).

5.5.2 Weitere Aufgaben der Selbsthilfe – Kooperationen, Bildung, Gesellschaft, Politik

Über unsere Kernaufgaben hinaus engagieren wir uns auch in anderen wichtigen Bereichen. Was oftmals weniger bekannt ist, ist unsere Unterstützung in und die Zusammenarbeit mit den Bereichen der Pflege und Ärzteschaft. Zum Beispiel bei patientenspezifischen Projekten und Anliegen, Studien oder systemtechnische Themen. Vor allem wenn es dabei um die Verbesserungen im Bereich von Therapien oder die Verbesserung der Lebensqualität von Patientinnen und Patienten geht.

Gerne sind wir auch Partner in der Aus-, Fort-, und Weiterbildung. Wir stehen zum Beispiel Schülerinnen und Schülern bei ihren vorwissenschaftlichen Arbeiten für die Matura mit Rat und Information zur Seite. Kontaktpunkt dafür ist meist das Transplant-Forum Oberösterreich (kurz: TX-Forum OÖ). Das TX-Forum OÖ bietet seit 2011 Schulungsvorträge an. Hauptzielgruppe für diese Vorträge sind die Schülerinnen und Schüler in den verschiedenen mittleren allgemeinbildenden und berufsbildenden Schulen sowie in den Gesundheits- und Krankenpflegeschulen. Das Team für den insgesamt dreistündigen Vortrag setzt sich jeweils zusammen aus Ärzten, diplomierten Gesundheit- und Krankenpflegern sowie transplantierten Personen. In den ersten 12 Jahren wurden bereits über 300 derartige Vorträge mit äußerst positivem Feedback abgehalten. Darüber hinaus begleitet je eine transplantierte Person die Fortbildungen in den medizinischen Fachhochschulen. Richtig informiert sein und darüber reden, im fachlichen aber auch im familiären und freundschaftlichen Umfeld ist die Devise.

Es freut uns sehr und bestätigt uns in unseren Bemühungen um die Aufklärung, dass auch bei den Kommunikationsseminaren für Ärzte und Pflege - organisiert und durchgeführt von der ÖBIG-Transplant (Österreichisches Bundesinstitut für Gesundheitswesen) jeweils ein Betroffener oder eine Betroffene eingeladen sind, ihre Lebensgeschichte zu erzählen.

Nicht zuletzt, sei auch den sozialen und gesellschaftlichen Beitrag der Selbsthilfearbeit hingewiesen. Wir sehen in den verschiedenen

Altersgruppen, vor allem aber bei der älteren Generation, dass mit der Diagnose bzw. der Erkrankung häufig auch ein Rückzug im sozialen Umfeld erfolgt. Hier können vor allem die Aktivitäten in den regionalen Selbsthilfegruppen einen wertvollen Beitrag leisten, um diesem Prozess des Rückzuges gegenzusteuern.

Eine immer wichtiger werdende Aufgabe ist zudem die Vertretung von Patienteninteressen in Landes- und Bundesgremien bzw. die zur Verfügungstellung von Ansprechpartnern für die Politik und Gesundheitseinrichtungen.

5.5.3 Selbsthilfe International

Die Selbsthilfe der Organtransplantierten endet nicht an der Staatsgrenze. Die Aktivitäten erstrecken sich auch darüber hinaus. So sind der Aufbau und die Pflege von internationalen Netzwerken ein weiterer wichtiger Baustein. Es gibt Kontakte zu den europäischen Verbänden wie zum Beispiel ESOT (European Society for Organ Transplantation), EKPF (European Kidney Patient Federation), ERKnet (European Rare Kidney Disease Reference Network). Immer wieder entwickeln sich länderübergreifende Kooperationen. So hat zum Beispiel die Arbeitsgemeinschaft Niere Österreich im Jahr 2017 das „Nieren-Netzwerk Alpe Adria“ mit dem Verband aus Deutschland, der Schweiz und Südtirol gegründet - in dem es jährlich ein Treffen in einem der Mitgliedsländer gibt. Aktuell gibt es auch einen Austausch mit Frankreich. Die Selbsthilfeorganisationen entwickeln sich also stetig weiter.

5.5.4 Chancen und Herausforderungen in der Arbeit der Selbsthilfeorganisationen

Fassen wir nochmals die positiven Effekte und die Vorteile der Selbsthilfe zusammen: Die Betroffenen können sich mit anderen Betroffenen austauschen, aus deren Erfahrungsschatz lernen und sich dadurch nach einer schwerwiegenden Diagnose im Alltag schneller oder auch besser zurechtfinden. Klinische Werte können sich verbessern und auch die Angehörigen bekomme Antworten auf ihre Fragen und können ihre Sorgen und Ängste mit anderen teilen.

Im Idealfall entlasten die Selbsthilfeorganisationen durch ihre Beratungsleistungen im nicht-medizinischen Bereich die Ärztinnen und Ärzte, sowie das Pflegepersonal. Das könnte neben der psycho-sozialen Komponente auch eine zeitliche Entlastung des medizinischen Personals bedeuten. Und nicht zuletzt könnte es Effekte in der Adhärenz, also der Erreichung der von Patienten und medizinischen Betreuern vereinbarten Therapieziele im Rahmen der Behandlung, geben.

Damit diese positiven Effekte der Selbsthilfe wirksam werden können, sind entsprechende Rahmenbedingungen erforderlich. Zum Beispiel eine gute Strukturierung der Selbsthilfeorganisationen mit klar definierten Ansprechpersonen. Meist sind dies die Vorsitzenden der Landesvereine oder -gruppen bzw. die Vorsitzenden der bundesweiten Dachverbände.

Je transparenter und strukturierter die Selbsthilfe organisiert sind, desto leichter und wirksamer ist die Imagebildung in der Öffentlichkeitsarbeit und die Sichtbarkeit für die Politik und Verantwortlichen im Gesundheitsbereich. Ein vorbildliches Beispiel für die Patientenvertretung in Gremien ist zum Beispiel der ÖBIG-Transplantationsbeirat. Seit Gründung dieses Beirates sind 2 Patientenvertreter bzw. -vertreterinnen mit jeweils einem Stellvertreter oder Stellvertreterin ständig im Beirat vertreten. Leider gibt es im Allgemeinen noch keine Standards für die Funktion als Patientenvertreter und auch keine Vorgabe, dass es in allen relevanten Gremien und Ausschüssen Patientenvertreter geben muss. Im Rahmen dieser Vorgaben wäre es auch wichtig festzulegen, welche Fertigkeiten, welchen Wissensstand und welche Kenntnisse eine solche Position und Arbeit erfordert, damit eine qualitativ gute Vertretung gewährleistet werden kann.

Um weitestgehend alle Bedarfe für die Betroffenen und Angehörigen abdecken zu können, wäre es wünschenswert öffentlich finanzierte Vollzeitstellen in den jeweiligen Selbsthilfegruppen zur Verfügung zu haben. Leider gibt es bis dato dazu keine Finanzierung. Ein Zustand, an dessen Verbesserung alle Beteiligten eine gemeinsame Lösung suchen sollten.

Die allermeisten Betroffenen, Angehörige, Ärzte und Ärztinnen, Personen aus der Pflege oder aus anderen Bereichen des Gesundheitssystems, schätzen die Aktivitäten der Selbsthilfeorganisationen sehr. Die positiven Auswirkungen der freiwilligen und ehrenamtlichen Leistungen von Mitarbeiterinnen und Mitarbeitern der Selbsthilfegruppen werden überwiegend sehr geschätzt.

Um auch weiterhin die Herausforderungen und Aufgaben bewältigen zu können, braucht es von Seiten der Gesetzgeber und in der Finanzierung, zum Beispiel über die Gesundheitskassen, verstärkte Unterstützung. So könnte die Selbsthilfe zum Beispiel gesetzlich verankert werden und so die operativen Rahmenbedingungen verbessert werden.

5.5.5 Warum sich Menschen in der Selbsthilfe engagieren

Zum Schluss möchte ich noch gerne darauf eingehen, warum sich trotz aller Herausforderungen immer wieder Menschen bereit erklären, bei einer der vielen Selbsthilfeorganisationen mitzuarbeiten bzw. als Mitglied dabei zu sein. Aus meiner Sicht gibt es dafür drei Zugänge:

Erstens aus Dankbarkeit, weil es einem durch die Therapie bzw. Transplantation wieder gut geht und die Organspende ein ganz wunderbares Geschenk ist, für das man der Gesellschaft, den Menschen etwas zurückgeben möchte.

Zweitens die allgemeine Sinnstiftung, die eine Mitwirkung in einem Verein oder in einer Gruppe mit sich bringt. Einfach etwas Sinnvolles und Gutes für Andere zu tun, stiftet Lebenssinn. Und als Mitglied der Selbsthilfegruppe kann man im Gegenzug von den Informationen und Erfahrungen profitieren.

Als dritter Punkt ist der soziale Aspekt zu nennen. Hinaus aus dem Grau des Alltags und gemeinsam etwas Erleben und sich darüber austauschen, tut den meisten Menschen einfach gut.

In diesem Sinne - auf eine starke Selbsthilfe im Bereich der Organtransplantation!

Suchen Sie Ansprechpartner unter Betroffenen oder Angehörigen, wenden Sie sich vertrauensvoll an eine der folgenden Kontaktadressen für Selbsthilfegruppen (alphabetisch geordnet nach Organen):

Herz & Lunge

HLuTX – Österreichischer Verband
der Herz- und Lungentransplantierten
Obere Augartenstraße 26-28/II/1.09, 1020 Wien
Telefon: +43 1 5328769
E-Mail: verband@hlutx.at
Website: www.hlutx.at

Leber

Hepatitis Hilfe Österreich (HHÖ) –
Plattform Gesunde Leber
Anton-Burg-Gasse 1/44, A-1040 Wien
Telefon: +43 1 581 03 28
E-Mail: info@gesundeleber.at
Website: www.gesundeleber.at

Verein der Lebertransplantierten Österreichs
Herbststraße 101/16/16, A-1160 Wien
Telefon: +43 1 493 21 11

Niere (Pankreas)

ANÖ - Arbeitsgemeinschaft der Nierenkrankenvereine Österreichs
Parmuntweg 11, A-6820 Frastanz

Telefon:	+43 676 9744376
E-Mail:	vorstand@argeniere.at
Website:	www.argeniere.at

Bundesländervereine:

Niere Kärnten:	kaernten@argeniere.at
Niere Oberösterreich:	ooe@argeniere.at
Niere Salzburg:	sbg@argeniere.at
Selbsthilfe TransPlant Steiermark:	office.transplant.verein@gmail.com
Nierene (Südtirol):	info@nierene.org
Nephro Tirol:	nephrotirol@argeniere.at
Niere Vorarlberg:	vbg@argeniere.at
GND-WNB (Wien-NÖ-Bgld.):	wnb@argeniere.at

Pankreas

Pankreatitis Austria
E-Mail: office@pankreatitis-austria.at

Literatur

1 Chen, Yu-Chi et.al. (2008): Haemodialysis: The effects of using the empowerment concept during the development of a mutual-support group in Taiwan. In: Journal of Clinical Nursing 17(5A):133-42. URL https://www.researchgate.net/publication/5553090_Haemodialysis_The_effects_of_using_the_empowerment_concept_during_the_development_of_a_mutual-support_group_in_Taiwan (Abgerufen am 27.08.2024)

2 Moattari, Marzieh et.al. (2012): The effect of empowerment on the self-fficacy quality of life and clinical and laboratory indicators of patients treated with hemodialysis: A randomized controlled trial. In: Health and Quality of Life Outcomes 10(1):115. URL https://www.researchgate.net/publication/230884286_The_effect_of_empowerment_on_the_self-fficacy_quality_of_life_and_clinical_and_laboratory_indicators_of_patients_treated_with_hemodialysis_A_randomized_controlled_trial (Abgerufen am 27.08.2024)

3 Wikipedia (2024): Selbsthilfe. In: Wikipedia – Die freie Enzyklopädie. Bearbeitungsstand: 26. Januar 2024, 18:08 UTC. URL: https://de.wikipedia.org/w/index.php?title=Selbsthilfegruppe&oldid=241580356 (Abgerufen: 27. August 2024, 07:38 UTC)

5.6

SPORT & ORGANTRANSPLANTATION

Ein Beitrag von Christine P., Stefanie K. & Sigi M.

„Warte nicht darauf, dass dich jemand motiviert, sondern motiviere andere mit deinen Erfolgen".

Nach einer Organtransplantation erleben viele von uns Transplantierten große Erfolge. Diese Erfolge zeigen sich in der zurückgewonnenen Lebensqualität, der Möglichkeit, wieder aktiv am Berufsleben teilzunehmen, oder in der Fähigkeit, den Alltag selbstständig zu meistern. Doch auch durch viele sportliche Erfolge und Höchstleistungen können weltweit Transplantierte aufzeigen. Unter dem Motto „Back to Life" – das auch auf den Radtrikots der Euregio-Tour zu finden ist – finden viele schwerkranke Menschen nach ihrer Transplantation den Weg (zurück) zum Sport. Was früher unmöglich erschien, wird durch eine Organspende möglich: vom Krankenbett in die Sportkleidung. Hinter jedem Erfolg und jeder sportlichen Leistung steht eine beeindruckende und berührende Geschichte. Es kommt dabei nicht darauf an, sportliche Höchstleistungen zu vollbringen, sondern sich im Rahmen seiner

Möglichkeiten sportlich zu betätigen. Denn Sport ist auch für Transplantierte wichtig und trägt maßgeblich zu unserer Gesundheit und unserem Wohlbefinden bei.

Zwei herausragende Veranstaltungen, die zur Sport- und Trainingsmotivation beitragen sind die Europa- und die Weltmeisterschaften der Transplantierten, die von den jeweiligen Verbänden in verschiedenen europäischen und internationalen Ländern ausgetragen werden. Die European Transplant & Dialysis Sports Federation (ETDSF) organisiert die Europameisterschaften, während die World Transplant Games Federation (WTGF) die Weltmeisterschaften ausrichtet. Die WTGF ist zudem vom Internationalen Olympischen Komitee als Multisportorganisation anerkannt. Bemerkenswert ist, dass die World Transplant Games bereits auf eine lange Geschichte zurückblicken, da die erste Ausgabe bereits 1978 stattfand. Viele Transplantierte nutzen diese Gelegenheit, um ihre sportlichen Leistungen zu zeigen und sich unter Gleichgesinnten zu feiern. Dabei treten Transplantierte unterschiedlicher Organe aus verschiedensten Ländern in zahlreichen Sportarten gegeneinander an. Das große Motto lautet: „Dabei sein ist alles“, und jeder Schritt hin zu einem sportlichen Lebensstil zählt. Die Spiele sollen Transplantierte dazu ermutigen, Sport zu treiben und sich immer neue Ziele zu setzen. Abseits der Wettkämpfe werden neue Freundschaften geknüpft und bestehende Freundschaften gepflegt, die Dankbarkeit am Leben zu sein, wird gefeiert, und das Leben selbst wird zelebriert. Hier kommen Menschen zusammen, die alle eines gemeinsam haben: Die Chance, dank einer Organspende noch am Leben zu sein. Dies wird auch durch den offiziellen Leitsatz der Spiele „Powered by the Gift of Life“ verdeutlicht.

Da die European Transplant Sports Championships und die World Transplant Games jährlich abwechselnd stattfinden, heißt es für viele Sportlerinnen und Sportler: „Nach den Spielen ist vor den

Spielen." So hat man stets ein neues Ziel vor Augen und eine neue Motivation, zu trainieren. Vielleicht entdeckt man sogar eine neue Sportart, die man bei den Spielen kennengelernt hat. Es gibt auf jeden Fall für jeden eine passende Disziplin.

Siehe auch: https://etdsf.org/
(European Transplant & Dialysis Sports Federation)

Siehe auch: https://www.eu-tsc.org/
(European Transplant Sports Championships)

Siehe auch: https://wtgf.org/
(World Transplant Games Federation)

ATSF – Austrian Transplant Sports Federation

Auch auf österreichischer Ebene existiert ein Verein, der sportbegeisterte transplantierte Menschen zusammenbringt, eigene Veranstaltungen organisiert und die Vertretung gegenüber den europäischen und internationalen Verbänden übernimmt - die Austrian Transplant Sports Federation oder kurz ATSF genannt. Die Ursprünge des Vereins reichen bis in das Jahr 1984 zurück. Damals handelte es sich um einen Tiroler Verein, der 1997 alle Transplantierten Österreichs aufnahm und zu einem nationalen Verein für transplantierte Sportler wurde. Heute zählt der Verein etwa 130 Mitglieder, von denen ungefähr 90 transplantiert sind. Das Ziel des Vereins ist es, die Fitness, Gesundheit und sportliche Aktivität von Transplantierten zu fördern und das öffentliche Bewusstsein für Organspende und Transplantation zu stärken.

Als österreichisches Nationalteam im Rahmen des ATSF sind wir bei den European Transplant Sports Championships und den World Transplant Games meist sehr erfolgreich und haben bereits mehrere Meistertitel und zahlreiche Medaillen gewonnen. Derzeit nehmen an den Europa- und Weltmeisterschaften meist rund 15 österreichische sportbegeisterte Athletinnen und Athleten teil. Für die Zukunft hoffen wir, noch viele weitere österreichische Transplantierte für den Sport begeistern zu können und durch unsere Teilnahme und unsere Erfolge das Bewusstsein für Organspende in der Bevölkerung zu schärfen.

Kontakt zur österreichischen Sportvereinigung transplantierter Sportlerinnen und Sportler finden Sie hier:

ATSF: Austrian Transplant Sports Federation
Rettenbach 15, A-6365 Kirchberg in Tirol
Telefon: +43 664 562 36 39
E-Mail: atsf@aon.at
Website: www.atsf.at

Neben diesen europäischen und weltweiten Veranstaltungen gibt es auch die jährliche Euregio-Tour.

Diese Radtour, die als grenzüberschreitende Veranstaltung konzipiert ist, führt durch die drei Euregio-Regionen Tirol, Südtirol und Trentino und wird vom Transplant Sport Club, der Sportgruppe für Transplantierte in Italien organisiert. Auch hier soll die Botschaft „Organspende rettet Leben" in die Welt getragen werden. Rund 70 Teilnehmerinnen und Teilnehmer, darunter Transplantierte, Ärzte, Pflegepersonal und Begleiter, radeln in drei Etappen von Innsbruck nach Arco am Gardasee.

Die dreitägige Radtour führt jedes Jahr über verschiedene Gebirgspässe. Nach etwa 300 Kilometern und rund 4.000 Höhenmetern, die den Teilnehmerinnen und Teilnehmern einiges abverlangen, erreichen sie schließlich das jährlich gleichbleibende Ziel in Arco.

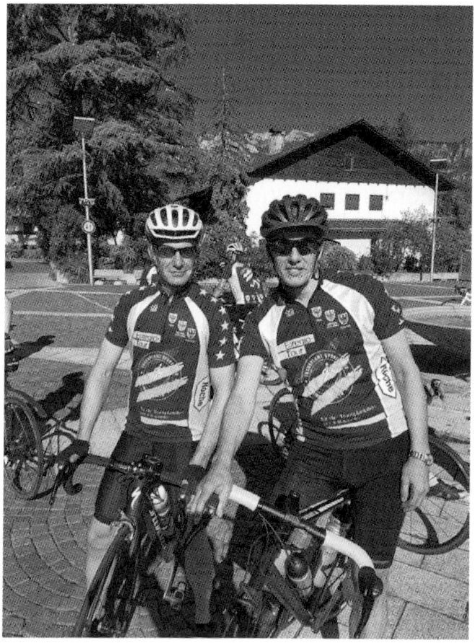

Abbildung 1: Die Herausgeber, bei einer gemeinsamen Euregiotour für die Transplantation

Es ist faszinierend zu sehen, dass es keinen Unterschied in der Leistungsfähigkeit zwischen transplantierten und nicht transplantierten Radfahrerinnen und Radfahrern gibt. Dies zeigt eindrucksvoll, dass Menschen nach einer Transplantation ein ganz normales Leben führen und sportlich wieder leistungsfähig sein können. Dieses Event unterstreicht die Bedeutung der Organspende und sensibilisiert gleichzeitig die Bevölkerung in den Euregio-Regionen. An den täglichen Etappenzielen, die jedes Jahr in einer anderen Gemeinde liegen, gibt es stets einen Empfang für die Radfahrerinnen und Radfahrer sowie eine kurze Ansprache. Auch in den Medien ist dieses Event stets stark vertreten.

Siehe auch:
https://transplantsport.it/project_sport/euregiotour/?lang=de

Bei all diesen sportlichen Veranstaltungen steht nicht nur der Sport, sondern auch der Spaß im Vordergrund. Die Euphorie und die Dankbarkeit der Teilnehmerinnen und Teilnehmer, dank der Organspende ein zweites Leben geschenkt bekommen zu haben, sind überwältigend. Diese Lebensfreude und die positiven Vibes, die bei solchen Events spürbar sind, tragen die Teilnehmerinnen und Teilnehmer noch lange in ihrem Herzen. Jeder, der einmal dabei war, möchte unbedingt wieder mitmachen – es macht auf eine gewisse Art und Weise süchtig. Zudem sind es großartige öffentlichkeitswirksame Veranstaltungen, bei denen wir mit unserer Teilnahme auf die Wichtigkeit der Organspende hinweisen können.

Stellvertretend für viele sportlich Transplantierte möchten wir drei nun in diesem Kapitel unsere sportlichen Erfolge teilen:

Christine konnte bereits sechs Monate nach ihrer Herztransplantation 2017 wieder eine Skitour in den Tiroler Bergen absolvieren. Vor der Transplantation war es ihr nicht mehr möglich, 50 Meter am Stück zu gehen oder ein Stockwerk zu Fuß zu bewältigen. Obwohl sie sich nach der Transplantation viel sportlich betätigte, fehlte ihr lange der Mut, an den oben genannten Veranstaltungen teilzunehmen. Ständig quälten sie Gedanken, dass sie nicht gut genug sei. Im Jahr 2023 fasste sie jedoch den Entschluss, gemeinsam mit ihrem Partner an der Euregio-Tour teilzunehmen – und es war ein voller Erfolg. Tränenüberströmt erreichte sie das Ziel in Arco und konnte kaum glauben, was sie geleistet hatte. Sie ist die gesamten 296 km und 4480 Höhenmeter selbstständig mit ihrem Rennrad geradelt. Beflügelt von der Atmosphäre beschloss sie, auch bei den kommenden Winter World Transplant Games und den European Transplant Sports Championships teilzunehmen. Hier konnte sie sowohl bei den Langlauf-Wettbewerben im Winter als auch beim Laufen, Schwimmen und Radfahren im Sommer mehrere Medaillen gewinnen. Seit 2024 ist sie Europameisterin in der

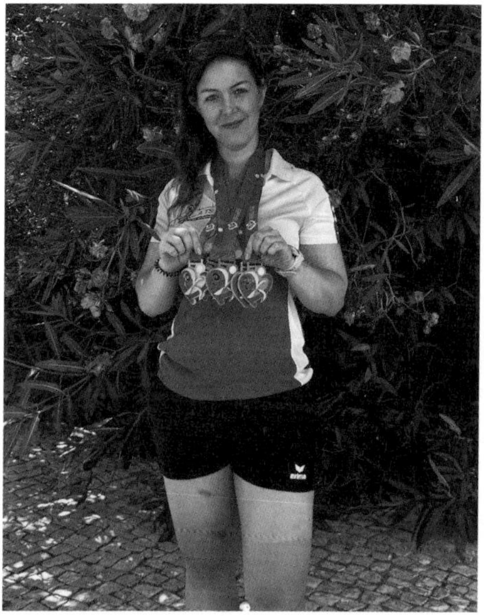

Abbildung 2: Christine P. als erfolgreiche Athletin 2024

virtuellen Triathlon-Wertung sowie Weltmeisterin im Biathlon, im 5-km-Langlauf klassisch, im 1-Stunden-Langlauf freestyle und im Schneeschuhlauf. Natürlich ließ sie auch die Euregio-Tour in diesem Jahr nicht aus.

Sigi ist von uns Dreien am längsten transplantiert und ein Routinier im Transplantiertensport. Bereits 1999, als er gerade einmal 9 Jahre alt, erhielt er ein neues Herz und eine neue Lunge. Seine Begeisterung für Sport zeigte sich schon lange vor seiner schweren Operation – Fußballprofi zu werden, war sein großer Traum. Nach der Transplantation wuchs sein Interesse an sportlichen Veranstaltungen für Transplantierte. Doch er erfuhr erst 2012 von diesen Möglichkeiten und nahm im selben Jahr an den Europameisterschaften in Zagreb teil. Trotz nur drei Wochen Vorbereitung wurde er Vize-Europameister im Tischtennis-Einzel und belegte den

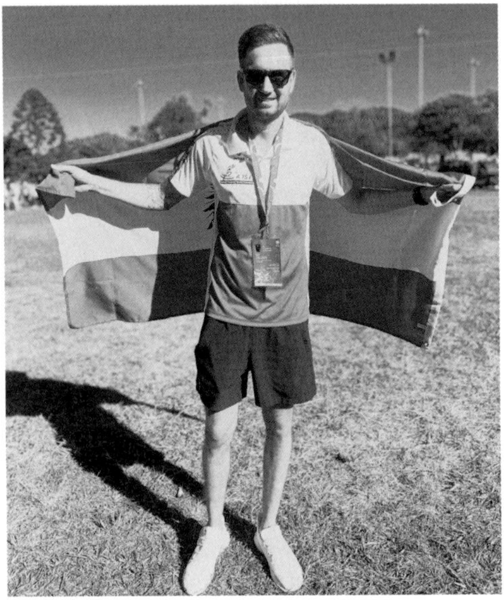

Abbildung 3: Sigi M vertritt Österreich bei diversen Sportveranstaltungen

dritten Platz im Tischtennis-Mixed und im Badminton-Einzel. Mit vollem Selbstvertrauen und neuem sportlichen Ehrgeiz wusste er sofort, dass dies der Anfang einer langen sportlichen transplantierten Karriere sein wird. Bei den folgenden Europameisterschaften im Jahr 2014 erzielte Sigi mit seinem Partner eine herausragende Leistung, als sie Europameister im Beachvolleyball wurden. Diese großartigen Erfolge ermutigten ihn, auch neue Sportarten auszuprobieren, und er entschied sich. Bei den darauffolgenden Europa- und Weltmeisterschaften wurde er auf die Disziplin Hochsprung aufmerksam und beschloss, sich dieser Herausforderung zu stellen. Nach sechs Monaten intensiver Vorbereitung gewann er 2017 den Weltmeistertitel im Hochsprung und wurde zudem Vizeweltmeister im Tischtennis-Doppel und Bowling. Sigi hat inzwischen an zahlreichen Europa- und Weltmeisterschaften erfolgreich teilgenommen und kann stolz auf insgesamt 46 Medaillen zurückblicken.

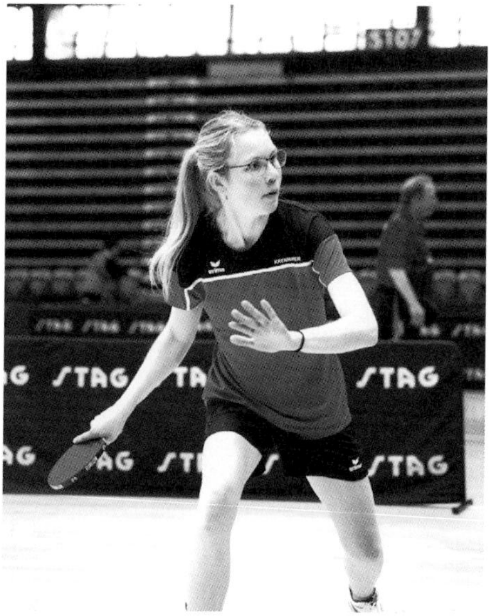

Abbildung 4: Stefanie K. beim Tischtennis

Stefanie hat bereits an mehreren Europa- und zwei Weltmeisterschaften teilgenommen. Im Jahr 2023 gelang es ihr bei der Weltmeisterschaft in Perth, den Weltmeistertitel im Tischtennis-Damen-Einzel zu gewinnen. Zudem konnte sie bereits 2022 den Europameistertitel im Tischtennis erringe, den sie auch 2024 erfolgreich verteidigt hat. Diese Erfolge wurden auch vom österreichischen Tischtennissport gefeiert und wurde sie daher 2022 zur „Tischtennissportlerin des Jahres mit Behinderung" ernannt. Im Jahr 2019 führte sie dieser sportliche Weg im Rahmen einer Expetition auf den Jebel Toubkal, der mit 4.167 Metern, zu einem der höchsten Berge des Atlasgebirges zählt. Die Ankunft am Gipfel war ein sehr emotionales Erlebnis für Stefanie, bei dem sie viele Tränen vergossen hat. Das Expeditionsteam umfasste Lungentransplantierte aus sechs unterschiedlichen Ländern und ein großes Ärzteteam. Es konnte damit eindrücklich unter Beweis gestellt werden, zu welchen Höchstleistungen Transplantierte nach einer Transplantation und konsequentem sportlichen Training wieder fähig sind. Solche unglaublichen Erlebnisse wären für sie ohne Organspende nicht möglich gewesen, denn Stefanie war vor ihrer Transplantation beinahe bettlägerig. Die Sauerstoffflasche war ihr ständiger Begleiter. 20 Meter zu gehen fühlten sich bereits an wie ein Marathonlauf und ein normales Leben war nicht mehr möglich. Bereits ein Jahr nach ihrer doppelseitigen Lungentransplantation konnte sie wieder mit regelmäßigem Training beginnen und ihren Leidenschaften, dem Tischtennis spielen und Wandern nachgehen.

Für uns drei steht fest, dass Sport zu unserem Leben gehört. Wir sind überglücklich und dankbar, dass wir durch die Organspende nicht nur die Chance erhalten haben, wieder ein normales Leben zu führen, sondern darüber hinaus auch sportlich wieder sehr leistungsfähig sein können. Diese Erfolge sind wie die Streusel auf dem Kuchen der Organtransplantation. Wir sind fest entschlossen, weiterhin an vielen Wettkämpfen teilzunehmen und uns sportlich zu messen. Wir freuen uns, unsere Erfolgsgeschichten mit der Öffentlichkeit zu teilen und hoffen, dass wir dadurch Menschen, die schwer krank sind und auf ein Organ warten, sowie deren Angehörigen Mut und Hoffnung schenken können. Wir werden uns stets neue Ziele setzen, Grenzen überwinden und andere Menschen inspirieren, es uns gleichzutun. Ein großer Dank gilt unseren Spenderinnen und Spendern, denn ohne sie wäre dies alles für uns nicht möglich.

6

DIE ZUKUNFT DER ORGANTRANS-PLANTATION

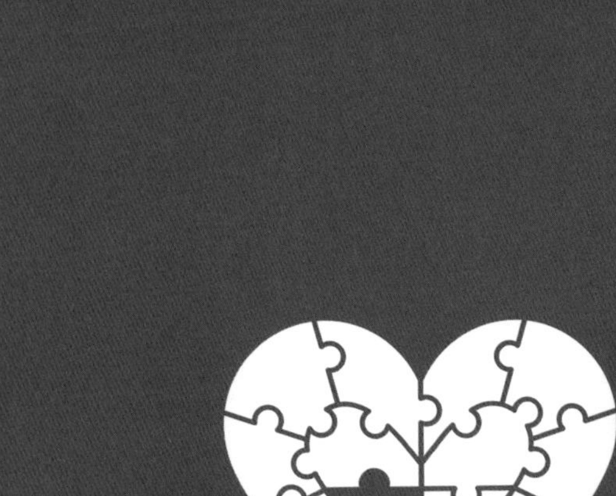

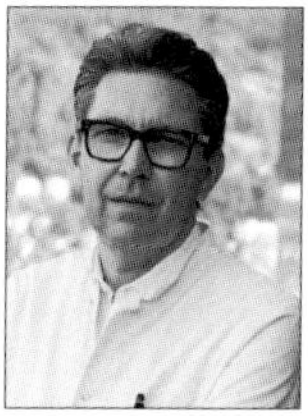

Gerald Brandacher

6.1

FASZINATION TRANSPLANTATION

Die Organtransplantation hat seit jeher eine ganze besondere Faszination auf den Menschen ausgeübt und hat sich vielleicht nicht zuletzt deshalb zu einer der größten Erfolgsgeschichten der Medizin des letzten Jahrhunderts entwickelt. Diese besondere Faszination der Transplantation basiert darauf, dass sich dieses Gebiet sehr häufig in Grenzbereichen bewegt, womit ständige Innovation einhergeht, die den Einsatz letzter technologischer Errungenschaften bedarf, und vielfach geprägt ist durch charismatische Pioniere. In einer Zeit in der Impact immer mehr gemessen wird an Media Klicks, Tweets oder Downloads zeigt sich diese Faszination der Transplantationsmedizin auch eindrucksvoll dadurch, dass die Berichterstattung der ersten Herztransplantation am 3. Dezember 1967 durch Christiaan Barnard das größte Medienereignis moderner Zeit war – vergleichbar nur mit der Mondlandung zwei Jahre später am 20 Juli 1969. Seit ihren Anfängen ist die Transplantationschirurgie zudem ein Paradebeispiel für Multidisziplinarität. Es war das erste Fachgebiet, das einen multidisziplinären Zugang zur Patienten Behandlung eingeführt hat und dabei die Expertise jedes einzelnen Team Mitgliedes nutzt, um das Ganze größer zu machen als die individuellen Teile. Es waren also letztendlich diese Faszination, Multidisziplinarität, und Teamgeist die treibenden Kräfte für die zahlreichen Innovationen, welche die Transplantation zu einer etablierten Therapieoption für Patienten mit terminalem Organversagen in den letzten Jahrzehnten gemacht haben (1-5).

6.2

STATUS QUO

Diese erste Phase in der Transplantation, war hauptsächlich geprägt durch technische Innovationen auf dem Gebiet der Chirurgie sowie der Immunologie und Pharmakologie. Auf dem Gebiet der chirurgischen Technik haben es Entwicklungen der Anastomosen-Technik, der Mikrochirurgie oder der minimal invasiven und Roboter-Chirurgie ermöglicht, heute Eingriffe wie komplexe Split-Leber-, Multiviszeral-, oder rekonstruktive Transplantationen routinemäßig durchzuführen, sodass es praktisch keine chirurgisch-technischen Limitationen mehr gibt, für das was heute in der Transplantation machbar ist (6, 7). Zudem haben es Errungenschaften auf dem Gebiet der Immunologie und der Pharmakologie wie die Einführung potenter Medikamente wie etwa der Calcineurin Inhibitoren in den 80er und 90er Jahren ermöglicht, Abstoßungsraten signifikant zu reduzieren und das Patientenüberleben massiv zu verbessern. Die weitere Entwicklung von neuen und gezielt wirksamen immunosuppressiven Medikamenten wie etwa monoklonalen Antikörpern und Biologics haben weiters zu diesem Erfolg beigetragen und es ermöglicht immer immunologisch komplexere Formen der Transplantation durchzuführen. Schaut man sich die Kurz- und Langzeit-Überlebensraten die heutzutage als Standard erachtet werden an, dann wird recht eindrucksvoll klar, wie erfolgreich die Transplantationsmedizin geworden ist und wie schwer es eigentlich ist noch besser zu werden, oder dieses Outcome überhaupt noch zu steigern (8). Ebenso eindrucksvoll sind die Zahlen die nicht nur die lebensrettenden Aspekte der Transplantation aufzeigen, sondern auch die Verbesserung der Lebensqualität jedes einzelnen dieser Patienten. So ist es auch nicht verwunderlich, dass man auf der Liste der 10 größten Errungenschaften in der Medizin, die die Welt grundlegend verändert haben, neben Antibiotika, Impfungen, oder die Anästhesie, auch die Organtransplantation hier vertreten ist (9). Das ist eine Tatsache, die wir heutzutage leider allzu leicht vergessen, da die Transplantation mittlerweile zur Routinetherapie geworden ist.

Aber trotz all dieser Erfolge gibt es nach wie vor eine Vielzahl an Patienten deren Prognose durch das terminale Organversagens aussichtlos ist, wenn sich nicht ein Spenderorgan rechtzeitig für sie findet. Der Spendermangel ist ein Problem das sich mit der ständig wachsenden Zahl von Patienten auf den Wartelisten über die letzten Jahre trotz intensivster Bemühungen leider zunehmend verschärft. Ebenfalls ist die Transplantation nach wie vor nur einem sehr kleinen Prozentsatz von Patienten in hochentwickelten Ländern zugänglich. Global sieht man, dass nach letzten WHO Berichten die Transplantationsmedizin weltweit nur etwa 10% der betroffenen Patienten mit einem lebensrettenden Organ versorgen kann (9).

6.3

ZUKÜNFTIGE ENTWICKLUNGEN

Es wurde also, wie oben erwähnt, viel erreicht in der Transplantation - doch was könnte die Zukunft in diesem faszinierenden Gebiet bereithalten? Gerade heute, wohl mehr denn je, leben wir in Zeiten des technologischen Fortschrittes und eröffnet die biomedizinische Forschung in atemberaubender Geschwindigkeit Möglichkeiten, die kaum jemals vorstellbar waren. Beispiele dafür sind mannigfach, wie etwa die der Entschlüsselung des genetischen Codes, Fortschritte auf dem Gebiet der Stammzellforschung und -therapie, oder etwa die Techniken des Gene Editing und des Klonens. Dies in Kombination mit Fortschritten auf dem Gebiet des Tissue Engineering haben enormes Potential grundlegend neue Therapieformen in der Transplantation zu entwickeln. Zudem scheinen die Grenzen zwischen Menschen und Maschine in der Medizin zunehmend zu verschwimmen. Implantierbare Chips und Sensoren oder Micro-Robots zum medizinischen Monitoring oder als neue Route zur Therapieapplikation sind bereits klinische Realität. Der Einsatz von künstlicher Intelligenz wird zukünftig die Diagnostik und das klinische Monitoring revolutionieren. Und Fortschritte auf dem Gebiet der regenerativen Medizin wie etwa „organs on a chip" haben zuletzt zeigen können, dass wir in der Lage sind lebende und funktionierende Organismen im Labor zu kreieren (10).

Was wird also all dies für die nächste Phase in der Erfolgsgeschichte der Transplantation bedeuten? Diese technologischen Fortschritte werden es uns erlauben die Indikationen zur Transplantation deutlich zu erweitern. Ein solches Beispiel für neue und erweiterte Indikationen ist die rekonstruktive Transplantation wie etwa die Hand und Gesichtstransplantation, die während der letzten 2 Jahrzehnte mehr und mehr zur klinischen Realität geworden ist (11-13). Diese Form der Transplantation ist nicht nur in der Lage fehlende Körperteile und gleiches mit gleichem zu ersetzen, sondern auch eine gewisse Form von Normalität wiederherzustellen. Besonders deutlich wird dies, wenn man sich die Ergebnisse nach Gesichtstransplantation ansieht, was es bedeuten kann Normalität wiederzuerlangen und damit an einem aktiven sozialen Leben teilnehmen zu können (14). Von erweiterten Indikationen werden auch Patienten wie zum Beispiel die Millionen Frauen weltweit die mit absoluter uteriner Infertilität leben und keinen größeren Wunsch haben als ihr eigenes Baby zur Welt zu bringen profitieren. Die Etablierung der Gebärmuttertransplantation hat hier gezeigt, dass es möglich ist, gleiches mit gleichem zu ersetzen und hat diesen Wunsch für viele Frauen in den letzten Jahren wahr werden lassen (15). Das Outcome nach Gebärmuttertransplantation ist klar definiert und wird als „baby-take-home Rate“ bezeichnet, welche mittlerweile bei über 80% liegt (15). Damit ist die Transplantation zu einer der erfolgreichsten derzeit verfügbaren Infertilitätstherapien geworden. Somit sieht man derzeit einen Wandel was erweiterte Indikationen zur Transplantation betrifft von lebensrettenden Indikationen hin zu lebensverändernden Indikationen.

In Hinblick auf neue Therapiekonzepte finden Zelltherapien derzeit mehr und mehr Eingang in die Transplantation. Die Anwendung von T-regulatorischen Zellen, CAR Tregs, tolerogenen dendritischen Zellen und spenderspezifischen hämatopoetischen oder mesenchymalen Stammzellen ermöglichen es die konventionelle Immunsuppression und die damit verbundenen Nebenwirkungen und Toxizitäten zunehmend zu minimieren und eventuell in nicht allzu ferner Zukunft eine Toleranzinduktion, ohne die Notwendigkeit einer lebenslangen Medikation in der Transplantation zu erreichen (16, 17). Damit ergibt sich ein Wandel weg von unspezifischer pharmakologischer Immunsuppression zu einer mehr individualisierten und physiologischeren Form der Immunregulation nach Transplantation.

Ein wesentlicher Faktor, der ebenfalls für die Erfolgsgeschichte der Transplantation verantwortlich zeichnet, ist die Organ-Konservierung. Seit der ersten Nierentransplantation im Jahr 1954 ist die statische Lagerung von Organen auf Eis bei 4 Grad Celcius der Gold Standard zur Konservierung in der Transplantation. Doch trotz aller technologischer Innovationen ist heute im Jahr 2025 dies noch immer der Gold Standard. Doch was wäre, wenn wir die biologische Uhr in der Transplantation anhalten könnten? Neueste Entwicklungen auf dem Gebiet der „subzero organ preservation" oder des „supercoolings" machen solche Ansätze nun erstmals möglich (18). Inspiriert durch die natürlich vorkommenden anti-freeze Proteine (AFP) in verschiedenen Tierarten, wie etwa in arktischen Fischen, ist es gelungen diese AFPs erstmals chemisch zu synthetisieren und damit eine völlig neuartige Konservierungslösung für die Zell- und Organtransplantation herzustellen. Diese AFPs verhindern die Bildung von Eiskristallen bei Temperaturen unterhalb des Gefrierpunktes und erlauben damit eine Lagerung von Organen bei Minustemperaturen ohne eine eisbedingte Gewebeschädigung. Die Forschungsgruppe der Medizinischen Universität Innsbruck konnte diese Technologie erstmalig in verschieden Transplantationsmodellen testen und zum Beispiel in einem Mausherztransplantationsmodell zeigen, dass mittels Supercooling bei einer Temperatur von -5 bis -10 C die tolerierbare Ischämiezeit signifikant von wenigen Stunden auf mehrere Tage verlängert werden kann. Damit konnten wir zeigen, dass es machbar ist Organe erfolgreich bei Temperaturen unterhalb des Gefrierpunktes, ohne die Bildung von Eis über mehrere Tage zu konservieren und damit kritisch notwendige Zeit in der Transplantation zu gewinnen (19). Auch auf dem Gebiet der ultra-low temperature Konservierung, die eine Voraussetzung für die Etablierung von sogenannten Organbanken darstellt, hat es rezent eindrucksvolle Fortschritte gegeben. Hier konnte zum Beispiel Korkut Uygen's Gruppe in Boston zeigen, dass mit partiellem

Frieren und kontrollierter Eisbildung der Zeitraum zur Konservierung von Lebern in einem Rattenmodell massiv verlängert werden kann (20). Einen weiteren Durchbruch in diesem Gebiet gab es durch die Etablierung des Nano Warmings wobei durch den Einsatz von Nanopartikeln erstmals ein eisfreies Wiedererwärmen nach Organ-Banking ermöglicht wurde. Dies konnte John Bischof's Gruppe in Minnesota kürzlich in einem Ratten Nierentransplantationsmodel zeigen, in welchem Organe für mehr als 100 Tage in gefrorenen Zustand bei Temperaturen um -150 Grad gelagert wurden und anschließend erfolgreich transplantiert werden konnten (21, 22). Diese Technologien wurden ebenfalls bereits erfolgreich zur Konservierung und vaskularisierten Autotransplantation von Ovarien in Grosstiermodellen eingesetzt, was einen Durchbruch in der Fertilitätserhaltung von Krebspatientinnen bedeuten könnte (23). Patientinnen, die sich in Jugendjahren einer Chemotherapie unterziehen müssen könnten somit ihre reproduktiven Organe lagern, um sie vor etwaigen Nebenwirkungen der Therapie zu schützen, und nach erfolgreichem Abschluss der Therapie diese im Sinne einer Autotransplantation re-implantiert bekommen. Somit wird vielleicht die statische kalte Lagerung auf Eis in der Transplantation schon bald der Vergangenheit angehören und wir können das Potential von Supercooling und Organ-Banking in der Klinik realisieren.

Das Potential all dieser Entwicklungen auf dem Gebiet der Organkonservierung zeigt sich auch etwa mit der Eröffnung des ersten sogenannten Organ Repair Hospitals in Silver Spring, Maryland, USA. In diesen Zentren werden keine Patienten mehr behandelt, sondern lediglich Organe, die in einem Bioengineering Operating Room optimiert, konditioniert und gegebenenfalls repariert werden, um sie anschließend mit verschiedensten Technologien immunologisch auf die Transplantation vorzubereiten. Fortschritte auf dem Gebiet der Nanotechnologie wie etwa die Entwicklung von Mikro- und Nanopartikeln können zukünftig dabei ebenfalls beitragen, dass vermehrt Organe außerhalb des Körpers und nicht mehr systemisch die Empfänger behandeln werden (24). Damit wird sich die Sequenz der Transplantation zukünftig deutlich verschieben und sich die Transplantation von einem Akuteingriff zu einem elektiven Eingriff wandeln. Somit verschiebt sich hier der Fokus auch zunehmend von der rein passiven Organkonservierung hin zu einer mehr aktiven und dynamischen Organoptimierung in der Zeit nur mehr eine untergeordnete Rolle spielen wird.

Ein weiteres Gebiet, das die Zukunft der Transplantation ganz entscheidend mitbestimmen wird, sind gene editing Technologien wie etwa Crispr/Cas9. Mit dieser Technologie hat vor kurzem George Church mit seiner Gruppe am Massachusetts Institute of Technology (MIT) alle porcinen endogenen Retroviren, die sogenannten PERVS, in einer primären Schweine Zellline inaktiviert und dann mittels somatic cell nuclear transfer PERV-freie Schweine generiert (25, 26). Das stellt einen Meilenstein in der Xenotransplantation dar und könnte eine sichere klinische Verwendung von Schweineorganen zukünftig ermöglichen. Die Anwendbarkeit von Crispr/Cas9 scheint derzeit fast ohne Grenzen zu sein und wird es zukünftig vermehrt erlauben das Genom wie im Baukastensystem zu manipulieren. Dies wird bereits erfolgreich von mehreren Firmen angewandt zur Etablierung von genetisch veränderten und humanisierten Schweinen für die Xenotransplantation.

Die ersten Erfolge und humanen Anwendungen dieser Technologien im Bereich der Herz- und Nieren-Xenotransplantation wurden rezent von den Gruppen der New York University (NYU), University of Alabama Birmingham (UAB) und von der University of Maryland in Baltimore prominent berichtet (27, 28). Die ultimative Form der Xenotransplantation stellt allerdings der somatische Zell Nukleus Transfer dar. In diesem Gebiet, das auch als interspezies

Organogenese bezeichnet wird, werden humane Organe in Tieren mit vergleichbarer Größe, Anatomie und Physiologie zur Transplantation generiert (29–31). Zweifelsohne stellen solche Technologien auch massive ethische Herausforderungen dar, doch schaut man sich etwa die Studie von Fujita et al. an, dann wird eindrucksvoll klar, dass die Mehrheit sowohl der Allgemeinbevölkerung als auch der Wissenschaftler solche Konzepte eindeutig bejahen - insbesondere zur Studie von neuen Ansätzen in der Transplantation (32). Damit kommen wir der Realisierung der Xenotransplantation und dem Einsatz von Tieren als universellen und unlimitierten Organspendern einen deutlichen Schritt näher.

Ein Gebiet das praktisch alle der derzeitigen Limitationen der Transplantation lösen könnte, und dass eine vergleichbare Faszination auf die Menschheit ausübt, ist die Regenerative Medizin. Technologien wie das 3D bioprinting von Gewebsstrukturen und Organen sind dabei massiv am Vormarsch. De- and Rezellularisation von humanen Geweben wie Herz oder Leber sind bereits technisch machbar (33). Und die Verwendung von full scale Bioreaktoren zum Züchten von Organen aus Stammzellen könnte schon bald eine reale Option zur Verbesserung des Organmangels darstellen. Eindrucksvolle Entwicklungen auf diesem Gebiet, wie etwa der Report der ersten erfolgreichen Transplantation einer bioengineerten Leber in einem Grosstiermodell, wurden gerade in den letzten Jahren berichtet (34). Ob wir allerdings tatsächlich demnächst schon bald unsere eigenen Organe bauen werden, wird sich zeigen - derzeit sind wir noch gut beraten mit dem Leitfaden - “transplant what you can’t build and build what you can’t transplant”.

6.4

AUSBLICK

Alle diese Technologien werden aber zweifelsfrei zu einem Paradigmenwechsel und zu transformativen Veränderungen in der Transplantation in den nächsten Jahren führen. Wenn auch vieles davon noch sehr futuristisch klingen mag, sollten wir uns keinesfalls davor verschließen, genau solche ambitionierten Ziele zu verfolgen, um exponentiellen Fortschritt in der Transplantationschirurgie zu erzielen. Es waren genau solche Visionen, die es den Pionieren in der Transplantation ermöglicht haben, den Grundstein für die Erfolgsgeschichte dieses Gebietes zu legen. Es ist nun an uns diese lange Tradition an Innovation zum Wohle unserer Patienten fortzuführen.

Literatur

1 Bodzin AS, Baker TB. Liver Transplantation Today: Where We Are Now and Where We Are Going. Liver Transpl. 2018 Oct;24(10):1470-1475. doi: 10.1002/lt.25320. PMID: 30080954.

2 Cooper DKC. Guy Alexandre - An appreciation of his innovative contributions to organ transplantation. Transpl Immunol. 2020 Aug;61:101309. doi: 10.1016/j.trim.2020.101309. Epub 2020 Jun 15. PMID: 32553808.

3 Tullius SG. Sir Roy Calne, Past President of The Transplantation Society; Past President of the European Society for Organ Transplantation; Medawar and Lasker Award Recipient; and Transplant Pioneer, Artist, and Sportsman. Transplantation. 2024 Aug 1;108(8):1647-1652. doi: 10.1097/TP.0000000000005120. Epub 2024 Jul 23. PMID: 39042367.

4 Murray JE, Surgery of the Soul: Reflections on a Curious Career, Science History Publications, USA 2001; ISBN 0-88135-255-1

5 Fraser Mickle S, Borrowing Life: How Scientists, Surgeons and a War Hero Made the First Succcessful Organ Transplant a Reality. Watertown, MA, Charlsbridge Publisher 2020; ISBN 9781623545390

6 Egro FM, Schilling BK, Fisher JD, Saadoun R, Rubin JP, Marra KG, Solari MG. The Future of Microsurgery: Vascularized Composite Allotransplantation and Engineering Vascularized Tissue. J Hand Microsurg. 2024 Apr 16;16(1):100011. doi: 10.1055/s-0042-1757182. PMID: 38854368; PMCID: PMC11127549.

7 Lau NS, Jacques A, McCaughan G, Crawford M, Liu K, Pulitano C. Addressing the challenges of split liver transplantation through technical advances. A systematic review. Transplant Rev (Orlando). 2021 Jul;35(3):100627. doi: 10.1016/j.trre.2021.100627. Epub 2021 May 19. PMID: 34052472.

8 US Organ Procurement and Transplantation Network (OPTN) and the Scientific Registry of Transplant Recipients (SRTR) Annual Data Report 2022.

9 Giwa S, Lewis JK, Alvarez L, Langer R, Roth AE, Church GM, Markmann JF, Sachs DH, Chandraker A, Wertheim JA, Rothblatt M, Boyden ES, Eidbo E, Lee WPA, Pomahac B, Brandacher G, Weinstock DM, Elliott G, Nelson D, Acker JP, Uygun K, Schmalz B, Weegman BP, Tocchio A, Fahy GM, Storey KB, Rubinsky B, Bischof J, Elliott JAW, Woodruff TK, Morris GJ, Demirci U, Brockbank KGM, Woods EJ, Ben RN, Baust JG, Gao D, Fuller B, Rabin Y, Kravitz DC, Taylor MJ, Toner M. The promise of organ and tissue preservation to transform medicine. Nat Biotechnol. 2017 Jun 7;35(6):530-542. doi: 10.1038/nbt.3889. PMID: 28591112; PMCID: PMC5724041.

10 Mahara G, Tian C, Xu X, Wang W. Revolutionising health care: Exploring the latest advances in medical sciences. J Glob Health. 2023 Aug 4;13:03042. doi: 10.7189/jogh.13.03042. PMID: 37539846; PMCID: PMC10401902.

11 Shores JT, Brandacher G, Lee WPA. Hand and upper extremity transplantation: an update of outcomes in the worldwide experience. Plast Reconstr Surg. 2015 Feb;135(2):351e-360e. doi: 10.1097/PRS.0000000000000892. PMID: 25401735.

12 Redett RJ 3rd, Etra JW, Brandacher G, Burnett AL, Tuffaha SH, Sacks JM, Shores JT, Bivalacqua TJ, Bonawitz S, Cooney CM, Coon D, Pustavoitau A, Rizkalla NA, Jackson AM, Javia V, Fidder SAJ, Davis-Sproul J, Brennan DC, Sander IB, Shoham S, Sopko NA, Lee WPA, Cooney DS. Total Penis, Scrotum, and Lower Abdominal Wall Transplantation. N Engl J Med. 2019 Nov 7;381(19):1876-1878. doi: 10.1056/NEJMc1907956. PMID: 31693813.

13 Huelsboemer L, Boroumand S, Kochen A, Dony A, Moscarelli J, Hauc SC, Stögner VA, Formica RN, Pomahac B, Kauke-Navarro M. Immunosuppressive strategies in face and hand transplantation: a comprehensive systematic review of current therapy regimens and outcomes. Front Transplant. 2024 Mar 6;3:1366243. doi: 10.3389/frtra.2024.1366243. PMID: 38993787; PMCID: PMC11235358.

14 Homsy P, Huelsboemer L, Barret JP, Blondeel P, Borsuk DE, Bula D, Gelb B, Infante-Cossio P, Lantieri L, Mardini S, Morelon E, Nasir S, Papay F, Petruzzo P, Rodriguez E, Özkan Ö, Özmen S, Pomahac B, Lassus P. An Update on the Survival of the First 50 Face Transplants Worldwide. JAMA Surg. 2024 Dec 1;159(12):1339-1345. doi: 10.1001/jamasurg.2024.3748. PMID: 39292472; PMCID: PMC11411447.

15 Johannesson L, Richards E, Reddy V, Walter J, Olthoff K, Quintini C, Tzakis A, Latif N, Porrett P, O'Neill K, Testa G. The First 5 Years of Uterus Transplant in the US: A Report From the United States Uterus Transplant Consortium. JAMA Surg. 2022 Sep 1;157(9):790-797. doi: 10.1001/jamasurg.2022.2612. PMID: 35793102; PMCID: PMC9260640.

16 Wang P, Jiang Z, Wang C, Liu X, Li H, Xu D, Zhong L. Immune Tolerance Induction Using Cell-Based Strategies in Liver Transplantation: Clinical Perspectives. Front Immunol. 2020 Aug 18;11:1723. doi: 10.3389/fimmu.2020.01723. PMID: 33013824; PMCID: PMC7461870.

17 Siemionow M, Kulahci Y, Zor F. Novel cell-based strategies for immunomodulation in vascularized composite allotransplantation. Curr Opin Organ Transplant. 2023 Dec 1;28(6):431-439. doi: 10.1097/MOT.0000000000001109. Epub 2023 Oct 6. PMID: 37800652.

18 Messner F, Guo Y, Etra JW, Brandacher G. Emerging technologies in organ preservation, tissue engineering and regenerative medicine: a blessing or curse for transplantation? Transpl Int. 2019 Jul;32(7):673-685. doi: 10.1111/tri.13432. Epub 2019 Apr 11. PMID: 30920056

19 Oh B., Callegari A., Kline M., Childs A., Iglesias Lozano M., Brandacher G., Wei X. Successful Transplantation Of Murine Hearts Preserved 24h Under Subzero Ischemia Using Novel Bio-inspired Next Generation Cryoprotectants Am J Transplant. 2020;20(suppl 3).

20 Tessier SN, de Vries RJ, Pendexter CA, Cronin SEJ, Ozer S, Hafiz EOA, Raigani S, Oliveira-Costa JP, Wilks BT, Lopera Higuita M, van Gulik TM, Usta OB, Stott SL, Yeh H, Yarmush ML, Uygun K, Toner M. Partial freezing of rat livers extends preservation time by 5-fold. Nat Commun. 2022 Jul 15;13(1):4008. doi: 10.1038/s41467-022-31490-2. PMID: 35840553; PMCID: PMC9287450.

21 Manuchehrabadi N, Gao Z, Zhang J, Ring HL, Shao Q, Liu F, McDermott M, Fok A, Rabin Y, Brockbank KG, Garwood M, Haynes CL, Bischof JC. Improved tissue cryopreservation using inductive heating of magnetic nanoparticles. Sci Transl Med. 2017 Mar 1;9(379):eaah4586. doi: 10.1126/scitranslmed.aah4586. PMID: 28251904; PMCID: PMC5470364.

22 Han Z, Rao JS, Gangwar L, Namsrai BE, Pasek-Allen JL, Etheridge ML, Wolf SM, Pruett TL, Bischof JC, Finger EB. Vitrification and nanowarming enable long-term organ cryopreservation and life-sustaining kidney transplantation in a rat model. Nat Commun. 2023 Jun 9;14(1):3407. doi: 10.1038/s41467-023-38824-8. PMID: 37296144; PMCID: PMC10256770.

23 Campbell BK, Hernandez-Medrano J, Onions V, Pincott-Allen C, Aljaser F, Fisher J, McNeilly AS, Webb R, Picton HM. Restoration of ovarian function and natural fertility following the cryopreservation and autotransplantation of whole adult sheep ovaries. Hum Reprod. 2014 Aug;29(8):1749-63. doi: 10.1093/humrep/deu144. Epub 2014 Jun 17. PMID: 24939954; PMCID: PMC4093995.

24 Smith DM, Simon JK, Baker JR Jr. Applications of nanotechnology for immunology. Nat Rev Immunol. 2013 Aug;13(8):592-605. doi: 10.1038/nri3488. Erratum in: Nat Rev Immunol. 2013 Sep;13(9):701. PMID: 23883969; PMCID: PMC7097370.

25 Niu D, Wei HJ, Lin L, George H, Wang T, Lee IH, Zhao HY, Wang Y, Kan Y, Shrock E, Lesha E, Wang G, Luo Y, Qing Y, Jiao D, Zhao H, Zhou X, Wang S, Wei H, Güell M, Church GM, Yang L. Inactivation of porcine endogenous retrovirus in pigs using CRISPR-Cas9. Science. 2017 Sep 22;357(6357):1303-1307. doi: 10.1126/science.aan4187. Epub 2017 Aug 10. PMID: 28798043; PMCID: PMC5813284.

26 Niu D, Ma X, Yuan J, Niu Y, Xu Y, Sun Z, Ping Y, Li W, Zhang J, Wang T, Church GM. Porcine genome engineering for xenotransplantation. Adv Drug Deliv Rev. 2021 Jan;168:229-245. doi: 10.1016/j.addr.2020.04.001. Epub 2020 Apr 7. PMID: 32275950.

27 Cooper DKC, Riella LV, Kawai T, Fishman JA, Williams WW, Elias N, Madsen JC, Pierson RN. The Time Has Come: The Case for Initiating Pilot Clinical Trials of Pig Kidney Xenotransplantation. Ann Surg. 2024 Sep 12;281(2):204–9. doi: 10.1097/SLA.0000000000006529. Epub ahead of print. PMID: 39263749; PMCID: PMC11723495.

28 Griffith BP, Grazioli A, Singh AK, Tully A, Galindo J, Saharia KK, Shah A, Strauss ER, Odonkor PN, Williams B, Silverman HJ, Burke A, Drachenberg CB, Wells CL, Dickfeld T, Hong SN, Hicks AJ 3rd, Ananthram M, Gupta A, Christenson RH, Tamburro L, Zhang T, Hershfeld A, Lewis B, Feller ED, Kuravi K, Sorrells L, Morgand E, Mezine F, Goutaudier V, Rothblatt M, Lau CL, Taylor B, Perrin S, Loupy A, Ayares D, Mohiuddin MM. Transplantation of a genetically modified porcine heart into a live human. Nat Med. 2025 Jan 8. doi: 10.1038/s41591-024-03429-1. Epub ahead of print. PMID: 39779924.

29 Kano M, Mizutani E, Homma S, Masaki H, Nakauchi H. Xenotransplantation and interspecies organogenesis: current status and issues. Front Endocrinol (Lausanne). 2022 Aug 5;13:963282. doi: 10.3389/fendo.2022.963282. PMID: 35992127; PMCID: PMC9388829.

30 Wu J, Fu J. Toward developing human organs via embryo models and chimeras. Cell. 2024 Jun 20;187(13):3194-3219. doi: 10.1016/j.cell.2024.05.027. PMID: 38906095; PMCID: PMC11239105.

31 Ahmadzada B, Felgendreff P, Minshew AM, Amiot BP, Nyberg SL. Producing Human Livers From Human Stem Cells Via Blastocyst Complementation. Curr Opin Biomed Eng. 2024 Sep;31:100537. doi: 10.1016/j.cobme.2024.100537. Epub 2024 May 16. PMID: 38854436; PMCID: PMC11160964.

32 Sawai T, Hatta T, Fujita M. Public attitudes in Japan towards human-animal chimeric embryo research using human induced pluripotent stem cells. Regen Med. 2017 Apr;12(3):233-248. doi: 10.2217/rme-2016-0171. Epub 2017 Mar 2. PMID: 28332949.

33 Morrissey J, Mesquita FCP, Hochman-Mendez C, Taylor DA. Whole Heart Engineering: Advances and Challenges. Cells Tissues Organs. 2022;211(4):395-405. doi: 10.1159/000511382. Epub 2021 Feb 26. PMID: 33640893.

34 Shaheen MF, Joo DJ, Ross JJ, Anderson BD, Chen HS, Huebert RC, Li Y, Amiot B, Young A, Zlochiver V, Nelson E, Mounajjed T, Dietz AB, Michalak G, Steiner BG, Davidow DS, Paradise CR, van Wijnen AJ, Shah VH, Liu M, Nyberg SL. Sustained perfusion of revascularized bioengineered livers heterotopically transplanted into immunosuppressed pigs. Nat Biomed Eng. 2020 Apr;4(4):437-445. doi: 10.1038/s41551-019-0460-x. Epub 2019 Oct 14. Erratum in: Nat Biomed Eng. 2020 Apr;4(4):476. doi: 10.1038/s41551-019-0483-3. PMID: 31611679; PMCID: PMC7153989.

7

AUTOREN-
VERZEICHNIS

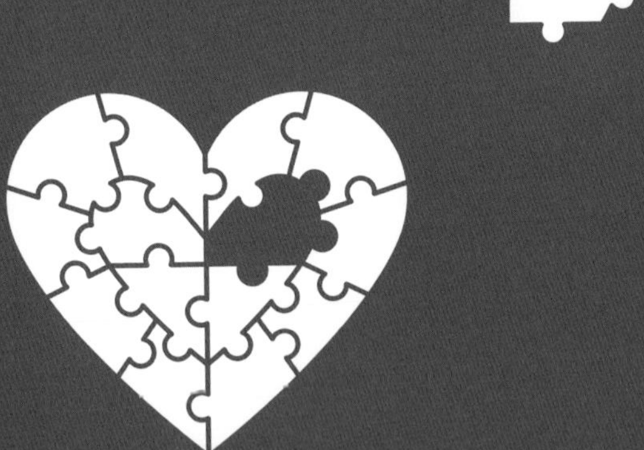

Dr. Sophia Auner
Universitätsklinik für Thoraxchirurgie
Medizinische Universität Wien
Währinger Gürtel 18–20, 1090 Wien
sophia.auner@meduniwien.ac.at

Assoz. Prof. Priv.-Doz. Dr. Ronny Beer
Universitätsklinik für Neurologie
Medizinische Universität Innsbruck
Anichstrasse 35, 6020 Innsbruck
ronny.beer@i-med.ac.at

Univ.-Prof. Dr. Gerald Brandacher, FAST
Universitätsklinik für Visceral-,
Transplantations- und Thoraxchirurgie
Medizinische Universität Innsbruck
Anichstrasse 35, 6020 Innsbruck
gerald.brandacher@i-med.ac.at

Maria Brauchle
LKH Feldkirch
Abteilung für Anästhesie und Intensivmedizin
Carinagasse 47, 6807 Feldkirch
maria.brauchle@lkhf.at

Ao. Univ.-Prof. Dr. Georg Böhmig
Universitätsklinik für Innere Medizin III
Klinischen Abteilung für Nephrologie und Dialyse
Medizinische Universität Wien
Währinger Gürtel 18–20, 1090 Wien
georg.boehmig@meduniwien.ac.at

Priv.-Doz. Dr. Julia Dumfarth PhD
Universitätsklinik für Herzchirurgie
Medizinische Universität Innsbruck
Anichstrasse 35, 6020 Innsbruck
julia.dumfarth@i-med.ac.at

Priv.-Doz. Dr. Stephan Eschertzhuber DESA
Transplantationsreferent – GÖG
Anästhesie und Intensivmedizin
LKH Hall in Tirol
Milser Strasse 10, 6060 Hall in Tirol

Medizinische Universität Innsbruck
Anichstrasse 35, 6020 Innsbruck
stephan.eschertzhuber@i-med.ac.at

Univ.-Prof. Dr. Hildegard Greinix
Klinische Abteilung für Hämatologie
Medizinische Universität Graz
Auenbruggerplatz 38, 8036 Graz
hildegard.greinix@medunigraz.at

Mag. Dr. Bettina Gober
Universitätsklinik für Chirurgie
Klinische Abteilung für Transplantationschirurgie
Medizinische Universität Wien
Währinger Gürtel 18–20, 1090 Wien
bettina.gober@gmx.at

Univ.-Prof. Dr. Konrad Hötzenecker, PhD MBA
Universitätsklinik für Thoraxchirurgie
Medizinische Universität Wien
Währinger Gürtel 18–20, 1090 Wien

Vanderbilt University – Medical Center
Vanderbilt lung transplant
1211 Medical Center Drive, Nashville, TN 37232, USA
konrad.hoetzenecker@vumc.org

Rudolf Julian
LKH Feldkirch
Abteilung für Anäthesie und und Intensivmedizin
Carinagasse 47, 6807 Feldkirch

Dr. Wolfgang List
Lokaler Transplantationsbeauftragter
LKH Feldkirch
Abteilung für Anästhesie und Intensivmedizin
Carinagasse 47, 6807 Feldkirch

Priv.-Doz. Dr. Katrin Kienzl-Wagner
Universitätsklinik für Visceral-,
Transplantations- und Thoraxchirurgie
Medizinische Universität Innsbruck
Anichstrasse 35, 6020 Innsbruck
katrin.kienzl@i-med.ac.at

Priv.-Doz. Dr. Kniepeiss, Daniela, MBA FEBS
LKH Univ.-Klinikum Graz
Klinische Abteilung für Allgemein-,
Viszeral- und Transplantationschirurgie
Medizinische Universität Graz
Auenbruggerplatz 29, 8036 Graz
daniela.kniepeiss@uniklinikum.kages.at

Dr. Felix Julius Krendl
Universitätsklinik für Visceral-,
Transplantations- und Thoraxchirurgie
Medizinische Universität Innsbruck
Anichstrasse 35, 6020 Innsbruck
felix.krendl@tirol-kliniken.at

Priv.-Doz. Mag. Dr. Martin Kumnig, PhD, MSc
Center for Advanced Psychology in Plastic and Transplant Surgery
Univ.-Klinik für Psychiatrie II
Medizinische Universität Innsbruck
Speckbacherstraße 23, 6020 Innsbruck
martin.kumnig@i-med.ac.at

Dr. Katharina Mayer
Medizinische Universität Wien
Universitätsklinik für Innere Medizin III
Klinische Abteilung für Nephrologie und Dialyse
Währinger Gürtel 18-20, 1090 Wien
katharina.mayer@meduniwien.ac.at

Priv.-Doz. Dr. Franka Messner-Rooprai, PhD, FEBS
Universitätsklinik für Visceral-,
Transplantations- und Thoraxchirurgie
Medizinische Universität Innsbruck
Anichstrasse 35, 6020 Innsbruck
franka.messner@i-med.ac.at

Assoz.-Prof. Priv.-Doz. Dr. Rupert Oberhuber, PhD, FEBS
Universitätsklinik für Visceral-,
Transplantations- und Thoraxchirurgie
Medizinische Universität Innsbruck
Anichstrasse 35, 6020 Innsbruck
rupert.oberhuber@i-med.ac.at

ao. Univ.-Prof. Dr. Josef Quitterer
Katholisch-Theologische Fakultät
Universität Innsbruck
Institut für Christliche Philosophie
Karl-Rahner-Platz 1, 6020 Innsbruck
josef.quitterer@uibk.ac.at

Priv.-Doz. DDr. Julia Riebandt
Universitätsklinik für Herz- und Thorakale Aortenchirurgie
Medizinische Universität Wien
Währinger Gürtel 18–20, 1090 Wien
julia.riebandt@meduniwien.ac.at

Univ.-Prof. Dr. Stefan Schneeberger, MBA, FEBS
Universitätsklinik für Visceral-,
Transplantations- und Thoraxchirurgie
Medizinische Universität Innsbruck
Anichstrasse 35, 6020 Innsbruck
stefan.schneeberger@i-med.ac.at

Dr. Lukas Stastny
Univ.-Klinik für Herzchirurgie
Medizinische Universität Innsbruck
Anichstrasse 35, 6020 Innsbruck
lukas.stastny@tirol-kliniken.at

Assoz. Prof. Priv.-Doz. Dr. Annemarie Weißenbacher, DPhil, FEBS
Universitätsklinik für Visceral-,
Transplantations- und Thoraxchirurgie
Medizinische Universität Innsbruck
Anichstrasse 35, 6020 Innsbruck
annemarie.weissenbacher@i-med.ac.at

Mag. Theresia Unger
ÖBIG-Transplant
Gesundheit Österreich GmbH
Stubenring 6, 1010 Wien
theresia.unger@goeg.at

Univ.Prof. Priv.-Doz. Dr. Daniel Zimpfer, MBA
Universitätsklinik für Herz- und Thorakale Aortenchirurgie
Medizinische Universität Wien
Währinger Gürtel 18-20, 1090 Wien
daniel.zimpfer@meduniwien.ac.at

Prim. PD Dr. Michael Zink DEAA
Transplantationsreferent - GÖG
Abteilung für Anästhesiologie und Intensivmedizin
Barmherzigen Brüder Krankenhaus St. Veit/Glan
Spitalgasse 26, 9300 St. Veit/Glan

Elisabethinen Klagenfurt GmbH
Allgemein öffentliches Krankenhaus
Völkermarkter Straße 15-19, 9020 Klagenfurt am Wörthersee
michael.zink@bbstveit.at

AUTORENVERZEICHNIS BETROFFENENBERICHTE

Rudolf Brettbacher

65 Jahre, Nieren- und Pankreastransplantation in Innsbruck 2000

Mein unschlagbares „Duo“

Selbsthilfe - ein „Placebo“ mit starker Wirkung

(ANÖ - Arbeitsgemeinschaft der Nierenkrankenvereine Österreichs), vorstand@argeniere.at

Stefanie K.

30 Jahre, Doppellungentransplantation 2016 Uniklinik Wien

Wenn plötzlich die Luft wegbleibt

Katharina K.

Organspende aus der Sicht einer betroffenen Angehörigen

Sigi M.

35 Jahre, Herz- und Lungentransplantation in München 1999

Alles Kopfsache

Mag. Petra O.

Mutter eines herztransplantierten Kindes, 2010 in Innsbruck

Im zweiten Anlauf - mit Vollgas ins Leben

Christine P.

34 Jahre, Herztransplantation 2017 in Innsbruck

Herzensangelegenheit - Das Leben mit einem neuen Herzen sehen

Mag. Dr. Wolfgang Stelzhammer, MAS

Sagen´s trinken Sie & (Mit-)Herausgeber

wolfgang@stelzhammer.eu

DIE HERAUSGEBER

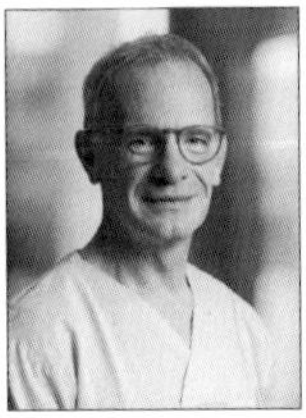

Priv.-Doz. Dr. Stephan Eschertzhuber
Transplantationsreferent, GÖG
Anästhesie und Intensivmedizin,
Tirol-Kliniken GmbH - A.ö. Landeskrankenhaus Hall i.T.,
Medizinische Universität Innsbruck

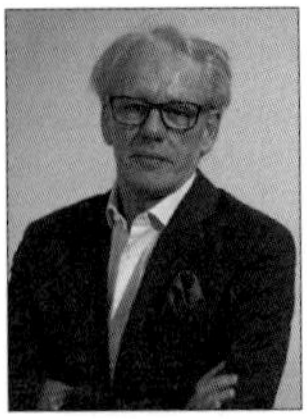

Mag. Dr. Wolfgang Stelzhammer, MAS
Biologe, Unternehmer; Lebertransplantation 2012
an der Medizinischen Universität Innsbruck